DU
ÉLOPPEMENT DU FŒTUS

CHEZ LES FEMMES A BASSIN VICIÉ

RECHERCHES CLINIQUES

AU POINT DE VUE

DE L'ACCOUCHEMENT PRÉMATURÉ ARTIFICIEL

PAR

Le Dr Felice LA TORRE

Membre correspondant étranger de la Société obstétricale et gynécologique de Paris,
Membre de la Société française d'hygiène.

> La science réelle ne vit pas de suppositions, mais de faits bien observés.
>
> JOULIN, (*Traité d'accouchements*), p. 745.

PARIS
OCTAVE DOIN, ÉDITEUR
8, PLACE DE L'ODÉON, 8

1887

DU

DÉVELOPPEMENT DU FŒTUS

CHEZ LES FEMMES A BASSIN VICIÉ

DU

DÉVELOPPEMENT DU FŒTUS

CHEZ LES FEMMES A BASSIN VICIÉ

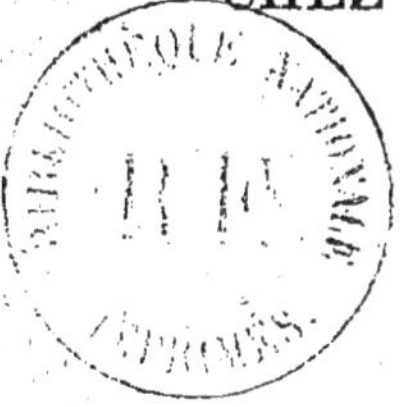

RECHERCHES CLINIQUES

AU POINT DE VUE

DE L'ACCOUCHEMENT PRÉMATURÉ ARTIFICIEL

PAR

Le Dr Felice LA TORRE

Membre correspondant étranger de la Société obstétricale et gynécologique de Paris,
Membre de la Société française d'hygiène.

> La science réelle ne vit pas de suppositions, mais de faits bien observés.
>
> JOULIN, (*Traité d'accouchements*), p. 745.

PARIS

OCTAVE DOIN, ÉDITEUR

8, PLACE DE L'ODÉON, 8

1887

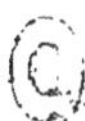

AU MAITRE VÉNÉRÉ

M. LE PROFESSEUR PAJOT

HOMMAGE

Dr F. LA TORRE.

DU
DÉVELOPPEMENT DU FŒTUS

CHEZ LES FEMMES A BASSIN VICIÉ

RECHERCHES CLINIQUES

AU POINT DE VUE DE L'ACCOUCHEMENT PRÉMATURÉ ARTIFICIEL.

INTRODUCTION

L'histoire de l'accouchement prématuré artificiel n'est plus à faire aujourd'hui.

Introduit dans la pratique vers la moitié du siècle dernier, alors que les instruments tranchants exerçaient, depuis Hippocrate, de si grands ravages parmi les fœtus et parmi les femmes, il semblait que l'accouchement provoqué avant terme pouvait être considéré, à tout jamais, comme un des progrès les plus heureusement inspirés et les plus salutaires de l'obstétrique. En effet, à l'aide de l'accouchement provoqué avant terme ainsi qu'à l'aide du forceps, on ne se trouvait plus contraint de toujours sacrifier l'enfant ou d'exposer la mère aux graves dangers de l'opération césarienne ou de la symphyséotomie.

Toutefois, si le forceps demeure toujours de l'aveu de tous, dans l'art des accouchements, l'instrument le plus utile et le plus précieux, il n'en est pas de même de l'accouchement prématuré provoqué. Tandis qu'il n'y a pour le premier que des *hosannas*, on veut déjà chanter pour le second le *dies irae*.

Il n'y a pas longtemps que la méthode destinée à interrompre la marche de la grossesse, sortie victorieuse d'une lutte acharnée, a été proclamée par tout le monde l'acte opératoire le plus humain, et la voilà déjà cependant l'objet de nouvelles attaques.

Ces attaques sont-elles basées sur des raisons sérieuses? Selon moi, elles ne sont pas justifiées.

La question, du reste, peut se poser en ces termes :

Doit-on considérer avec l'école française (Pajot, Tarnier, Charpentier, Budin, Pinard, et toute l'élite des jeunes accoucheurs), l'accouchement prématuré artificiel comme un moyen souverain dans le traitement d'un grand nombre de bassins rétrécis, ou bien doit-on le rejeter, ainsi que le voudraient les écoles allemande et italienne (Karl Braün, Spiegelberg, Hugenberger de Moscou, Chiara de Florence et ses élèves)?

Sera-t-il pour l'avenir l'idéal des opérations obstétricales, la seule peut-être qui puisse sauver deux vies à la fois : la mère et l'enfant, ainsi que le dit Tarnier (1), ou est-il vrai que, comme l'écrit Chiara, « l'accouchement prématuré artificiel dans les angusties pelviennes continue à décrire, s'il ne l'a déjà décrite, sa parabole (2)? »

Aussi la lutte est-elle de nouveau ouverte!

Mais qu'on me permette de rappeler ici les paroles de Matthews Duncan au sujet d'une autre discussion scientifique, — *de la préférence à donner à la version ou au forceps dans les bassins viciés* : « La question est, il est vrai, très difficile — dit Duncan — mais ce n'est pas avec des hypothèses ingénieuses et des théories habiles qu'on parviendra à la résoudre; l'observation clinique, les recherches expérimentales et la statistique pourront seules

(1) Tarnier. — *Cours oral d'accouchement et gynécologie fait à la Faculté de Paris*, 1885-86 — cours du 25 mars 1886.
(2) D. Chiara. — *Qua e là per il Registro clinico dell'anno* 1878. Lettera 4a pag. 42.

permettre d'arriver à une solution définitive (1) », bien qu'on sache parfaitement que les combattants, d'un côté comme de l'autre, sont tous des cliniciens consommés.

Bien qu'il s'agisse simplement ici d'observations et non d'expérimentation, on peut cependant trouver la raison de ces opinions contradictoires dans ces paroles du savant physiologiste Claude Bernard :

« Il ne s'agit pas de savoir quel est l'expérimentateur qui a bien vu et quel est celui qui s'est trompé. Ils ont tous bien vu et n'ont pas pu se tromper en affirmant ce qu'ils voyaient. Seulement, alors qu'ils croyaient opérer dans des conditions identiques, ils réalisaient des conditions différentes; c'est là où est l'erreur et pour concilier le désaccord de ces expériences il faut déterminer en quoi elles diffèrent les unes des autres par leurs conditions »... « Observer les faits ne suffit pas, il faut raisonner sur ce que l'on a observé, comparer les faits et les juger par d'autres faits qui servent de contrôle (2). »

En effet, tandis que les auteurs français, ceux de nos jours y compris, et quelques étrangers, ont toujours considéré le développement du fœtus comme restant toujours identique à lui-même dans les bassins normaux et dans les bassins viciés, Chiara est d'un avis différent. Alors que les premiers affirment la nécessité de provoquer l'accouchement prématuré dans les meilleures conditions d'âge de la grossesse et de volume de l'enfant, déduites de l'appréciation du degré des rétrécissements pelviens, pour obtenir le plus de succès pour la mère et pour le fœtus, le second soutient que l'opération dans ces conditions « n'est point nécessaire et rarement utile ». De là, on le voit bien, une grande divergence de vues.

A cet égard, pour mieux comprendre le point saillant de la question, je tiens à rapporter les paroles mêmes du professeur

(1) P. Budin. — *De la tête du fœtus au point de vue de l'obstétrique*, Paris, 1876, pag. 87.

(2) Boisleux. — *Contribution à l'étude du pronostic et du traitement de la présentation de la face.* Thèse de Paris, 1886, pag. 7.

Chiara : « Il existe — dit Chiara — un fait sur lequel aucun clinicien n'a fixé son attention, c'est que chez la majorité des femmes présentant des bassins viciés, chez celles surtout dont la constitution très faible est accompagnée d'une atrophie du squelette, l'accouchement *précoce* est la règle, l'accouchement *prématuré* très fréquent. (Il faut faire une distinction entre l'accouchement *précoce* et *prématuré*, comme entre un fruit vert et un mûr, mais qui se détache *précocement*.)

« Ce phénomène reconnaît plusieurs causes parmi lesquelles la principale est une *disposition embryonnaire des fibres utérines* en raison de laquelle ces fibres atteignent plus vite le degré de développement nécessaire pour effectuer l'accouchement ou pour entrer en jeu sous l'influence d'un contenu moins volumineux..... Il est probable, en outre, que l'harmonie entre contenant et contenu (pelvis, utérus, œuf), ainsi que les lois organiques le réclament, compte pour quelque chose. Or, ceci ajouté aux considétions faites relativement à la primiparité, à une étude plus soignée du mécanisme de l'accouchement dans les bassins viciés, à une appréciation plus exacte des diamètres et particulièrement de la longueur du diamètre bipariétal obstétrical et à l'incontestable réductibilité de la base du crâne, m'autorise à *proclamer qu'au dessus de 80 m/m et particulièrement 85 m/m l'interruption de la grossesse n'est point régulièrement nécessaire, qu'elle peut-être, mais rarement, utile.*

« Vous voyez donc que rejetant l'opération au-dessous de 80 m/m parce qu'ainsi que Spiegelberg le démontra, l'accouchement prématuré artificiel est dangereux pour la mère et pour l'enfant, en le repoussant au-dessus de 85 m/m parce qu'il n'est point nécessaire et rarement utile, nous l'avons déjà placé dans un champ fort restreint, en même temps que *d'autres arguments nous sont fournis par les statistiques de Moscou et de Vienne* qui, sur 10,000 accouchements et un total de 200 angusties pelviennes, ne donnent que quatre accouchements prématurés artificiels (1). »

(1) Dr Chiara. — *Loco cit.* pag. 48-49.

Je ne suis pour le moment ni partisan systématique ni adversaire quand même de l'accouchement provoqué prématurément; j'attends pour me prononcer que les faits, que j'exposerai plus loin, aient parlé très clairement.

Cependant si je peux, dès maintenant, admettre avec M. le professeur Chiara qu'il est des circonstances où la nature se joue de nos calculs et de notre science, en ce sens qu'il se rencontre des femmes avec de telles altérations dans la conformation du bassin que l'interruption de la grossesse semblerait imposée, qui accouchent toutefois assez facilement par l'effet d'un mécanisme qui n'est peut-être pas encore tout à fait expliqué, que chez ces femmes la matrice, par suite d'une disposition particulière des fibres, se débarrasse prématurément de son contenu; je ne peux cependant, avant qu'une statistique me le démontre, croire que cela constitue la majorité des cas, qu'il y ait une issue heureuse pour la mère et pour l'enfant; et, enfin, j'ajouterai que la mortalité effrayante dont parle le savant professeur (1) n'a plus aujourd'hui de raison d'être. En effet, il faut évidemment convenir que depuis 1879, la science a accompli quelques progrès.

Mon éminent compatriote M. le professeur Chiara ne l'ignore pas, mais je doute qu'il se soit repenti de son « *hérésie clinico-scientifique* », selon son expression. Ce qui me porte à le croire, c'est que dans ces derniers temps un de ses élèves, le Dr Fasola, a repris la question, et certes sous l'inspiration du maître.

A propos du rapport entre le développement des organes génitaux de la femme et du bassin Fasola écrit (2) :

..... « Une autre question d'une grande importance pratique vient se placer ici, question qui s'allie intimement avec l'état de maternité, à savoir la relation qui existe entre le développement du bassin et le produit de la conception. Si le produit de la conception était en harmonie avec le développement du bassin et s'il

(1) D. Chiara. — *Loco cit.* p. 43.

(2) E. Fasola. — *Contrib. allo studio dell'origine dell'imene* (*Annali d'ostetr. e ginec.*). — Maggio e giugno 1885, p. 286 et suiv.

conformait son développement à celui du contenant (bassin, organes génitaux), ainsi que cela semble se passer pour les organes génitaux, on aurait alors une compensation sérieuse pour ce qui a trait au mécanisme de l'accouchement en beaucoup d'angusties pelviennes — totales et plus ou moins régulières — dans lesquelles l'accouchement prématuré artificiel viendrait à perdre ses indications. »

En s'appuyant sur l'analyse de quarante observations cliniques, Fasola a trouvé que « le produit de la conception est en harmonie de développement avec celui du bassin ».

« Après tout, ajoute-t-il, ce n'est pas une idée d'aujourd'hui; M. le professeur Chiara, dans ses leçons sur l'accouchement prématuré artificiel dans les bassins rétrécis, nous le rappelait assez souvent. Par conséquent, dans le but d'encourager les femmes enceintes à qui la nature fut plus large d'esprit que de formes et qui attendent dans la frayeur un des actes les plus importants de la reproduction — l'accouchement —, nous pouvons leur dire avec le poète :

> ....*la terra arida...*
> *Simili à se gli abitator produce,* »

Fasola conclut en disant : « Il paraît que le développement du fœtus est en harmonie avec le développement des organes génitaux de la mère et du bassin. »

Par ces mots « *il paraît* » on peut constater que l'élève est moins affirmatif que le maître. L'opinion, bien que modifiée, existe toujours dans son essence. Il est à espérer que le professeur de Florence nous donnera, à bref délai, le résultat de ses recherches, qui ne peut être que très intéressant à tous égards.

En attendant, je tente d'aborder la question.

On peut dire, d'une façon générale, que les femmes présentant des déformations avec rétrécissement de la filière pelvienne, qui accouchent avant terme et même à terme d'un enfant bien conformé et assez développé, alors que tout faisait prévoir la nécessité d'une intervention compromettant la vie de l'enfant, se rencontrent assez fréquemment dans la pratique. Les traités d'accouchements contiennent plusieurs observations de ce genre et je trouve superflu d'en rapporter ici. Mais ce qu'il importe par-dessus tout, c'est de savoir : 1° si les bassins rétrécis créent une condition propre à interrompre le cours de grossesse ou à entraver le développement du fœtus; 2° si les cas d'accouchements prématurés spontanés ou à terme se terminant spontanément dans les rétrécissements modérés, forment une telle majorité que par ce seul fait nous soyons autorisés à une expectation utile pour la mère et pour l'enfant; 3° si l'accouchement prématuré provoqué est aujourd'hui réellement nuisible et dangereux, ainsi que quelques accoucheurs semblent le prétendre.

Nous ne pouvons acquérir les connaissances qui nous sont indispensables pour discuter cette question que par l'étude d'une statisque sérieuse basée sur un grand nombre de faits et de recherches cliniques.

C'est ce que je vais essayer, me proposant de jeter sur la question le plus grand jour possible, heureux si je puis arriver seulement à soulever un coin du voile qui la cache encore.

A mon avis, une pareille étude dans l'état actuel des choses, me paraît de toute nécessité et, que je sache, elle n'a pas été faite encore. Jamais la question n'a été envisagée à ce point de vue et alors même qu'elle l'aurait été, mes recherches pourront, pour si peu qu'elles vaillent, confirmer ou modifier les résultats obtenus par les autres.

J'avais conçu l'idée de ce travail dès 1884, lorsqu'un fait étrange, quoique non rare, vint me frapper. Je suivais alors le service de M. le Dr Pinard, pendant les vacances, quand il remplaçait à la clinique d'accouchements M. le professeur Pajot.

On amena un jour une jeune dame enceinte pour la seconde fois (Obs. 199. Multipare). Elle était près du terme et en travail. Lors de sa première grossesse, elle avait été délivrée deux ans auparavant à l'hôpital de Toulouse par une application de céphalotribe. Elle présentait des traces assez manifestes de rachitisme et son bassin, rétréci, mesurait dans son diamètre antero-postérieur 0m 7 1/2, déduction faite.

Elle était enceinte, selon toutes les apparences, d'un gros enfant, et M. Pinard jugea qu'il ne pouvait la délivrer qu'à l'aide d'une basiotripsie. Ceci se passait dans la soirée. L'opération devait se pratiquer le lendemain matin, lorsque la malade accoucha toute seule, pendant la nuit, d'un enfant bien conformé et bien développé pesant 3,070 grammes. Ce fait, je le répète, quoique n'étant pas unique, me frappa ainsi que toutes les personnes venues pour assister à une des premières basiotripsies. Et ce fut à cette occassion que me vint l'idée de faire des recherches sur le développement du fœtus dans les bassins viciés.

Aussitôt que commencées mes recherches durent être suspendues et, bien que n'étant pas poussées assez loin, elles me donnèrent cependant des résultats qui m'engagèrent à approfondir la question. Aussi, étant actuellement (1886) *externe bénévole* à la clinique d'accouchements par la bienveillance de mon cher Maître, M. le professeur Pajot, à qui je ne pourrais exprimer toute ma reconnaissance, j'ai pu me livrer à mon aise aux recherches cliniques.

Cependant, le sujet que je vais aborder, tel qu'il est annoncé, serait d'une étendue et d'une importance au-dessus de mes forces, c'est pourquoi je tiens à fixer dès maintenant les questions sur lesquelles j'insisterai plus spécialement. Avant d'entrer dans le cœur de la question et d'exposer les relevés de la Clinique et d'autres services d'accouchements des hôpitaux de Paris, je crois nécessaire de discuter quelques points dont la connaissance est de la plus haute importance pour bien apprécier les faits statistiques et les considérations qui en découlent.

Je diviserai pour cela mon travail en trois parties.

Première partie :

1° Quelle est l'influence des bassins rétrécis sur la marche de la grossesse au point de vue de l'avortement, de l'accouchement prématuré spontané et du développement du fœtus.

2° Analyse des résultats fournis par notre statistique portant sur

3462 accouchements dans 1325 bassins viciés; parallèle entre les moyennes tirées au point de vue du développement fœtal et celles, données par les auteurs, relatives aux fœtus développés dans les bassins normaux.

Seconde partie :

1° De l'accouchement prématuré artificiel avant et après les derniers progrès réalisés en obstétrique : antisepsie, couveuse et gavage;

2° Conduite à tenir dans le traitement des bassins rétrécis;

3° Statisques de l'accouchement provoqué avant terme dans les hôpitaux de Paris; parallèle avec d'autres statistiques d'auteurs étrangers; critique;

4° A quelle époque de la grossesse doit-on aujourd'hui fixer la viabilité obstétricale du produit de la conception;

5° Limites extrêmes des vices de conformation du bassin comme indication de l'accouchement provoqué avant terme;

6° Coup d'œil rapide sur les résultats pour la mère et pour l'enfant de l'accouchement provoqué prématuré, de l'opération césarienne classique et modifiée par Porro;

7° Conclusions.

Troisième partie :

1° 419 observations de femmes à bassin vicié;

2° Tableaux statistiques de 2260 accouchements dans 1002 bassins normaux.

3° Tableaux statistiques des 3462 accouchements dans les 1325 bassins rétrécis de la Clinique d'accouchements, de la Maternité et des autres hôpitaux de Paris;

Tout d'abord, je tiens à adresser publiquement mes remerciements les plus sincères à MM. les professeurs Pajot et Tarnier, et MM. les Drs Budin, Pinard et Porak pour la bienveillance qu'ils m'ont manifestée en m'autorisant à faire des relevés dans leurs services d'accouchements. Je remercie en même temps Mme Henry, sage-femme en chef de la Maternité.

PREMIÈRE PARTIE

Influence des bassins rétrécis sur la marche de la grossesse.

Avant de présenter une statistique et d'examiner les résultats qui en découlent, il faut que nous fassions un peu de lumière, sur un point fort intéressant de nos recherches, à savoir : quelle est l'influence des bassins rétrécis sur la marche de la grossesse.

Il est, aujourd'hui, presque généralement admis que les bassins rétrécis ont une influence fâcheuse, soit en interrompant le cours de la gestation, soit en entravant le développement du fœtus.

Nous pouvons donc nous poser les deux questions suivantes :

Les bassins rétrécis jouent-ils un rôle dans l'étiologie de l'accouchement avant terme?

Entravent-ils le développement du fœtus?

Discutons ces questions le plus brièvement possible et voyons ce qu'il en est.

I. *Quel est le rôle des bassins rétrécis dans l'étiologie de l'accouchement avant terme* (1).

Au premier abord, une pareille discussion pourrait paraître tout au moins inutile, car il est déjà admis, ainsi que je viens de le dire, depuis de longues années, que les vices de conformation

(1) Pour éviter des répétitions inutiles, j'entends ici, sous la dénomination d'accouchement avant terme, l'expulsion de l'œuf n'importe à quelle époque de la grossesse, dans les premiers mois comme dans les derniers.

du bassin avec rétrécissement sont une cause assez fréquente d'expulsion de l'œuf avant le terme fixé par la nature.

Bien que cette opinion se trouve aujourd'hui dans presque tous les traités modernes d'accouchements, nous croyons, pourtant, que l'influence des angusties pelviennes sur la marche de la grossesse n'est pas encore démontrée d'une façon incontestable. Il y a là assurément un point à élucider.

Quoi qu'il en soit, l'expulsion du produit de la conception, sous l'influence des bassins rétrécis, pourrait avoir lieu ou à la suite d'une rétroversion de l'utérus gravide, cause d'avortement, ou parce qu'un bassin trop étroit empêcherait la libre et complète distension de la matrice, et par conséquent provoquerait l'expulsion prématurée de l'œuf.

Nous associant aux paroles de Bacon : « Il faut confier le commencement d'une affaire à Argus aux cent yeux, et la fin à Briarée aux cent bras, » jetons d'abord un coup d'œil rapide sur la littérature obstétricale.

Les anciens n'avaient aucune idée sur cette question, et les modernes, tout en répétant que les bassins rétrécis troublent le cours de la gestation, ne se sont jamais donné la peine d'étudier cliniquement la question.

En effet, lorsqu'on consulte leurs ouvrages, on a beau pousser les investigations jusque dans les temps les plus reculés, il est impossible d'y trouver quelques notions positives. La raison en est simple, la voici : si nos devanciers ont fait mention d'avortements artificiels ou spontanés, soit qu'il s'agit d'interrompre la gestation dans un but médical ou criminel, il n'est pas moins vrai, que non seulement l'influence des vices de conformation du bassin sur la marche de la grossesse, mais encore l'existence même des bassins viciés leur étaient inconnues.

Leur connaissance imparfaite de la structure et de la fonction du bassin, leur ignorance complète du mécanisme de l'accouchement et les interprétations bizarres qu'ils donnent pour l'expliquer, ne leur permettaient pas de distinguer lorsqu'ils avaient affaire à un travail physiologique ou qu'ils se trouvaient en présence d'un cas pathologique.

« On ne trouve presque rien, dit Gardien (1), dans les ouvrages des anciens sur les vices de conformation des bassins, et les obstacles qu'ils apportent à l'accouchement dont ils ont fait mention, sont bien mieux décrits par les modernes. » Schröder (2), qui traite la question des bassins rétrécis d'une façon admirable, a dit : « L'étude des bassins rétrécis est une science toute nouvelle. Jusqu'à la fin du XVIIe siècle, les accoucheurs n'avaient aucun pressentiment des bassins rétrécis, et ce n'est que vers la deuxième moitié du siècle présent que l'on arrive à leur connaissance complète. »

Ceci dit, et voulant faire un aperçu historique, il serait parfaitement inutile de remonter trop loin dans le passé. Je me bornerai donc à rappeler les opinions des auteurs qui ont écrit à partir de la moitié du siècle dernier. Dans la longue liste des ouvrages consultés je n'indiquerai que les plus en vogue.

Mesnard (3) parlant des causes de l'avortement ne fait pas mention de l'étroitesse du bassin. Seulement il dit qu'une des causes c'est « le défaut d'extension de la matrice ». Personne, je pense, ne voudra voir dans ce *défaut d'extension*, que le bassin rétréci empêche la libre distension de l'utérus. Smellie (4), non plus à l'article *De la mauvaise conformation du bassin* (p. 80) qu'aux articles consacrés à l'*avortement* (p. 124) et aux *fausses couches* (p. 177), ne parle des angusties pelviennes. De la Motte (5) pense (I. p. 3, 4) que « si le bassin est trop étroit, il forme un obstacle à la sortie du fœtus »…. « L'os sacrum quand il se porte trop en devant rétrécit le bassin et rend l'accouchement difficile ». Enfin à l'article

(1) Gardien. — *Traité complet d'accouchements*. Paris, 1824, I. p. 47.
(2) Carl Schröder. — *Manuel d'accouchem.* trad. Charpentier. Paris, 1875, p. 463.
(3) Jacques Mesnard. — Le *Guide des accoucheurs*. Paris, 1753, p. 258.
(4) M. Smellie. — *Traité de la théorie et pratique des accouchements*, trad. Preville, Paris, 1754.
(5) De la Motte. — *Traité complet des accouchements*. Paris, 1765.

Accouchement avancé (I. p. 489), il n'énumère guère, parmi les causes, les *rétrécissements* du pelvis.

Levret (1), Le Boursier du Coudray (2), Jacobs (3), Baudelocque (4), Millot (5), Stein (6) parlant de l'accouchement avant terme, ne font aucune allusion aux vices de conformation du bassin.

Maygrier (7) lui-même, si minutieux et si complet dans son excellent traité, non plus lorsqu'il traite des bassins anormaux (I, p. 30) et de la rétroversion de la matrice gravide (I, p. 116) que lorsqu'il énumère les causes de l'avortement (II, p. 209), ne donne à l'étroitesse de la filière pelvienne aucune valeur étiologique.

Pour Capuron (8), elle ne trouve pas davantage place parmi les causes de l'accouchement prématuré.

Gardien (9) est un des premiers à assigner une certaine influence à l'étroitesse du bassin dans le renversement de l'utérus en gestation. C'est ainsi qu'il écrit (I, p. 192) : « On observe plus particulièrement cet accident chez les femmes dont l'excavation est évasée pendant que le détroit supérieur est resserré. » En revanche, dans l'article *Avortement* (II, p. 116), qu'il a étudié au point de vue étiologique de la façon la plus complète, il ne fait pas figurer parmi les innombrables causes des avortements, les rétrécissements du bassin.

Il en est de même de Mme Lachapelle (10), qui en passant rapide-

(1) André Levret. — *L'Art des accouchem.* Paris, 1766.
(2) Boursier du Coudray. — *Abrégé de l'Art des accouchem.* Paris, 1777, p. 45.
(3) Jacobs. — *Ecole pratique des accouchem.* Bruxelles, 1793.
(4) J.-L. Baudelocque. — *L'Art des accouchem.*, 8e édit. Paris, 1844. II, p. 548.
(5) Millot. — *Supplément à tous les traités*, etc., *sur l'art des accouchem.*, Paris, 1809, I, p. 379.
(6) G.-G. Stein. — *L'Art d'accoucher*, trad. Briat. Paris, 1814.
(7) J.-P. Maygrier. — *Nouveaux éléments de la science et de l'art des accouchem.* Paris, 1817.
(8) J. Capuron. — *Cours théorique et pratique d'accouchem.* Paris, 1823, p. 177.
(9) *Loco cit.*
(10) Mme Lachapelle. — *Pratique des accouchem.* Paris, 1825, Xe mém., II. p. 318.

ment sur les causes douteuses de l'avortement et n'insistant que sur celles qui peuvent offrir quelques considérations utiles, n'énumère pas non plus les rétrécissements du bassin.

Mme Boivin, dans ses recherches sur une des causes la plus fréquente de l'avortement (1), en écrivant (p. 1) : « Nous ne ferons pas ici l'énumération de toutes les causes qui peuvent amener la mort de l'embryon, de celles qui s'opposent au développement et qui, le plus souvent, dépendent des maladies de ses annexes et de son système circulatoire », paraît avoir de beaucoup limité, sinon parfaitement banni, l'influence fâcheuse du bassin rétréci. Et si à la page 192 de son *Mémorial* (2) elle ajoute qu'une des causes de la rétroversion de l'utérus « est la projection trop considérable de l'angle sacro-vertébral » et, par conséquent cause, quoique pour elle éloignée, d'avortement, à la page 238 du même *Mémorial*, en parlant précisément des causes de l'avortement, elle passe sous silence l'étroitesse du bassin.

Après Gardien, c'est Velpeau (3) qui, parmi les causes prédisposantes de l'avortement, en trouve une dans « le bassin mal formé ».

Moreau (4) n'est pas plus explicite que ses prédécesseurs au sujet de l'interruption de la grossesse dans les cas de bassins rétrécis. Il en parle en des termes vagues mais d'où on peut cependant aisément conclure que pour lui les rétrécissements du bassin ne sont d'aucune valeur étiologique. Voici ce qu'il dit quand il traite de la rétroversion utérine pendant la grossesse (I. p. 212) : « Dans les premières (causes prédisposantes) il faut ranger la grandeur du bassin, le relâchement des ligaments ronds, des ligaments larges, suite de grossesses répétées ; une constitution molle et délicate... enfin la presque totalité des causes que nous avons signalées comme prédisposant à la chute de la matrice ». Parmi les causes qui prédisposent l'utérus à se prolaber, Moreau, en ce

(1) Mme Ve Boivin. — *Rech. sur une des causes, etc., de l'avort.* Paris, 1826.
(2) Mme Ve Boivin. — *Mémorial de l'art des accouchem.* Paris, 1836.
(3) Velpeau. — *Traité élém. de l'art des accouchem.* Paris, 1829, I. p. 366.
(4) I.-J. Moreau. — *Traité pratique des accouchem.* Paris, 1838.

qui concerne le bassin, écrit (I. p. 128) : « Un bassin trop large. » Cet auteur n'y attache donc pas d'importance. Pour que l'on soit complètement édifié, il suffit que je rapporte ce qu'il écrit au chapitre *Avortement* (II, p. 370). « En somme, on peut résumer cette catégorie de causes (prédisposantes) en disant qu'elle embrasse tout ce qui est susceptible de gêner le développement complet et facile de l'utérus, » anomalies et maladies de la matrice, pas du bassin.

Nous voici maintenant arrivés à l'époque moderne classique, car avec Jacquemier nous allons entrer assurément dans la période des traités classiques. C'est pour cela que je m'arrêterai davantage sur chacun d'eux, afin de mieux examiner les opinions de leurs auteurs tout en cherchant à saisir leur pensée au sujet de la question qui nous occupe en ce moment.

Jacquemier (1) n'est pas convaincu de l'influence fâcheuse des bassins rétrécis sur la marche de la gestation. Pour lui (I, p. 393), la rétroversion est favorisée « par une trop grande amplitude du bassin ». Il est vrai que cet accoucheur fort distingué dit (I, p. 453) : « Les tumeurs volumineuses développées dans le bassin et la cavité abdominale, qu'elles aient des connexions ou non avec les organes génitaux, agissent en mettant obstacle au développement de l'utérus ; les déformations du bassin et du rachis agissent de la même manière, mais les effets des unes et des autres ne se font sentir qu'à une époque avancée de la grossesse ; de sorte qu'elles donnent plus souvent lieu à l'accouchement prématuré qu'à l'avortement. Il en est de même des affections organiques du col, tandis que celles du corps provoquent l'avortement à une époque plus rapprochée de la conception. » Mais on ne saurait partager cette opinion. On conçoit assez facilement que les tumeurs volumineuses du bassin et de l'abdomen peuvent empêcher le développement de la matrice, mais ranger les rétrécissements du bassin, même très prononcés dans la même catégorie, n'est guère

(1) J. Jacquemier. *Traité d'accouchem. et des maladies des fem.* Paris, 1846.

possible, car nous voyons tous les jours que dans l'immense majorité des cas, les choses se passent autrement; sans quoi l'interruption de la grossesse devrait arriver pour chaque femme à bassin rétréci.

Chailly-Honoré et Cazeaux qui, les premiers, consacrent un chapitre spécial à l'*influence des bassins sur la marche de la grossesse*, sont d'accord sur la valeur qu'elle mérite. Elle est pour eux assez douteuse. Pour Chailly-Honoré (1) les rétrécissements du bassin n'exercent aucune influence sur le cours de la gestation. « J'ai dit plus haut, écrit-il (p. 234), quelle fâcheuse influence l'excès d'amplitude peut avoir sur la grossesse ; les rétrécissements ne sont pas dans ce cas; ils la compromettent rarement, et cependant, dans certains rétrécissements très prononcés, il serait à souhaiter que l'avortement ait lieu. » Et en parlant des causes de l'avortement (p. 272) : « On a aussi allégué l'influence que les vices de conformation du bassin exercent sur la grossesse ; dans ce cas, l'avortement ne peut avoir lieu que dans les cas où l'utérus se trouve gêné dans son ampliation par le rétrécissement du bassin. » Or, ainsi que je le dis ailleurs, l'utérus gravide ne se développe pas dans l'excavation.

Voici l'opinion de Cazeaux (2) (p. 611) : « Nul doute que les vices de conformation ne puissent avoir une influence fâcheuse sur la marche de la grossesse. Nous avons déja dit, à l'article *Avortement*, que lorsque le rétrécissement des détroits s'accompagne de l'agrandissement de l'excavation, l'utérus, trouvant dans la cavité du petit bassin un espace plus considérable qu'à l'ordinaire, pouvait y séjourner plus longtemps et s'y développer au delà du temps habituel ; et nous avons considéré cette circonstance comme une cause d'avortement par l'impossibilité où se trouvait l'utérus de s'élever au-dessus du détroit supérieur. En traitant de la rétroversion de l'utérus, nous avons fait remarquer que ce déplace-

(1) Chailly-Honoré. — *Traité prat. de l'art des accouchem.* Paris, 1853.
(2) P. Cazeaux. — *Traité théor. et prat. de l'art des accouchem.* Paris, 1853. — Cazeaux et Tarnier. Id.

ment de l'utérus était singulièrement favorisé par l'agrandissement de la concavité du sacrum.

« Lorsque le diamètre transversal du grand bassin est rétréci par le redressement des crêtes iliaques, comme cela se rencontre dans les luxations congénitales doubles du fémur, le développement de l'utérus en est considérablement gêné pendant les derniers mois de la grossesse, et cette difficulté que la matrice éprouve dans son développement peut, suivant la remarque de A. Dubois, être une cause d'accouchement prématuré.

« En général, cependant, à l'exception de quelques incommodités qui tiennent certainement plus à l'obliquité extraordinaire des plans du bassin qu'au rétrécissement de sa cavité, et sur lesquels nous reviendrons plus tard, les bassins trop étroits troublent rarement la marche de la grossesse. »

Ce dernier paragraphe suffirait à détruire tout ce que Cazeaux avance plus haut. Mais qu'il me soit permis de dire que, dans tout ce qu'il avance, il n'a pas la moindre conviction personnelle.

Au chapitre *Avortement*, en effet (p. 362), Cazeaux écrit..... : « En un mot, tout ce qui peut gêner le développement facile et complet de la matrice doit être regardé comme pouvant produire l'avortement. (Mme Boivin, *Recherches sur une des causes peu connue de l'avortement*, etc.). »

« Suivant Peu, il faut ajouter à ces causes de gêne l'étroitesse considérable du grand bassin qui s'oppose à la distension de la matrice et quelquefois à son élévation au-dessus du détroit supérieur, surtout quand l'étroitesse du détroit supérieur coïncide avec des dimensions régulières ou même exagérées de l'excavation. »

On le voit bien, dans tout ceci rien de positif, rien qui soit la conclusion d'une étude personnelle et clinique. C'est de la pure théorie.

Naegelé (1) ne fait mention des angusties pelviennes ni dans

(1) Naegelé. — *Manuel d'accouchem.* Trad. Schlesinger-Rahier, 3e édit., revue par Jacquemier. Paris, 1857, p. 153.

l'étiologie de la rétroversion de l'utérus gravide (p. 153), ni dans celle de l'accouchement avant terme (p. 165).

Negrier (1) quand il dit, dans son remarquable mémoire, que « la rétroversion de l'utérus ou son renversement en arrière, dans l'excavation pelvienne, est un désordre permanent qui ne peut arriver que lorsque le grand diamètre de l'organe a dépassé celui du diamètre bijugué du détroit supérieur » a, de la manière la plus absolue, contesté aux rétrécissements du bassin tout pouvoir étiologique.

Il ajoute, en effet : « Au quatrième mois de la gestation, le volume longitudinal de l'utérus est de 13 à 14 centimètres; il a donc dépassé de 2 à 3 centimètres le diamètre sacro-pubien de l'entrée du canal ; c'est vers cette époque qu'a *toujours* lieu la rétroversion. »

Salmon (2) dans son mémoire de concours, comme conclusion aux opinions contradictoires des auteurs, s'exprime ainsi : « Ajoutons que parmi les observations que nous connaissons il n'en est que deux où l'on ait indiqué comme cause un vice de conformation, et dans l'une on parle d'un bassin ample (Obs. de Flemm, 1840), tandis que dans l'autre (Obs. de M. Godefroy) il est dit « que la femme présentait une concavité très prononcée du sacrum. »

Mais il n'est pas dit qu'il y avait en meme temps rétrécissement.

Dans une thèse très soigneusement faite en 1865, sur l'*avortement*, Ferdut (3) résumant les idées de l'époque, admet d'une façon incontestable l'action fâcheuse des bassins rétrécis sur la marche de la grossesse. Je tiens à citer textuellement ses paroles mêmes (p. 20) : « Du côté de la mère, il y a des causes locales qui prédisposent à l'avortement. Et d'abord relevons une erreur commise par Peu : les vices de conformation du bassin ne sont pas

(1) Négrier. — *Gaz. méd. de Paris*, 1859, p. 429.
(2) Salmon. — *De la rétrovers. pendant la gross.* Thèse d'agrég. Paris, 1861, p. 23.
(3) Ferdut. — Thèse de Paris, 1865.

causes d'avortement. Jamais M. le professeur Pajot n'a vu survenir cet accident de la grossesse dans des cas de rétrécissement, même extrême (5 à 6 centimètres), par le seul fait du rétrécissement.

« Lorsque Peu émit cette opinion, évidemment il a fait une erreur de mot : il a voulu sans doute dire que les vices de conformation du bassin prédisposaient à l'accouchement prématuré; et alors il était dans le vrai. Après six mois, les vices de conformation du bassin font accoucher avant terme; si la femme mal faite expulse son produit de conception avant cette époque, c'est que son bassin est de la classe de ceux qui sont étroits en haut et en bas et renflés dans la partie moyenne. L'utérus logé dans l'excavation élargie se développe à l'aise jusqu'à ce qu'il la remplisse; bientôt il ne peut plus s'étendre, il fait effort pour franchir le détroit supérieur rétréci; il augmente toujours; il s'incurve, et enfin, vaincu par une résistance invincible, il réagit à son tour sur l'œuf, il se contracte et l'avortement a lieu. » Ceci n'est que du domaine de l'hypothèse.

Morisani (de Naples) (1) dit de son côté : « Si à l'amplitude de l'excavation, on ajoute le rétrécissement du détroit supérieur par une excessive proéminence de l'angle sacro-vertébral, ou même lorsque le rétrécissement existe tout seul, il est facile de concevoir que l'ascension de la matrice sera plus difficile parce que le fond de l'organe en heurtant contre cette saillie, peut être renversé dans la concavité du sacrum et retenu en place. »

Oui, la conception *à priori* est facile, mais les faits ne la justifient pas.

Avec Négrier c'est Joulin qui, dans son étude très bien faite sur l'avortement et l'accouchement prématuré, montre, il faut en convenir, beaucoup de bon sens clinique.

« Il ne paraît guère admissible, écrit-il (2) (p. 750), que les rétrécissements du bassin déterminent l'avortement. Je n'ai pas

(1) O. Morisani. — *Della retroversione dell'utero in rapporto colla gravidanza e col parto.* Napoli, 1867, p. 16.
(2) Joulin. — *Traité complet d'accouchem.*, 1876.

trouvé une seule observation dans laquelle cette cause fût véritablement manifeste. Il est trop commun, au contraire, de voir le développement normal de l'utérus coïncider avec une angustie pelvienne très grave. Cela tient à ce que l'utérus n'a encore qu'un faible volume lorsqu'il franchit le détroit supérieur pour gagner la cavité abdominale. »

A propos de la rétroversion (p. 855) il ajoute : « La projection en avant de l'angle sacro-vertébral, qu'on avait rangée parmi les causes fréquentes, n'a été observée que fort rarement dans ces conditions. C'est là un agent d'ordre mécanique qui agit au même titre que les tumeurs ou les adhérences péritonéales. » Ce qui est extrêmement rare.

Le langage aussi clair que possible de ces deux accoucheurs fort distingués et bien connus dans le monde scientifique, aurait dû apporter un changement radical dans la valeur qu'on avait attribuée jusqu'alors aux rétrécissements du bassin dans la génèse de l'accouchement avant terme. Il aurait, tout au moins, dû engager les auteurs à étudier cliniquement la question. Malheureusement, on n'en a pas tenu compte. Les auteurs venus depuis se sont simplement bornés, presque tous, à répéter ce que les prédécesseurs avaient avancé.

C'est ainsi que nous pouvons nous expliquer pourquoi et comment il se fait qu'on ne trouve rien de positif dans les livres, même les mieux faits.

Il y a, à mon avis, une autre raison, c'est la manie, qu'il me soit permis de le dire hautement, de vouloir faire de la théorie à tout prix. « C'est surtout à propos des causes de l'avortement, dit Joulin (1), que l'imagination s'est donné carrière ».

Saboia (2) par exemple, après avoir copié les auteurs en vogue, après avoir tour à tour admis et nié l'influence des bassins rétrécis sur la marche de la gestation conclut en disant (p. 430) :... « il faudrait que nous eussions fait une étude approfondie du

(1) Joulin. — *Loco cit.*, p. 745.
(2) J. Saboia. — *Traité théor. et prat. de l'art des accouchem.* Paris, 1873.

sujet et élaboré les éléments que cette question exige pour sa solution. »

Depaul (1), dans son article, *Vices de conformation du bassin*, accorde aux déformations du bassin toute espèce d'influences dangereuses sur la marche de la gestation, plus tard, en s'appuyant sur des faits cliniques, à propos de la rétroversion il ajoute dans ses leçons cliniques : « On a de plus signalé les vices de conformation du bassin comme favorisant la rétroversion ; on conçoit facilement que le rétrécissement du détroit supérieur, s'il est accompagné d'une concavité exagérée du sacrum, puisse retenir l'utérus dans l'excavation et qu'une rétention d'urine qui survient fasse basculer l'organe ainsi retenu. Cependant, les observations de rétroversions utérines pendant la grossesse dans des bassins viciés sont extrêmement rares. »

Cette dernière phrase doit être d'autant plus fondée que Depaul la prononce à propos d'une femme, morte à la suite d'une rétroversion utérine, dont le bassin « présentait une concavité très prononcée du sacrum comme cela a été reconnu à l'autopsie, excès de courbure qui a été également mis par certains auteurs au nombre des causes prédisposantes ».

Charles (de Liège) (2), dans son excellent mémoire, admet parfaitement que les vices de conformation du bassin exercent leur influence sur la marche de la gestation en causant la rétroversion. Il insiste sur ce point dans plusieurs passages de son travail, mais à la page 75 il écrit : « Une saillie exagérée du promontoire doit rendre le déplacement d'autant plus facile, plus durable et plus irréductible. Cette affirmation n'est pas contestable et se comprend par les données les plus élémentaires de la mécanique. Il est singulier de constater que, signalée par quelques auteurs, elle ait eu

(1) J. A. H. Depaul. *Dictionnaire encyclopédique des sciences médicales*, 1868, t. VIII, p. 502. *Leçons de clinique obstétr.*, rédigées par De Soyre. Paris, 1872-76, p. 374.

(2) N. Charles (de Liège). — *Des déplacements de la matrice en arrière pendant la grossesse*. Paris, 1878.

si peu de succès. Si cette saillie est accompagnée du rétrécissement des diamètres transverse et obliques du détroit supérieur, la disposition sera d'autant plus grande ».

Ducord (1), à son tour, accorde une grande influence à la *forme* et *aux dimensions* du bassin. « Le rétrécissement du détroit abdominal, avec ou sans rétrécissement de l'excavation, a des conséquences plus sérieuses. »

Pour Schrœder (2) il est bien évident que les bassins rétrécis ne jouent aucun rôle dans l'étiologie de la rétroversion (p. 352), ainsi que dans l'interruption prématurée de la grossesse (p. 405).

A ce propos il dit seulement ceci : « Il faut en outre essentiellement tenir compte des néoformations utérines (fibromes, carcinomes), aussi bien que de toutes les causes qui s'opposent au développement de l'utérus, comme les tumeurs considérables de l'abdomen, les vieux exsudats qui enveloppent l'utérus, etc. »

Peut-être que l'étroitesse du bassin se trouve dans l'et cœtera, mais cela ne me paraît pas suffisamment clair.

Playfair (3) ne parle pas des rétrécissements du bassin comme cause tant de la rétroversion (p. 264), que de l'avortement (p. 311). Pour lui « dans la très grande majorité des cas, la rétroversion se produit lorsque la grossesse se déclare dans un utérus antérieurement rétroversé ou rétrofléchi. »

Pour M. Pinard le volume du fœtus dans les bassins viciés doit être comme celui conçu dans les bassins normaux. Et de fait, en parlant de l'étendue qu'on doit donner à l'incision abdominale, en pratiquant l'opération césarienne, écrit-il ceci (4) : « Nous ferons remarquer que la circonférence de la tête fœtale pour un enfant du poids moyen de 3.250 est de 32 cent. 1/2 à 33 cent.

(1) P. Ducord. — *De la rétroversion utérine pendant la grossesse*. Paris, 1879, p. 137.

(2) Schrœder. — *Loco cit.*

(3) W. S. Playfair. — *Traité théor. et prat. de l'art des accouchem.* Trad. par Vermeil. Paris, 1879.

(4) A. Pinard. — *De l'opérat. césarienne suivie de l'amp. utéro-ovarique. Annales de Gynéc.*, nov. 1879, p. 345.

avec un diamètre de 11 centimètres, comme l'ont fait remarquer MM. Budin et Ribemont dans l'intéressant travail qu'ils ont récemment publié. Aussi pensons-nous qu'une incision de 13 centimètres sera généralement toujours suffisante, tandis qu'une incision d'étendue supérieure ne sera qu'exceptionnellement utilisable. »

Nægelé et Grenser (1) ne sont pas convaincus. En passant en revue, d'une façon remarquable, les causes de l'avortement, ils ne font pas mention de l'étroitesse du bassin. Ils disent seulement (p. 751) que les déplacements de l'utérus sont cause d'avortement. Or si l'on se rapporte à l'étiologie de la rétroversion, on trouve ceci (p. 801) :... « Enfin on a encore *signalé* comme favorisant la rétroversion : le bassin trop large, trop peu incliné et d'autre part une trop forte saillie du promontoire. » Encore une fois, rien de certain.

Pour Charpentier, les bassins rétrécis troublent au plus haut degré la marche de la grossesse. Et, si en parlant de la rétroversion il se borne à dire (I, p. 824) : On a signalé encore l'excès de courbure du sacrum, l'amplitude exagérée du bassin, l'insertion du placenta sur le fond, et la paroi postérieure de l'utérus, les vices de conformation du bassin... » il est plus explicite lorsqu'il passe en revue les causes de l'avortement. Pour lui il faut considérer aussi comme des causes sérieuses (I, p. 968), » les rétrécissements du bassin, qui, d'une part, empêchent le développement régulier de l'utérus, de l'autre, peuvent amener des rétroversions. »

Mais où M. Charpentier se déclare tout à fait partisan de l'influence fâcheuse que les bassins rétrécis exercent sur la marche de la gestation, c'est en parlant *de la grossesse dans les rétrécissements du bassin* (II, p. 149). « Signalons tout d'abord ce fait, dit-il, c'est la fréquence de l'avortement, et surtout de l'accouchement

(1) H. J. Nægelé et W. L. Grenser. — *Traité prat. des accouchem.*, 6e édit. allem. Trad. G. A. Aubensa. Paris, 1880.
(2) A. Charpentier. — *Traité pratique des accouchem.* Paris, 1883.

prématuré dans les rétrécissements du bassin, et cela, par la seule influence mécanique que ces rétrécissements exercent sur le développement de la matrice et du fœtus. Gênée, comprimée dans son développement, la matrice réagit prématurément, et cherche à se débarrasser hâtivement du produit de la conception. Dans les premiers mois, en effet, la matrice se développe exclusivement dans le petit bassin, et, si dans le bassin normal, rien ne s'oppose à sa sortie hors du petit bassin, et à son ascension au-dessus du détroit supérieur, il n'en est plus de même dans les cas où il existe une saillie du promontoire. Son ascension est alors arrêtée par cette saillie sacro-vertébrale, et pour peu qu'il y ait déjà, ce qui arrive souvent, une légère inclinaison de cette matrice en arrière, pour peu qu'il existe de la constipation, ce qui est encore la règle, l'utérus pris entre la résistance opposée par le promontoire et la pression intestinale ainsi exagérée, glisse sur la face inclinée du sacrum et il se produit *une rétroversion*, qui tend à s'exagérer d'autant plus, que l'utérus continuant à s'accroître, se trouve de plus en plus resserré dans la cavité pelvienne, dont le rétrécissement se trouve ainsi de son côté relativement augmenté »... dénouement final, l'avortement.

Voilà comment M. Charpentier trace le tableau ; la description est frappante, malheureusement elle n'est pas clinique. C'est de la pure théorie. Cela est tellement vrai que notre distingué maître se hâte d'ajouter : « Heureusement, il n'en est pas toujours ainsi, et dans bon nombre de cas, la matrice franchit l'obstacle et arrive dans le grand bassin où elle peut se développer, sinon comme dans le bassin normal, du moins d'une façon suffisante pour permettre à la grossesse de continuer son cours. »

Lusk (1) croit que (p. 552) : « Pendant les *premiers mois* de la grossesse, la seule manière dont le rétrécissement du bassin exerce son influence consiste à favoriser le déplacement de

(1) W. Thompson Lusk. — *Science et art des accouchements*. Trad. par Doléris. Paris, 1885.

l'utérus en arrière, et dans les *derniers mois* de la gestation, l'utérus est généralement forcé de se soulever au-dessus du détroit supérieur beaucoup plus que cela n'arrive dans les conditions ordinaires. Cette dernière condition qui, unie à un certain degré de laxité des parois abdominales et des ligaments ronds, produit les degrés les plus marqués de ce que l'on appelle le *ventre en besace* causé par l'antéflexion de l'utérus gravide. » Bien peu de chose, en somme. Ni en parlant de la rétroversion (p. 318), ni de l'expulsion prématurée de l'œuf (p. 353), Lusk n'assigne une place aux rétrécissements du bassin.

Combarieu (1), dans sa thèse, faite avec une critique sérieuse, sous l'inspiration de notre ami et maître M. le Dr Doléris, est absolument contraire à l'idée que les vices de conformation du bassin puissent avoir une influence quelconque sur la pathogénie du renversement en arrière de la matrice gravide. Voici ses paroles (p. 25) : « Dans le relevé des observations (120) que nous avons fait nous avons trouvé deux cas dans lesquels cette circonstance d'un bassin large était notée. Ce nombre nous paraît insuffisant pour admettre le bassin large au rang des causes de la rétroversion gravide. Quant à l'opinion de Dugès et de Mme Boivin, on conçoit jusqu'à un certain point que la saillie de l'angle sacro-vertébral, s'avançant en pointe dans le bassin, puisse s'opposer à l'élévation de l'utérus. Mais la pratique de tous les jours vient contredire d'une façon formelle cette assertion. »

Par contre Genesteix (2), soit qu'il n'ait voulu tenir compte de la thèse de Combarieu, soit qu'il ne la connût pas, croit à l'influence des bassins viciés dans l'étiologie de l'avortement. « Mentionnons également, écrit-il, comme pouvant avoir les mêmes effets, les déplacements de l'utérus, les déformations du bassin, etc. » Et cela, précisément, lorsqu'il présente 54 femmes qui

(1) Combarieu. — *Etudes sur la pathogénie de la rétroversion de l'utérus gravide*. Thèse de Paris, 1885.

(2) E. Genesteix. — *Du traitement de l'avortement*. Thèse de Paris, 1886, p. 23.

ont avorté, sans qu'il y en ait eu une seule parmi elles qui fût atteinte de vice de conformation du bassin !

Enfin, parmi les traités d'accouchements, il ne nous reste à consulter que celui de Tarnier et Budin (1), traité paru tout récemment. J'en attendais la publication avec une certaine impatience, car j'espérais y trouver quelques notes utiles à mon sujet.

Certes, la grave question, à savoir quelle est la marche de la grossesse dans les bassins viciés, ils l'agiteront lorsqu'ils traiteront, dans une autre publication, des vices de conformation du bassin. En ce moment, quoiqu'ils nous apprennent bien peu de chose en ce qui touche notre sujet, on trouve néanmoins, malgré leur réserve, un argument de plus pour établir que, dans l'état actuel de la science, la discussion dont il s'agit dans ce travail est loin d'être close et résolue.

Pour Tarnier-Budin, les rétrécissements de la filière pelvienne ne doivent être cause ni d'avortement (II, p. 475), ni d'accouchement prématuré spontané (II, p. 512), car je n'en trouve aucune mention. Seulement au chapitre *Rétroversion* (II, p. 228), se trouve ce passage : « Parmi les causes de la rétroversion lente survenue après la fécondation chez une femme jusque-là très bien portante, on a signalé : le développement plus rapide de la face postérieure de l'utérus au début de la grossesse, l'amplitude du bassin, sur laquelle a insisté Chailly, les rétrécissements du bassin et l'exagération de la courbure du sacrum chez certaines rachitiques. »

Malgré cela, quoiqu'ils ne nient ou n'affirment rien, j'ai de bonnes raisons pour croire que ces deux distingués maîtres, ainsi que j'ai pu l'apprendre dans leurs cours, ne sont aucunement convaincus de ce fait que les bassins rétrécis entrent pour quelque chose dans la production de la rétroversion, et s'ils ont mis là les vices de conformation du bassin précédés d'un : *on a signalé*, c'est

(1) S. Tarnier; P. Budin. — *Traité de l'art des accouchements*. Paris, 1886.

certainement pour tenir compte dans leur traité, de toutes les opinions.

Nous tenons de M. Budin qu'il n'a jamais rencontré la rétroversion de l'utérus gravide chez les rachitiques.

M. le professeur Pajot, qui s'est beaucoup occupé de déviations utérines, nous disait que cet accident est fort rare dans les bassins rétrécis lorsque l'utérus est en état de gestation ; il ne l'a trouvé qu'une seule fois.

Aux opinions très respectables que nous venons de citer, nous ajoutons seulement ceci : nous avons examiné nous-même, avec un soin particulier et sans aucune idée préconçue, plus de douze cents bulletins et observations dans les hôpitaux de Paris pour dresser notre statistique, nous n'avons trouvé qu'un seul bulletin où était noté (Obs. 70, Multip.) : *rétroversion de trois mois.*

Je ne pourrais abandonner ce chapitre sans rapporter l'opinion de deux cliniciens allemands, fort distingués, en pareille matière.

Consultant Ahlfeld (1) et Fränkel (2), qui ont présenté des travaux très remarquables sur le traitement de la rétroversion et de la rétroflexion utérine, j'ai pris la liberté de les prier de vouloir bien me donner des renseignements sur la *fréquence de la rétroversion de l'utérus gravide chez les femmes à bassin normal et chez celles avec vices de conformation.* Ils se sont empressés de me répondre et malgré l'autorité incontestée de ces deux maîtres fortdistingués, je n'ai pas acquis la conviction qu'on fût en Allemagne plus avancé que nous sur la question qui nous occupe en ce moment. Il paraît que, même au delà du Rhin, il n'existe aucun travail qui puisse nettement fixer le point litigieux.

D'ailleurs, voici les deux lettres de MM. le professeur Ahlfeld

(1) *Berichte und Arbeiten aus der geburt und gynäk. Klink zu Marburg* (1883-84), p. 113 et suiv.

(2) « *Ueber die Erfolge der mecanischen behondlung der haüfigsten Formen von Retrodeviation des Utérus* », in *Archiw. für gynäk.* 29 Bad. Heft. II 1886, p. 316 et suiv.

et le docteur Fränkel, que je m'empresse de publier, d'abord pour faire connaître leurs opinions sur la matière et aussi pour leur témoigner ma reconnaissance.

Lettre de M. le professeur Ahlfeld.

« L'influence des bassins rétrécis dans la production de la rétroversion de l'utérus gravide est une chose bien admise par les auteurs allemands.

« L'influence des bassins plats rétrécis sur l'utérus gravide me semble être la suivante : quand l'utérus a une tendance même faible à s'incliner en arrière, gêné dans son développement par la saillie du promontoire, il est d'autant plus fortement repoussé dans la cavité du sacrum.

« Dans la clinique gynécologique, la rétroversion de l'utérus non gravide est fréquente chez les femmes à bassin rétréci. De cela on peut donc conclure que l'utérus gravide dans un bassin rétréci sera relativement souvent en rétroversion. »

Lettre de M. le docteur Fränkel.

« A mon grand regret, la rétroversion de l'utérus gravide n'entre pas dans le plan de mon travail, de sorte qu'en faisant ma statistique (1.000 cas environ de rétroversion), je ne l'ai pas prise en considération. Je ne suis donc pas en état, pour le moment, de vous indiquer par des chiffres la fréquence relative de la rétroversion gravide chez les femmes à bassin rétréci et chez celles à bassin normal.

« En général, l'influence du bassin rétréci dans la production de la déviation en arrière de l'utérus dans l'état de gestation n'est pas trop prononcée. D'après ma conviction, *toute rétroversion et rétroflexion de l'utérus, ou à peu près, n'est autre chose que la conséquence de la gravidité dans un utérus déjà rétroversé ou rétrofléchi.*

« Cette opinion a déjà été autrefois admise par les gynécologues allemands, Lohmeyer et Brünninghausen, et de nos jours par l'Anglais Tyler Smith.

« Cependant j'admets qu'un bassin anormal, non seulement trop étroit ou trop large, mais aussi trop peu incliné, peut être une cause prédisposante de l'anomalie de position.

« En ce qui a trait spécialement au bassin étroit, je suis de l'avis (c'est la plus grande autorité sur la question des bassins rétrécis que nous ayons en ce moment en Allemagne), du professeur Litzmann, qui, dans son Traité : « *L'accouchement dans les bassins rétrécis* » (Lipsia Breit Kopf et Haërtel 1884, p. 46, 47), dit avoir vu la rétroflexion de l'utérus gravide directement produite par un bassin plat et rachitique, avec inclinaison très accusée de la fosse iliaque.

« Si avec une telle conformation du bassin l'utérus, à deux ou trois mois de la grossesse, descend, sous l'influence de n'importe quelle cause, plus profondément qu'à l'ordinaire dans le bassin, et que, comme cela est souvent le cas dans une situation aussi basse de l'organe, il se renverse un peu en arrière, de sorte que son axe longitudinal se rapproche de l'axe du détroit inférieur, il arrive qu'à la suite de son accroissement de plus en plus considérable, son ascension hors du petit bassin est empêchée par la proéminence du promontoire. Ainsi se produit immédiatement une simple rétroversion de l'utérus gravide qui, par le progrès de la grossesse se change peu à peu en rétroflexion. Cela, Litzman l'a constaté plusieurs fois de suite surtout chez une rachitique, multipare, en couche, qui avait un bassin plat et généralement rétréci (*loco cit.* Beob. 121).

« Je l'ai aussi quelquefois remarqué à Breslau, où les vices de conformation du bassin sont fréquents. Cependant la rareté de ces observations est loin d'être en proportion avec la grande fréquence des bassins plats rachitiques, surtout chez nos classes pauvres, de sorte que je pourrais dire : *L'influence directe du bassin rétréci dans la production de la rétroversion utérine, dans l'état de gestation, est rare et difficile à prouver.*

« Indirectement, le rétrécissement du bassin contribue souvent et beaucoup à la production de la rétroflexion de la matrice. Des accouchements difficiles et répétés dans un bassin rétréci, donnent lieu à un certain nombre d'accidents, ventre en besace, subinvolution, relâchement et atrophie de l'utérus et de ses ligaments, surtout des ligaments utéro-sacrés (si importants pour maintenir la position normale de l'utérus), blessure, lacération et destruction du col (déchirures profondes du col d'Emmet) qui conduisent par elles-mêmes à l'avortement ou à la production de la rétroversion de l'utérus post-puerpérale. En effet, si un utérus déjà rétrofléchi devient gravide, il en résulte la rétroflexion de l'utérus gravide et cette influence directe du vice de conformation du bassin sur la rétroversion de l'utérus gravide est, d'après mon expérience, très fréquente.

« Toutefois la rétroversion de l'utérus gravide n'amène pas toujours la fausse couche; très souvent on voit l'organe se redresser spontanément entre les 3e ou 4e mois et se placer en antéversion, de sorte que la grossesse se passe normalement et qu'un enfant à terme et vivant vient au monde.

« Il arrive souvent, consécutivement à des troubles dans la circulation, qu'une métrite, une endométrite chroniques se développent, qu'elles produisent une maladie de l'œuf et par suite l'avortement.

« Il est extrêmement rare de voir survenir l'incarcération de l'utérus gravide rétroversé ou rétrofléchi avec les symptômes connus.

« Je résumerai donc mon opinion de la façon suivante. Les rétrécissements du bassin sont rarement cause de la rétroversion de l'utérus gravide, directement et primitivement. Indirectement, ils agissent très souvent comme causes prédisposantes dans la pathogénie de la rétroflexion utérine post-puerpérale, laquelle à l'occasion d'une nouvelle fécondation, peut devenir une rétroversion ou une rétroflexion de l'utérus gravide, et finalement causer la fausse couche. De plus, les rétrécissements du bassin favorisent l'éclosion d'autres maladies (métrite, endométrite chroniques, déchirures profondes du col, descente et prolapsus de l'organe, ventre en besace) qui empêchent le développement de l'œuf et qui peuvent conduire à son expulsion prématurée. »

On le voit bien, dans cette longue et très intéressante lettre de M. le Dr Fränkel, pour laquelle je lui adresse mes vifs remerciements, il y a deux choses à considérer : le côté théorique qui amène forcément l'auteur à admettre une fâcheuse influence des bassins viciés sur la marche de la grossesse, et le côté pratique qui, à l'inverse, le conduit à rejeter tout ce qu'il a conçu dans son esprit. L'opinion de Fränkel n'a, qu'il me soit permis de le dire, rien d'absolu, d'affirmatif dans un sens ou dans l'autre.

Nous verrons plus loin à l'aide des faits, que nous nous accordons avec lui en ce qui concerne ses convictions pratiques, en rejetant toute influence des bassins viciés, surtout rétrécis, sur la marche de la grossesse.

Après cette longue excursion à travers nombre de traités des plus remarquables et de travaux spéciaux en obstétrique et en gynécologie, on voit tout de suite qu'il est bien difficile de s'orienter au milieu de tant d'opinions contradictoires et d'en extraire une idée précise ainsi qu'une conviction touchant l'influence des bassins rétrécis sur la marche de la grossesse.

Les auteurs ne sont point d'accord, chez eux règne la plus grande confusion. Voilà tout ce que l'on peut dire.

Parmi eux, en effet, il en est qui n'ont jamais soupçonné une pareille influence, d'autres l'ont niée, enfin il en est qui l'admettent.

De quel côté reste la vérité ?

Quoique, à vrai dire, il n'entre pas dans le plan de mes recherches de discuter l'étiologie de l'expulsion de l'œuf avant terme, pour atteindre au but que je poursuis, il ne me semble pas possible de me soustraire à cette lourde tâche.

Il existe aujourd'hui dans la science une ample moisson de documents. Il me suffit donc d'analyser les faits pour arriver aisément à établir quel rôle les bassins rétrécis jouent dans l'interruption de la gestation.

Analyse critique de l'étiologie de l'expulsion prématurée de l'œuf.

A. Rétroversion utérine pendant la grossesse (1).

Il y a dans l'étiologie de cette maladie des faits acquis à la science sur lesquels aucun doute n'est plus possible. Ce sont : la multiparité ; l'époque de la grossesse vers laquelle l'accident arrive ; les états pathologiques préexistants de l'utérus et des autres organes de l'excavation.

La plus simple analyse de ces trois facteurs suffit pour arriver aisément à rayer, du premier coup, les vices de conformation du bassin avec rétrécissement du nombre des causes du déplacement en arrière de la matrice gravide.

1° *Multiparité.* — Une des circonstances presque indispensables pour que la déviation s'opère, c'est la multiparité, car la rétroversion, à forme lente surtout, est extrêmement rare chez les primipares. On pourrait, à la rigueur, se borner à cette constatation pour éliminer l'influence des bassins rétrécis. Et de fait, si la rétroversion reconnaissait pour cause un vice de conformation du bassin, nous devrions la rencontrer à chaque instant chez toutes les rachitiques qui deviennent enceintes pour la première fois. Or, non seulement elle n'existe pas chez les primipares, mais non plus chez les multipares avec vices de conformation.

On est bien étonné de voir que les auteurs, qui ont invoqué les angusties pelviennes comme moment étiologique dans la production de la rétroversion, ne peuvent présenter des pièces à l'appui.

(1) J'avais déjà rédigé dans mes notes ces quelques considérations critiques sur l'étiologie de la rétroversion, lorsque j'eus connaissance de la thèse de M. Combarieu. Je ne fais mention ici de cette circonstance que pour démontrer comment tous deux, indépendamment l'un de l'autre, nous sommes arrivés aux mêmes conclusions. En publiant aujourd'hui mes résultats, je suis très heureux de pouvoir confirmer les siens.

On pourrait dire, tout au moins, que les femmes avec vices de conformation du bassin, pouvant se trouver dans les mêmes conditions que les autres à bassin normal, devraient être sujettes à la même proportion de rétroversion. Par contre, on ne la rencontre presque jamais.

Nous ne pouvons nous empêcher ici de rapporter les paroles mêmes de Combarieu qui concordent parfaitement avec nos idées. « Les rétrécissements du bassin, dit-il (p. 26), au moins dans des proportions limitées, ne sont pas très rares, et relativement la rétroversion est très peu fréquente. Il semblerait cependant, si l'opinion que l'on avance était exacte, qu'une même cause devrait plus souvent produire le même effet. Mais ce n'est point là l'objection la plus forte que l'on puisse faire à cette opinion. La vraie démonstration de la vanité de cette cause se trouve précisément dans le manque absolu d'observations. On ne cite pas de faits prouvant la vérité de l'assertion que l'on avance. Dans trois cas seulement nous trouvons cette particularité de bassin rétréci signalée.

« On s'est laissé séduire par des considérations tout à fait théoriques de mécanique. On s'est dit que l'angle sacro-vertébral faisant saillie dans le bassin pouvait, devait même s'opposer à l'élévation de l'utérus, mais on n'a pas apporté de preuves à l'appui, et si on n'en a point apporté, c'est qu'elles n'existent pas. Il n'est pas, en effet, possible d'admettre que, dans des cas pareils, les auteurs, tous compétents en la matière, qui ont eu l'occasion de pratiquer des touchers répétés avant comme après la réduction, n'aient pas signalé l'existence de rétrécissements du bassin, s'ils avaient existé. Ils ont certainement toujours cherché si le bassin était normal, et, s'ils n'en parlent point dans leurs observations, c'est que le bassin était régulièrement conformé. »

Joulin, Salmon, Combarieu, s'accordent à admettre que cette cause brille par son absence. La multiparité, surtout lorsqu'on a eu des avortements, constitue à elle seule la plus puissante des causes. Nous avons d'un côté l'utérus qui demeure plus volumineux et plus lourd ; de l'autre la multiparité amène la flaccidité des tissus de tout l'appareil, utérus et ligaments qui, par conséquent, cèdent plus facilement, d'où l'indispensable renversement du corps de la matrice dans la concavité du sacrum. Ce qui constituerait la rétroversion à l'état de vacuité *post partum*, et même la rétroflexion.

Pour le moment, je n'insiste pas davantage sur ce point, car j'aurai l'occasion d'y revenir plus loin.

2° *Epoque de la grossesse vers laquelle l'accident arrive.* — Une autre condition pour que la déviation, qui ne dépend pas d'une maladie préexistante, ait lieu, c'est que la gestation soit arrivée à une certaine époque, ou, pour mieux dire, que l'utérus ait acquis un certain degré de développement, sans quoi il ne peut y avoir rétroversion à proprement parler.

Ici, les auteurs, s'appuyant sur des données positives, sont tous d'accord sur ce point, à savoir que la rétroversion de l'utérus, dans l'immense majorité des cas, que l'on peut évaluer, selon Charles, aux trois quarts des cas, arrive entre le troisième et le quatrième mois de la gestation. Negrier affirme « que le renversement de l'utérus a *toujours* lieu vers le quatrième mois. » Il existe aussi des cas où l'accident est arrivé plus tard, de telle façon que nous pouvons dire que, dans les neuf dixièmes des cas, le déplacement de la matrice s'opère passé le troisième mois de la grossesse.

Ce fait, à mon avis, est de la plus haute importance.

Examinons-le !

Il est dit dans les livres anciens que, dans les premiers temps qui suivent la fécondation, l'utérus augmentant de poids et sous la pression des intestins descend dans l'excavation et que plus tard il remonte graduellement pour aller se placer dans l'excavation abdominale. A propos de cette ascension, on a dit qu'à trois mois le fond de l'utérus arrive au niveau du détroit supérieur ; c'est une erreur, dit M. Budin (1), car l'utérus gravide d'abord ne

(1) P. Budin. — *Conférences obstétricales à la Faculté de Paris,* 1886-87.

descend pas, et, de plus, d'après les dernières recherches d'un accoucheur anglais, Arthur Farre, il résulte que vers le troisième ou le quatrième mois, l'utérus mesure de 13 à 14 centimètres. Par conséquent, à trois mois de grossesse, le fond de la matrice doit se trouver plus haut que le niveau du détroit supérieur. Si l'on se reporte à l'examen des femmes enceintes, on peut très aisément se convaincre de ce fait. A une époque de la gestation évaluée, d'après toutes les données du diagnostic, de trois mois à trois mois et demi, le fond de l'utérus dépasse de trois à quatre travers de doigt le pourtour du détroit supérieur du bassin. J'en ai tout dernièrement trouvé deux cas à la campagne et un autre à la Charité.

Or nous savons que dans l'immense majorité des cas, la rétroversion s'opère entre le troisième et le quatrième mois et même plus tard. A cette période de la gestation, l'utérus mesurant 13 à 14 centimètres et son fond se trouvant déjà assez au-dessus du niveau du détroit, *il en résulte que la rétroversion ne peut absolument pas se produire au moment où la matrice franchit le détroit.*

De plus, le diamètre longitudinal de la matrice mesurant vers le 3e ou 4e mois de la grossesse de 13 à 14 centimètres, et le diamètre antéro-postérieur du détroit supérieur, plus ou moins rétréci, étant de beaucoup plus petit, il en résulte en outre, et les faits cliniques le démontrent, *que l'utérus gravide peut très difficilement, même sous l'action d'une cause traumatique déterminante, se renverser dans un bassin rétréci, car le fond de l'organe heurterait contre le promontoire et il serait retenu, dans son renversement, par la saillie plus ou moins proéminante de l'angle sacro-vertébral.*

L'utérus gravide franchit le détroit bien avant le troisième ou quatrième mois ; alors il est encore relativement petit, mobile et capable de pouvoir éviter tout obstacle.

Il y a d'autres considérations à ajouter. On a supposé que dans son ascension l'utérus heurterait contre le promontoire plus ou moins proéminent et se renverserait dans la concavité du sacrum.

Il n'en est rien. L'utérus, dans son ascension, n'est pas poussé par une force physique, faible et telle qu'elle puisse être dérangée à chaque instant ou être vaincue par de petits obstacles. Il y a là, au contraire, une force active, vitale que personne encore n'a, ainsi que l'a sagement fait remarquer Joulin, su apprécier à sa juste valeur. « L'utérus, dit-il (1), dans l'état de vacuité se trouve complètement confiné dans l'excavation ; sous l'influence de la grossesse il augmente de poids et de volume, et cependant il s'élève malgré la pression intestinale, l'action du diaphragme, la résistance des éléments fibreux et musculaires de la paroi abdominale. Pour lui, tout est obstacle dans cette direction. Il s'élève de plus en plus à mesure que son volume s'accroît, que son poids devient plus grand, c'est-à-dire que les résistances deviennent plus énergiques; il monte contre les lois de la pesanteur, refoule la masse intestinale, le diaphragme, distend mécaniquement la paroi abdominale et se trouve enfin au-dessus du détroit supérieur.

« A quelle force emprunte-t-il ses points d'appui? Quel est le levier qui fait mouvoir sa masse? » Personne ne le sait.

Et puis cet organe en montant ne suit pas une ligne rigide qui l'amène fatalement à heurter contre l'angle sacro-vertébral plus ou moins proéminent et contre les parois de l'excavation étroite et déformée sans qu'il ne les puisse surmonter.

Est-il possible de concevoir que l'utérus poussé, au moment de franchir le détroit supérieur, par une force très active, vitale, puissante, puisse être arrêté et renversé par une légère saillie du promontoire, comme s'il s'agissait d'un petit ballon suspendu a un fil de soie, lui qui brave dans son ascension des obstacles sérieux et des pressions énormes?

Il serait banal d'invoquer en cette occasion les principes de la géométrie.

Et quand même il se trouverait une saillie du promontoire capable d'empêcher la matrice de monter librement dans l'abdo-

(1) Joulin. — *Loc. cit.* p. 332.

men, cela ne constituerait pas absolument un obstacle, car nous savons que l'utérus, de très bonne heure, se portant avec son corps sur le côté droit du bassin et son col à gauche, sort de la ligne médiane, siège de l'obstacle.

Force d'impulsion et déviation à droite sont les deux facteurs qui forcent la matrice à lever tout obstacle.

Et il est clairement établi que cela se passe ainsi par le fait que Salmon, dans toutes les observations qu'il a collectionnées, n'a trouvé que deux cas qui pouvaient être attribués aux vices de conformation du bassin, ainsi que nous l'avons dit ailleurs. Combarieu de son côté, sur cent vingt observations, en trouve cinq, deux pour les bassins larges et trois pour les rétrécis.

Que peut, en effet, une saillie plus ou moins proéminente de l'angle sacro-vertébral en comparaison des difformités énormes qui se rencontrent dans les cas d'ostéomalacie et de spondylolisthésis du bassin? et dans les bassins presque oblitérés par d'énormes tumeurs des parties molles et osseuses, qui, selon M. Charpentier (II, p. 122), « peuvent dans certains cas opposer un obstacle absolu à la *terminaison de l'accouchement*? »

Et cependant l'utérus gravide monte dans ces espèces de bassins sans être nullement accroché.

En consultant dans le traité de M. Charpentier le passage où il traite des spondylolisthésis du bassin (II, p. 96) je trouve, entre autres cas, les deux fort remarquables de Belloc et de Perraulaz. Il s'agit de deux femmes à bassin spondylolisthésique et fortement rétréci, qui ont pu devenir enceintes sept fois chacune, sans que la matrice ait été jamais entravée dans son ascension!

Les deux considérations suivantes démontrent que l'utérus ne peut être arrêté dans sa marche par de faibles obstacles.

Il y a des cas « dont la fréquence est difficile à constater » dit Charles, mais qui pourtant ne sont pas rares, où l'utérus rétroversé avant la fécondation, peut, vers le troisième ou quatrième mois se redresser et monter dans l'excavation du grand bassin. Il est des cas aussi où l'utérus, même fixé préalablement par des brides péritonéales péri-utérines, peut, ainsi que le pensent Math. Duncan, Barnes, Spiergelberg, Tarnier, Pinard (1), reprendre sa position normale à la suite des modifications qui surviennent dans ces brides par suite de la gestation.

Du moment que l'utérus peut tout ceci par la seule force d'impulsion vitale, providentielle, aurait-on dit autrefois, est-il possible de concevoir, je le répète, qu'il puisse être arrêté dans son ascension par un rétrécissement du bassin qui est toujours franchissable?

Assurément non!

3° *États pathologiques de l'utérus et des autres organes de l'excavation.* Avec la multiparité, ils forment la seule cause de la rétroversion.

Pour peu qu'on ait la pratique des accouchements tant en ville qu'à l'hôpital, on sait dans quelles conditions se passent le plus ordinairement les suites de couches. Même dans la meilleure société du monde, et à plus forte raison dans la classe pauvre, travailleuse, forcée de quitter le lit de très bonne heure pour se soumettre à de lourdes fatigues, la femme se lève vers le neuvième jour. — C'est la pratique la plus absurde. Les malades dans ces conditions ont des matrices énormes, perdent toujours du sang et après quelque temps elles ressentent beaucoup de souffrances, surtout des sensations de pesanteur sur la région anale et des envies fréquentes d'uriner. Ceux qui font de la gynégologie savent combien de malheureuses en cet état, réclament leurs soins.

C'est là évidemment le moment le plus dangereux pour la matrice et le point de départ de toute une série de maladies de l'organe, de ses annexes et des organes du petit bassin, par exemple : la rétroversion et la rétroflexion, la chute de l'organe, les tumeurs qui par leur présence augmentent le volume et le poids, les adhérences en arrière, en avant avec la vessie, les intestins, etc.,

(1) A. Pinard et H. Varnier. — *Contribution à l'étude de la rétroversion de l'utérus gravide.. Annal de gynéc.* nov. 1886, p. 345.

les métrites, endométrites, et bien d'autres maladies toutes causes de rétroversion et même de l'avortement directement.

Mais celle qui prime toutes les autres, c'est la rétroversion primitive *post partum*.

La pathogénie est bien simple.

Toutes les fois que la matrice se trouve dans ces fâcheuses conditions d'avoir augmenté en volume ou en poids, West (1) dit « que non seulement elle plonge dans l'excavation du petit bassin bien au-dessous de sa position naturelle, mais en même temps tombe avec son fond en arrière, vers la cavité du sacrum, parce que les ligaments utéro-sacrés l'unissent plus étroitement à la partie postérieure du bassin, que ne le font, à la paroi antérieure, les ligaments vésicaux ».

Il ne faut pas croire, cependant, que l'augmentation de volume qui survient dans l'utérus à la suite de la fécondation, soit la même chose que celle que l'on a par l'involution incomplète.

Dans le premier cas, tout est hypertrophie, activité physiologique, vie; tandis que dans le second tout est inertie et mort des tissus. La valeur pathogénique de la rétroversion à l'état de vacuité dans la production des déplacements en arrière de l'utérus gravide doit être énorme, car Combarieu a pu écrire ceci (1) : « Dans beaucoup de cas la rétroversion gravide n'est que la persistance d'une rétroversion existant déjà à l'état de vacuité.

« Si les observations appuyant cette opinion ne sont pas plus nombreuses, c'est que dans le plus grand nombre des cas publiés, on n'a point constaté la position de l'utérus à l'état de vacuité ; dans tous les cas, au contraire, ou cette constatation a pu être faite on a trouvé une rétroversion existant déjà à l'état de vacuité de l'organe. »

Fränkel, ainsi, que nous venons de le voir, est du même avis. Également dans une thèse inaugurale que, faute de temps, il nous a été impossible de consulter, F. Ribniker exprime la même

(1) Combarieu. — *Loco cit.*

opinion. — « Le plus souvent la rétroversion de l'utérus gravide est la conséquence de la gravidité dans un utérus primitivement rétrofléchi (1). »

De tout ce que nous venons de dire on peut conclure de la façon la plus absolue que *les rétrécissements du bassin ne sont pas une des causes de la rétroversion de l'utérus gravide.*

B. Causes de l'avortement et de l'accouchement prématuré.

Les causes de l'avortement et de l'accouchement avant terme sont si étroitement liées entre elles qu'il serait difficile de les examiner séparément sans tomber dans des redites inutiles. Aussi préférons-nous les étudier en même temps.

Sur la foi de notre illustre Maître, M. Ferdut s'écrie : « Jamais M. le professeur Pajot n'a vu survenir cet accident de la grossesse dans des cas de rétrécissement, même extrême (cinq à six centimètres) par le seul fait du rétrécissement. »

Il a bien raison.

Il est vraiment étonnant qu'on puisse parler encore aujourd'hui des bassins viciés comme cause d'avortement, quand on considère que, parmi ces nombreuses causes il y en a une foule qui peuvent à elles seules le déterminer et que quelques-unes même le déterminent nécessairement.

Lorsque nous voyons, en effet, des femmes avec des bassins on ne peut mieux conformés, qui avortent des douzaines de fois de suite, soit sous l'influence de conditions bien connues tenant au père et à la mère : syphilis, tuberculose, intoxication par le plomb, le tabac, l'alcool; excès de coït; excès de fatigue en général; ou relevant de la mère : maladies aiguës de tout genre, maladies

(1) F. Ribniker, *Beitrage zur Retroflexio uteri gravidi mit besonderer Berucksitigund der dabei auftretenden Blasenerkrankungen* (*Etude de la ret. de l'ut. gravide et considérations spéciales sur les affections de la vessie consécutives à cette anomalie*). Inaug. Issert. Zurick, 1882. (Analyse in *Cent. für gynäk.*, p. 709, n° 43, 1886.)

locales, états généraux de la femme dont l'action pathogénique est un peu obscure, tels que l'hérédité, l'habitude, la pléthore, l'irritabilité nerveuse, la faiblesse constitutionnelle, ou par bien d'autres causes mieux connues : ébranlement physique, émotions morales, alimentation insuffisante, etc, etc., soit enfin par beaucoup de maladies de l'œuf ; lorsque nous voyons, dis-je, que l'avortement dans ces conditions se produit très fréquemment sans que le bassin lui-même intervienne pour rien dans l'accident, on doit assurément arriver à la conclusion, que *les vices de conformation du bassin n'entrent pour rien dans l'étiologie de l'avortement.*

Je veux bien admettre que les observations, comme celle de Schultz dans laquelle on parle d'une femme qui avorte vingt-quatre fois au troisième mois, et celle d'Outrepont relative à une autre femme chez laquelle l'avortement eut lieu presque tous les mois pendant deux ans et demi (1), sont extrêmement rares sinon uniques. Mais il y en a un grand nombre, on pourrait les recueillir par milliers si l'on voulait seulement les rechercher dans les livres d'accouchements, qui se rapportent à des dames ayant avorté nombre de fois, sans que l'avortement reconnût pour cause un vice de conformation du pelvis. Je me rappelle à ce propos une histoire que M. le professeur Pajot nous a souvent racontée dans ses cours à la clinique d'accouchements. Il s'agissait d'une dame, grande, bien conformée, et dans un état de pléthore excessive. Chaque fois qu'elle arrivait au troisième ou quatrième mois de grossesse, elle avortait. Elle en était à son onzième avortement, lorsque M. Pajot réussit, en pratiquant quelques petites saignées, à supprimer la cause de l'expulsion de l'œuf, l'hypérémie utérine. La malade avait en effet mené parfaitement la grossesse jusqu'au huitième mois, lorsque la guerre de 1870 éclata ; M. Pajot la perdit alors complètement de vue. Je connais, moi-même, deux dames qui ont eu : une, treize avortements entre le deuxième et troisième mois de grossesse, puis

(1) Burns. — *Loco cit.*, p. 149.

trois accouchements naturels à terme avec des enfants superbes; l'autre, douze grossesses qui se sont terminées six entre le quatrième et cinquième mois et six à terme, un accouchement à terme précédait et suivait un avortement et vice versa. D'ailleurs les observations de deux, quatre, six avortements dus à des causes morbides bien déterminées, sont très fréquentes, et chaque accoucheur pourrait en citer plusieurs survenus chez des dames ayant un bassin bien conformé.

Si je n'insiste pas davantage sur ce point, je ne veux pas cependant que l'on me croie sur parole. Passons aux faits.

Voici des chiffres très éloquents.

Dans le service de M. le Dr Budin, à la Charité, il est entré, du mois de mars 1883 à juillet 1886, 54 femmes en travail d'avortement (1). Ces 54 femmes, dont 17 primipares, ont eu 116 accouchements :

Avant terme	Avortements	66
	Femmes amenées en travail	12
A terme		38
Total de tous les accouchements		116

Pas une seule de ces femmes ne présentait un vice de conformation du bassin.

Par contre, pendant la même période de temps, et dans le même service, il est entré, ainsi qu'on le verra dans les tableaux statistiques, 41 femmes, dont 21 primipares, à bassin rétréci en travail d'enfantement.

Aucune d'elles n'a eu d'avortement.

M. le Dr Guéniot (2) dans une leçon clinique, lorsqu'il remplaçait M. le professeur Depaul, faisait observer aux élèves qu'on avait eu pendant deux mois un nombre effrayant d'accouchements avant terme, plus que la moitié de ceux à terme. Jamais un vice de conformation du bassin ne figura parmi les causes que M. Guéniot passa en revue.

(1) Genesteix. — *Loco cit.*
(2) Guéniot. — *Gaz. des Hôp.* 1872, p. 997 et suiv.

Que l'on invoque ce que l'on voudra, simple coïncidence ou tout autre explication, en tout cas, il y a là un fait et nous l'enregistrons.

Mais puisque nous voici dans les chiffres, étudions aussi l'accouchement prématuré.

Les 54 femmes à bassin normal nous donnent sur un total de 116 accouchements.

Avant terme	78
A terme	38

C'est-à-dire, la proportion, en chiffres ronds, de 67 0/0.

Tandis que les 41 femmes à bassin rétréci ont eu 77 accouchements.

Avant terme dont 3 provoqués.	21
A terme	56

Ce qui nous donne 27,2 0/0. Or, si nous défalquons les 3 provoqués, avec 18 accouchements seulement avant terme, nous avons à peu près 23 0/0.

Dans le même hôpital de la Charité, il est entré en l'année 1885, 356 femmes à bassin normal.

Elles ont eu 840 accouchements répartis de la façon suivante ;

Avant terme	217
A terme	623

Ce qui nous donne 25,83 0/0.

En l'année 1870, service de M. le professeur Depaul on a reçu à la clinique d'accouchements, 646 femmes à bassin bien conformé.

Elles ont eu 1420 accouchements ainsi divisés :

Avant terme dont 51 avortements.	316
A terme	1104

Soit 22,25 0/0.

Dans le même établissement, du mois de janvier 1867 à fin juin 1886, service de MM. les professeurs Depaul et Pajot, il est entré 378 femmes atteintes de vices de conformation du bassin, 169 primipares et 209 multipares. Elles ont eu 941 accouchements que l'on peut grouper de la façon suivante :

Avant terme.	Avortements	61	dont 3 provoqués.
	Spontanés	22	
	Femmes arrivées en travail	114	
	Provoqués	140	
Total des accouchements avant terme		337	
A terme		604	
Total de tous les accouchements		941	

Dans ces conditions la proportion serait de 36 0/0 pour les accouchements avant terme. Mais si nous défalquons les 143 provoqués, ainsi que nous devons le faire, il ne nous reste que 193 accouchements avant terme ; ce qui nous donne alors 20,7 0/0.

A Lariboisière, dans le service de M. le Dr Pinard, on a reçu, du 1er janvier 1883 à juin 1886, 173 femmes avec bassin vicié rétréci. Ces femmes ont eu 412 accouchements :

Avant terme	Avortements	16
	Naturels	65
	Provoqués	15
Total des accouchements avant terme		96
A terme		316
Total de tous les accouchements		412

C'est-à-dire les accouchements provoqués non compris bien entendu, 19,7 0/0.

Dans le service de M. le Dr Porak, à l'hôpital Saint-Louis, on a reçu, du 1er janvier 1883 à la fin de juin 1886, 91 femmes à bassin rétréci, dont 27 primipares.

Elles ont eu un total de 295 accouchements, ainsi répartis :

Avant terme	Avortements	14
	Femmes apportées en travail	44
	Provoqués	12
Total des accouchements avant terme		70
A terme		225
Total de tous les accouchements		295

Ce qui nous donne 19. 69 0/0.

Pendant les années de 1870 à fin juin 1886, il est entré à la Maternité, dans le service de M. le professeur Tarnier, 642 femmes avec vice de conformation du bassin. Ces femmes ont eu un total de 1558 accouchements.

Avant terme.	Avortements..........	33	dont 3 provoqués.
	Femmes arrivées en travail.................	292	
	Spontanés..............	22	
	Provoqués............	55	
Total des accouchements avant terme...		402	
A terme.............................		1156	
Total de tous les accouchements.......		1558	

Ces chiffres, abstraction faite des 58 accouchements provoqués, nous donnent une proportion de 22 0/0.

Dans le même établissement, on a admis de 1860 à 1870, ainsi que je le relève dans la thèse de Rigaud, 396 femmes enceintes avec rétrécissement du bassin. Le nombre total des accouchements pour ces femmes est de 760, ainsi répartis :

Avant terme........	Avortements............	13
	Femmes arrivées en travail..	210
	Provoqués...............	6
Total des accouchements avant terme...........		229
A terme....................................		531
Total de tous les accouchements................		760

En laissant de côté les 6 accouchements provoqués nous avons une proportion de 29,3 0/0 d'accouchements avant terme.

Je dois faire ici une remarque.

Mais l'analyse des observations contenues dans la thèse Rigaud me porte à n'accepter qu'avec beaucoup de réserve le nombre des accouchements avant terme, et voici pourquoi.

Il me semble, en effet, que la lecture attentive d'un certain nombre d'entre elles permet de concevoir quelques doutes sur l'exactitude absolue de l'évaluation de l'âge de la grossesse.

Voici quelques exemples : Obs. 50 (p. 19) on lit : « Dernière menstruation le 15 juillet 1868, accouchement le 2 mai 1869 — grossesse de 8 mois et demi. » — Obs. 57 (p. 20) : « Dernière époque le 1er mai 1869, accouchement le 7 mars 1870 — grossesse de 8 mois et demi » — Obs. 112 (p. 31): « Dernière menstruation le 31 août 1867, accouchement le 6 juin 1868 — grossesse de 8 mois et demi... On le voit les femmes étant bien réglées, il peut se faire que, dans certains cas, la grossesse était parfaitement à terme.

De telle sorte qu'il m'est permis de conserver quelques doutes sur l'exactitude du nombre des accouchements avant terme qui semblerait ressortir des chiffres consignés dans la thèse de Rigaud.

Quoi qu'il en soit, nous acceptons la proportion de 29,3 0/0.

Etablissant le rapport des accouchements avant terme et à terme, respectivement dans les bassins normaux et dans les bassins viciés, *nous voyons que dans les bassins normaux les accouchements avant terme sont en raison de 25,71 0/0 et que dans les bassins rétrécis la proportion est de 22,33 0/0.*

Ces chiffres, à notre avis, ne réclament aucun commentaire.

Et quand même nous ne voudrions tenir aucun compte de 67 0/0 d'accouchements avant terme, survenus chez les 54 femmes à bassin normal enregistrées dans la thèse de M. Genesteix, nous aurions toujours une proportion de 23,58 0/0; c'est-à-dire 1,58 0/0 de plus que dans les bassins viciés.

Ce n'est pas tout.

On a voulu s'imaginer que les bassins rétrécis empêcheraient, dans les derniers mois de la gestation, le complet développement de la matrice. Mais ce n'est pas dans le bassin à proprement parler que le produit de la conception acquiert son maximum d'accroissement, mais bien dans la cavité abdominale. A l'examen, même le plus superficiel, de la disposition de cette cavité et de la structure de ses parois, on conçoit très aisément qu'elle est faite pour recevoir l'utérus gravide, car il peut se développer dans tous les sens soit en comprimant les organes intestinaux et thoraciques, soit en forçant la paroi abdominale à se relâcher.

Il est inadmissible que l'utérus ne puisse pas s'épanouir à son aise dans cette immense cavité. Est-ce en effet, dans l'excavation que le fœtus se développe chez toutes les femmes rachitiques qui portent leur gestation jusqu'au terme ?

Pourquoi observe-t-on le ventre *en besace* et quelquefois même pendant sur les cuisses (*venter propendulus*) chez un grand nombre de multipares avec le bassin normalement conformé, et chez lesquelles la partie fœtale ne s'engage dans l'excavation qu'au dernier moment du travail ? Est-ce qu'il n'y a pas de place dans le grand bassin et dans l'excavation ?

De même que les parois abdominales peuvent se relâcher chez les femmes à bassin normal, permettant ainsi à l'utérus gravide de se développer jusqu'au terme physiologique de la grossesse tout à fait en dehors du bassin, je ne vois pas pourquoi les choses ne se passeraient pas de la même façon là où il y a un rapprochement des crêtes iliaques.

Au contraire, c'est là surtout qu'il doit en arriver ainsi !

Ce relâchement est et doit être d'autant plus grand que l'espace dans le grand bassin est moindre.

Je partage en ceci complètement les idées de Mattei (1) qui dit (p. 75) : « L'excavation est la cavité de la fécondation, l'abdomen est celle de la grossesse ». Et de fait, le bassin « opposant ordinairement le plus de résistance à l'accouchement, aurait été, sous le point de vue de l'obstétrique, plus nuisible qu'utile s'il n'eût pas servi à abriter l'utérus du choc des agents extérieurs et des organes eux-mêmes pendant la fonction la plus délicate de cet organe, c'est-à-dire pendant la fécondation et les premiers temps de la grossesse.

« Les modifications que l'utérus apporte à la forme extérieure du ventre, ajoute-t-il (p. 126), sont presque les mêmes que celles que nous venons de voir dans les rétrécissements du bassin et le relâchement des parois. Car c'est l'utérus qui donne la forme à l'abdomen ; c'est lui, qui, par sa force expansive le pousse en

(1) A. Mattei. — *Essai sur l'accouchement. physiolog.* — Paris, 1855.

haut et en avant lorsque le bassin ne peut pas le recevoir; c'est l'utérus qui, par son propre poids, donne la forme saillante à la partie inférieure de l'abdomen lorsque les parois de celui-ci ne peuvent pas le soutenir ». « Cela arrive chez celles qui ont plusieurs accouchements, ou qui en ont eu un seul, mais très laborieux, et où il a fallu déployer beaucoup de force dans les efforts expulsifs, la paroi antérieure s'est amincie, et au second accouchement elles auront un ventre plus relâché que celles qui en ont fait un grand nombre avec peu d'efforts. Malheureusement, les rétrécissements nécessitent toujours ces efforts, s'accompagnent de relâchement aux accouchements subséquents, et les parois qui auraient besoin d'avoir ici plus de force, sont faibles pour soutenir l'utérus, et faibles pour en chasser le produit. »

On a voulu ajouter dans la pathogénie de l'accouchement prématuré cette circonstance que dans un bassin à promontoire trop saillant, l'utérus heurterait contre l'angle sacro-vertébral, d'où une source d'excitation, de contraction et par suite d'expulsion prématurée de l'œuf. Il n'en est rien, car nous savons parfaitement que même dans les bassins les mieux conformés, l'utérus gravide, dans les derniers temps de la grossesse, affecte une forme spéciale, incurvée, pour s'adapter sur le promontoire plus ou moins proéminent. Or si cela se produit sans inconvénient dans les bassins normaux, pourquoi n'en serait-il pas de même pour les bassins anormaux?

Si aux causes si nombreuses de l'expulsion prématurée de l'œuf, qui agissent chez les femmes bien conformées, on devait ajouter les vices de conformation du bassin, *presque jamais une femme à bassin vicié ne pourrait porter jusqu'à terme le produit de la conception.*

Et pourtant il y aurait là quelque chose de vraiment providentielle, si toutes les femmes à bassin vicié accouchait prématurément. Malheureusement nous ne pouvons que constater qu'il n'en est presque toujours ainsi, qu'il en arrive même tout autrement dans l'immense majorité des cas. Comment expliquer alors, si tout ce qu'on a dit contre les bassins viciés était vrai, que des femmes atteintes de déformation pelvienne très accusée ont pu devenir enceintes plusieurs fois et accoucher toujours à terme?

Voici quelques exemples — Dans les tableaux statistiques : n° 49. Bassin rétréci, diam. antéro-postérieur minimum 0^m 9, 9 accouchements à terme; n° 152. Bassin rétréci, diam. ant. post. minimum 0^m 7 1/2, 12 accouchements à terme; n° 185. Bassin rétréci, diam. ant. post. minimum 0^m 8 1/2, 8 accouchements à terme; n° 188. Bassin rétréci, diam. ant. post. minimum 0^m,7, sur 14 accouchements, 11 à terme; n° 235. Bassin rétréci diam. ant. post. 0^m 7, 9 accouchements à terme; n° 253. Bassin rétréci, diam. ant. post. 0^m8 1/2, 9 accouchements à terme; n° 400. Bassin rétréci, n'est pas indiqué le diamètre, sur 10 accouchements 9 à terme; n° 418. Bassin rétréci, diam. ant. post. 0^m 10, 11 accouchements à terme; n° 494. Bassin rétréci, 9 accouchements à terme; n° 521. Bassin rétréci, 8 accouchements à terme; n° 534. Bassin rétréci, diam. ant. post. 0^m 10, 10 accouchements à terme; n° 641. Bassin rétréci, 10 accouchements à terme, etc. etc.

Comment expliquer les cas, très nombreux d'ailleurs, de femmes admirablement bien conformées qui ont successivement plusieurs avortements et accouchements prématurés, dus à des causes insignifiantes, lorsqu'on veut les rapprocher des cas que je viens de rapporter?

De plus, si l'accouchement prématuré spontané dans les derniers mois de la gestation était dû aux vices de conformation du bassin, par le fait que chez les femmes mal conformées la matrice ne peut pas atteindre tout son complet et facile développement, il est bien évident que ce fait devrait se produire avec une immense fréquence chez les primipares. Ce sont elles, en effet, qui ayant la matrice encore peu souple et peu extensible; n'ayant non plus cette laxité des parois abdominales comme chez les femmes qui ont eu plusieurs enfants; ayant « une *prédisposition embryonnaire des fibres utérines* en raison de laquelle ces fibres atteignent plus vite le degré de développement nécessaire pour effectuer l'accouchement, ou pour entrer en jeu sous l'influence d'un contenu moins volumineux », ainsi que nous le dit M. le professeur Chiara, ces femmes réunissent toutes les conditions favorables pour que l'expulsion de l'œuf se fasse avant terme. Eh bien ! les faits ne correspondent pas aux hypothèses. Pour se convaincre, il suffit de jeter un coup d'œil sur les tableaux et statistiques et l'on verra, avec la plus grande facilité, que si les accouchements avant terme, spontanément, sont plus fréquents chez les primipares, ce n'est pas seulement chez celles atteintes de vices de conformation du bassin que ce fait se vérifie ; il en est de même de celles à bassin normal. Et encore, chez celles-ci la proportion est plus forte.

Et de fait, les 560 primipares avec rétrécissement du bassin, que l'on voit plus loin dans nos tableaux, ont eu 28,57 p. 100 d'accouchements avant terme, tandis que les 408 primipares bien conformées en ont eu 30,88 p. 100.

Donc on peut dire que les vices de conformation du bassin ne sont point la cause principale et absolue de l'expulsion de l'œuf. Je trouve la confirmation de ce que je viens de dire dans le travail de M. le docteur Pinard.

M. Pinard, à la suite de ses recherches sur la rupture prématurée des membranes (1), recherches dirigées dans un autre sens que les nôtres, arrive cependant à des conclusions qui nous intéressent et qui peuvent être, croyons-nous, énoncées de la façon suivante :

1° Le placenta s'insère très souvent sur le segment moyen et sur le segment inférieur de la matrice.

2° Le siège de l'insertion placentaire est la cause la plus commune de la rupture prématurée des membranes.

3° Les ruptures prématurées sont plus fréquentes chez les primipares que chez les multipares, le placenta étant inséré au même niveau.

M. Pinard fait en outre la remarque que « ces recherches dé-

(1) Pinard, « de la rupture prématurée dite spontanée des membranes de l'œuf humain, » in. *Annales de Gynéc. et d'Obst.*, Mars 1886, p. 172 et suiv.

montrent suffisamment *l'influence minime* de l'hydropisie de l'amnios, de la grossesse gémellaire et des *rétrécissements du bassin* comme cause de la rupture prématurée des membranes; » et nous ajoutons, *comme cause de l'accouchement prématuré.*

Loin d'invoquer le mystère, il semble qu'il y a chez ces pauvres disgraciées, ainsi que les appelle M. le professeur Pajot (1), « douées de toutes les qualités du cœur et de l'esprit, » qui ont souvent le sentiment de la tendresse maternelle poussé jusqu'à la folie et par une maladie terrible frappées de la façon la plus regrettable, il y a, disais-je, une disposition qui leur permet de pouvoir porter jusqu'au terme le produit de la conception, et leur procure une source d'affection de nature à leur faire oublier ou supporter plus courageusement leur disgrâce physique.

Quoi qu'il en soit, du reste, voici, d'après tout ce qui précède, les conclusions que nous nous croyons autorisé à formuler.

1° *La rétroversion de l'utérus gravide, cause d'avortement ne se rencontre presque jamais dans les bassins rétrécis*; 2° *l'avortement dû exclusivement aux rétrécissements du bassin n'existe pas;* 3° *d'après les données statistiques, l'accouchement prématuré en général est moins fréquent dans les bassins mal conformés que dans ceux normaux;* 4° *il est évident que le bassin rétréci loin de favoriser l'expulsion prématurée de l'œuf semblerait éloigner, au contraire, plusieurs facteurs pathogéniques.*

C'est donc bien à tort que l'on a *accusé* les rétrécissements du bassin de provoquer l'avortement et l'accouchemeut prématuré. D'ailleurs, si l'hypothèse, car jusqu'à présent il n'y avait qu'hypothèse, était justifiée ce ne serait pas une *accusation*, mais un *éloge* qu'on devrait faire, car il y aurait, comme nous l'avons dit, *action providentielle*. En réalité, ni l'accusation ni l'éloge ne sont justifiés.

Nous pensons qu'il est grand temps de déclarer hautement *que les bassins rétrécis n'exercent aucune influence fâcheuse sur la marche de la grossesse. Malheureusement !*

(1) C. Pajot. *Travaux d'obstétr. et de gynéc.* Paris 188?, p. 506.

Il n'en est pas de même pendant l'accouchement. Mais cette question est hors de notre sujet.

II. *Les bassins rétrécis entravent-ils le développement du fœtus?*

Dans un travail clinique, où les faits devraient jouer le plus grand rôle, et où ils ont certainement le plus grand poids, toute philosophie devrait être écartée. Néanmoins, je tiens à commencer ce chapitre par une phrase du vieux temps : *L'éternité de la créature est due à la conservation de l'individu et à la propagation de l'espèce.*

Aussi ne doit-on pas s'étonner, dit Mattei (1), de voir la nature entourer son produit de toutes les précautions.

La nature a deux buts pour éterniser la créature : le développement régulier et parfait du produit de la conception et la conservation de la mère. Dans ce double but, la nature a tout admirablement disposé chez la femme pour que la génération s'accomplisse de la façon la plus régulière, pour que la grossesse et l'accouchement se passent dans les meilleures conditions pour les deux êtres qui sont en jeu.

« On ne peut pas assez admirer la sagesse divine! s'écrie Camper (2), dans la formation du bassin de la femme auquel elle a donné une capacité proportionnée à la tête de l'enfant qui se présente naturellement (3). » Quoi qu'on puisse penser de ces phrases quelque peu démodées, toujours est-il que, pour qu'il y ait régularité dans la fonction de la parturition, il faut, par-dessus tout, que le fœtus soit proportionné à la capacité du bassin. Si tout nous conduit à admettre que les choses se passent presque toujours ainsi dans les bassins normaux, nous devons nous demander s'il en est de même pour les bassins rétrécis?

Voilà le point capital que nous devons discuter. Et tout d'abord,

(1) *Loco cit.*
(2) Jacobs, *loco cit.*, p. 45.
(3) Si la Providence y était pour quelque chose, il n'y aurait pas de rétrécissement du bassin.

en regardant la question d'un point de vue tout à fait empirique et en considérant l'ensemble des faits, nous sommes porté à croire que le développement du fœtus dans les bassins rétrécis n'est pas toujours, tant s'en faut, ou pour le moins dans l'immense majorité des cas, proportionné à la capacité du bassin. J'en trouve la preuve dans l'expérience clinique de chaque jour.

En effet, si le produit de la conception atteignait chez les femmes à bassin rétréci un volume proportionné aux dimensions du pelvis ; si la loi de l'harmonie jouait ici le plus grand rôle, ainsi qu'on s'est plu à l'imaginer, il n'y aurait plus de dystocie du côté du squelette maternel. Ce serait là, sans doute, le plus grand bonheur pour tant de malheureuses, et les accouchements dans les angusties pelviennes devraient par suite s'accomplir naturellement, sans le moindre inconvénient, sans accidents fâcheux pour la mère et pour l'enfant. Il est évident que, si chaque femme ayant le bassin rétréci, devait faire les enfants *ad imaginem et similitudinem suam*, nous aurions une énorme quantité d'avortons, d'êtres contrefaits, de monstres. Ce n'est cependant pas la règle chez les rachitiques. Ces malheureuses, toutes courbées et déformées, nous donnent, au contraire, des produits superbes, d'une régularité et d'une élégance de formes admirables. Bien plus, puisque nous voyons que, de tout temps, on a été forcé de recourir à l'opération césarienne, à la symphiséotomie, à la crâniotomie, au céphalotribe, au forceps, aux crochets, à l'accouchement prématuré et à bien d'autres graves opérations pour délivrer beaucoup de femmes ayant des vices de conformation du bassin, nous devons en conclure logiquement que, pour la grande majorité des cas, l'hypothétique proportion entre le contenant et le contenu (bassin, fœtus) n'existe certainement pas.

Si nous sommes conduits à cette conclusion, c'est par la force même de la logique, des faits cliniques qui se déroulent journellement sous nos yeux. Et, à la rigueur, il serait même impossible de conclure différement, car le fœtus ne peut être gêné dans son développement par les malformations du bassin, puisqu'il se développe dans l'abdomen ; qu'en outre ce développement ne tient pas d'une façon absolue, toutes choses égales d'ailleurs, au seul organisme maternel. En effet, il faut surtout accorder une grande part d'influence à l'état constitutionnel du père tel qu'il se manifeste au moment de la fécondation (bonne santé, maladie, âge, etc...). Il y a là, en somme, une foule de circonstances indépendantes de l'organisme de la mère.

Nous avons démontré déjà, ailleurs, que le fœtus n'acquiert pas son maximum d'accroissement dans le bassin, nous ne reviendrons plus sur ce point.

Voyons maintenant, avant d'aller plus loin, ce qu'il en est de l'influence du père.

Y a-t-il influence du côté du père sur le développement de l'embryon ? Disons-le tout de suite, pour nous, oui.

Nous n'avons pas l'intention de discuter ici la question de l'atavisme ; nous nous bornerons à quelques rapides considérations. Le champ de la physiologie, ainsi que celui de la pathologie, sont pleins de faits.

La clinique, en effet, nous apprend que plusieurs états morbides du père peuvent déterminer un arrêt de développement et même la mort du fœtus : parmi eux, la syphilis figure en première ligne.

Nous savons aussi, comme dit M. Pajot (1), qu'en général, « un homme vieux ou jeune, quoique solide, mais épuisé, soit par suite d'excès, soit à la suite de grave maladie, avec des spermazoïdes altérés, ne peut pas féconder une femme. Ces mêmes individus, vieillards ou jeunes, malades ou épuisés (semence de mauvaise qualité) peuvent à la rigueur féconder l'ovule, mais dans ces cas, ou bien il y a expulsion prématurée de l'œuf, ou bien le fœtus vient au monde petit, chétif, en somme mal développé. »

Que l'organisme maternel n'ait pas une influence absolue sur le développement du fœtus, on peut en avoir la preuve dans ce

(1) *Annal. de Gynéc.* Avril, 1886, p. 270.

fait qu'une femme forte, grande et bien nourrie peut donner des enfants très petits, tandis qu'une femme malade, affaiblie par des maladies, exténuée par la misère, peut faire des produits gros, forts et bien portants. Cela est tellement vrai, que les tentatives d'avoir des fœtus petits chez les femmes à bassin vicié, à l'aide du régime débilitant, ont complètement échoué.

C'est le père qui, dans l'immense majorité des cas (pour M. Pajot, ce serait la moitié des cas), donne au produit de la conception son cachet particulier, *sui generis*, les traits, la conformation physique, le caractère moral qui en dérive.

On peut donc, pour ce qui concerne le développement du fœtus, dire que dans l'acte de la reproduction, le plus grand rôle (M. Pajot croit, au contraire, que le père joue un rôle au moins égal) est joué par le facteur mâle. Cette opinion a été soutenue par des hommes d'une autorité incontestable.

A plusieurs reprises, M. le professeur Pajot nous a dit : « Mauriceau croyait que le développement du fœtus tient beaucoup à la constitution du père. En général, un homme grand, fort, à épaules carrées et bien portant, aura des enfants gros ; par contre, un individu petit, maladif, de taille mince, aura assez souvent des produits petits. »

En effet, dans son 238e aphorisme, Mauriceau dit (1) : « Les femmes dont les maris ont la tête grosse et les épaules fort larges, engendrent de gros enfants qui leur ressemblent en cela. » Levret, en faisant des remarques sur ces aphorismes, y a ajouté «... cela se vérifie très souvent. »

Dans les aphorismes d'Orazio Valota, publiés à Milan en 1804 et rapportés par Mme Boivin (2), j'en trouve un ainsi conçu :

« Le bassin de la femme et la tête de l'enfant peuvent être naturellement l'un plus ou moins grand, l'autre plus ou moins volumineuse, selon les climats qui produisent les hommes plus ou moins forts et robustes. »

(1) Levret, *loco cit.*, p. 466.
(2) *Memor. des arts des accouchem.*, p. 506.

L'influence du mâle sur le développement du produit de la conception ne fait pas le moindre doute pour Gardien (1), et, à ce propos, je lui emprunte une page admirablement écrite :

« La génération dans l'espèce humaine, dit-il, exige le concours des deux sexes. Quel est, de l'homme ou de la femme, celui auquel appartient la part la plus notoire dans l'œuvre de la reproduction ?

« S'il ne s'agissait, pour répondre à cette question, que de déterminer celui des deux individus dont l'influence se prolonge le plus longtemps, et auquel, sous ce rapport, la société doit le plus de reconnaissance, la solution serait facile et hors de doute. Il est évident que, dans cet acte, l'homme n'a qu'une fonction très courte à remplir. La femme, au contraire, pour devenir mère, exerce une suite de fonctions qui lui sont propres, et à l'exercice desquelles des incommodités sont annexées. En effet, la conception enchaîne deux autres fonctions qui en sont inséparables, la gestation et la parturition, qui sont quelquefois pénibles. On conçoit que la mère doit exercer une grande influence sur l'embryon une fois formé, puisqu'elle le nourrit de son sang pendant neuf mois. Pendant tout ce temps-là, il n'y a qu'une seule vie pour les deux êtres. Un être aussi délicat ne peut pas rester étranger à la texture organique de celle qui, pendant neuf mois révolus, le nourrit de son sang : il faut donc que le père dont l'action n'est que de quelques secondes, ait une influence bien grande et bien décisive dans l'acte de la réproduction, pour que l'impression qu'il a produite dans cet instant ne s'efface pas par la suite, et pour que l'on puisse rencontrer plus tard des ressemblances très marquées entre lui et ses enfants. On est porté à croire que le père fait autre chose que de mettre en mouvement un embryon préformé, quand on considère que des ressemblances très proncées subsistent pendant des siècles. Henri IV a donné aux Bourbons un type, que malgré le changement de climat, n'a pas encore perdu la branche espagnole.

(1) *Loco cit.*, I, p. 118.

« Le principe qui préside à la formation des haras et qui est confirmé par l'expérience prouve que c'est par les mâles que se maintiennent les caractères distinctifs des espèces et que se perpétuent vraiment les races.

« On ne veille avec soin qu'au seul choix des étalons et l'on ne demande qu'un coffre dans les juments destinées à la monte. L'ovaire renfermât-il l'enfant en raccourci (ce qui n'est pas), la femme n'en serait pas moins chargée d'un rôle secondaire dans cet acte important. L'œuf non fécondé n'a encore que la forme. Ce serait la liqueur spermatique du mâle qui en déterminerait le caractère (1). »

. . . .

« Selon les connaissances d'aujourd'hui sur les éléments de la fécondation, on peut dire que l'ovule femelle fournit le logis pendant que le mâle est le locataire. »

P. Dubois, en présence d'une dame à bassin rétréci enceinte, ne manquait jamais de s'informer de la taille du père. C'est ce que pratique tout accoucheur dans le cas où il faut intervenir pour interrompre la marche de la grossesse ou pour tout autre intervention. Dubois avait pu vérifier deux fois la chose d'une façon certaine sur le même sujet. Il s'agissait de cette petite naine, dont tout le monde connaît l'histoire, qui faisait partie d'une troupe de cirque. Cette jeune personne, d'une taille très petite, toute mignonne, avait le bassin petit aussi (bassin généralement rétréci que Dubois appelle avec perfection de formes).

La naine devint enceinte. A terme elle dut subir une céphalotripsie pour être délivrée. Quelque temps après elle redevint enceinte et Dubois l'accoucha avant terme. Eh bien! ce petit être qui en tenant compte de sa taille et de la petitesse de son bassin, aurait dû avoir des enfants de quelques pouces et d'une à deux livres, eut, contre les lois de l'harmonie, des enfants très gros.

(1) Peut-être le nombre et la qualité des spermatozoïdes qui arrivent à l'œuf ont-ils de l'influence. (Pajot.)

C'est qu'elle avait été fécondée par un athlète de la troupe dont elle était amoureuse.

Pour M. Pajot, les femmes petites, rachitiques ou non, ont plus d'enfants gros que petits. D'après sa longue expérience clinique, il croit avoir trouvé l'explication de ce fait dans la prédilection que toute femme petite a pour les hommes grands, gros, forts.

Tenez, nous disait-il, vous voyez assez souvent des gardes républicains qui portent pendue au bras une petite naine. Elles cherchent toujours des gaillards bien bâtis, solides.

Je me souviens de deux petites rachitiques extrêmement difformes, entrées à la clinique d'accouchements, enceintes pour la première fois. On trouve leur histoire dans les observations des primipares aux n°s 165 et 166. Questionnées par moi sur la taille de leurs amants, elles m'ont dit qu'elles avaient eu des rapports avec des individus très grands, gros et forts. Une d'elles, à la figure ravissante, et pleine d'esprit, me disait : « Au moins j'ai voulu embrasser quelque chose, un bel homme. »

Mat. Duncan (1) a l'idée, lui aussi, que la constitution du père peut avoir une influence sur le développement du fœtus. En effet, en parlant des conditions qui peuvent le favoriser, il en assigne une dans *la taille des parents.* Voici ses paroles : « Gassner et Frankenhaeuser ont montré la relation directe fort intéressante qui existe entre le poids et la taille de la mère et la taille et le poids du fœtus; mais leurs observations ont besoin d'être corrigées et complétées, en prenant en considération le père aussi bien que la mère, et jusqu'ici on a omis le premier dans ces recherches. »

Thompson Lusk (2), de son côté, écrit : « Le poids de l'enfant est influencé par certaines conditions : .... 4° *Par la constitution et l'état de santé des parents.* Quelques auteurs enfin

(1) Mat. Duncan. *Sur le mécanisme de l'accouchem.* Trad. par Budin, p. 448.
(2) *Loco cit.*, p. 90.

admettent que la taille du père influe sur celle de l'enfant. »

Si l'on voulait étudier la femme au point de vue psychologique aussi bien qu'au point de vue anatomique et physiologique, on verrait que ces petits êtres frêles, disgraciés dans leur conformation physique, ont l'instinct de choisir toujours un être plus fort sur qui s'appuyer.

A propos de l'influence du père sur le développement du fœtus, j'avais recueilli à la Clinique bon nombre d'observations sur les vices de conformation du bassin chez des femmes enceintes, et je croyais être arrivé à des résultats satisfaisants. Malheureusement, j'ai égaré le cahier qui les contenait, et je ne suis plus en mesure de présenter une statistique.

Je reprendrai cette question plus tard. En attendant voici qnelques observations qui figurent parmi plusieurs que l'on trouvera à la fin de ce travail.

Primipares.

Obs. 164. Couturière, dix-huit ans; rachitique, constitution bonne; à terme. Enfant de 3,170 grammes; longueur, $0^m,50$; placenta de 480 grammes. Père de l'enfant, taille moyenne, fort, bien portant.

Obs. 167. Blanchisseuse, vingt et un ans; rachitique, constitution bonne; bassin de $0^m,9$ déduction faite. A terme. Enfant de 3,000 grammes; longueur, $0^m,49$; placenta de 420 grammes. Père de l'enfant, taille moyenne, bien portant.

Obs. 168. Domestique, trente-neuf ans; rachitique, bassin de $0^m,7$ 3/4 déduction faite. A huit mois et demi, accouchement provoqué. Enfant de 2820 grammes; longueur, $0^m,50$; placenta de 410 grammes. Père de l'enfant, taille moyenne, fort, alcoolique.

Obs. 169. Couturière, vingt-deux ans; rachitique de très petite taille, $1^m,30$; arrêt de développement des os, étroitesse congénitale de la vulve; bassin de 0^m9 1/2, déduction faite. A terme.

Enfant de 3,500 grammes, longueur 0m51 ; placenta de 650 grammes. Père de l'enfant de grande taille, à épaules carrées, bien portant.

Multipares.

Obs. 197. Cuisinière, vingt-quatre ans ; rachitique, constitution pauvre, faible, arrêt de développement des os, luxation coxo-fémorale double congénitale. Bassin de 0m,81/2 déduction faite. Un premier accouchement à terme en 1883, à la Clinique. Enfant de 3,180 gramme ; longueur 0m,49. Dernier accouchement à huit mois et demi, spontané. Enfant de 2150 grammes ; longueur 0m,44 placenta de 260 grammes. Le père du premier enfant âgé de trente sept ans est fort et bien portant ; celui du second, du même âge mais de taille petite, faible et souffreteux.

Dans cette dernière observation on pourrait remarquer deux faits : 1° l'accouchement prématuré et 2° l'arrêt de développement du fœtus à cause de l'état maladif du père.

Obs. 128. Cuisinière vingt-neuf ans ; rachitique, scoliosi costo-vertébrale ; bassin rétréci tout lc long du sacrum, qui est plat ; diamètre de l'excavation de 0m,81/2. Deux accouchements antérieurs · le premier à terme ; le second à six mois à la suite de traumatisme ; enfants petits. Dernier accouchement à terme. Enfant de 2,150 grammes longueur 0m42 ; placenta de 370 grammes. Les deux premiers enfants sont du même père ; le dernier d'un autre. Tous deux, les pères, sont de taille petite, le premier chétif ; le second alcoolique.

Obs. 202. Blanchisseuse quarante ans, traces de rachitisme, aurait marché à cinq ans, taille petite, constitution forte. Bassin de 0m,91/4 déduction faite. Six accouchements antérieurs à terme. Enfants toujours gros. Le dernier à la Clinique en 1883 ; enfant de 4450 grammes longueur 0m,50. Dernier accouchement à terme. Enfant de 3,600 grammes, longueur 0m,51 ; placenta de 600 grammes. Les six derniers enfants du même père qui est de taille petite, mais fort, gros, à épaules très larges, pas trop âgé.

Obs. 208. Typographe, vingt-cinq ans; rachitique de très petite taille, 1 m. 34. Arrêt de développement du squelette, faible, profondément anémique. Bassin de 0m8 3/4, déduction faite. Un accouchement antérieur spontané en 1883, à sept mois et demi; enfant de 1,500 gramm.; vécut trois mois. Dernier accouchement spontané à huit mois et demi. Enfant de 1,920 gramm.; long. 0m42; placenta de 250 gramm. Le père des enfants, qui travaille dans la même imprimerie, est grand, mais faible et souffreteux.

Obs. 209. Couturière, vingt-cinq ans; constitution bonne; luxation coxo-fémorale droite, ankylose de la hanche. Bassin de 0m8 3/4, déduction faite. Quatre accouchements antérieurs à terme spontanés. Le dernier à la Clinique, en 1885; enfant de 3,500 gramm.; long. 0m51; placenta 710 gramm. Dernier accouchement à terme. Enfant de 3,820 gramm.; long. 0m51; placenta de 600 gramm. Le père des enfants est âgé de trente ans environ, gros, fort et bien portant.

Personne ne voudra, pas plus que moi, tirer une conclusion ferme des quelques observations que je viens de présenter, mais je tiens cependant à faire remarquer surtout les deux accouchements avant terme (huit mois et demi). Dans le premier, père fort, enfant de 2,820 gramm.; dans le second, père de petite taille, maladif, enfant de 2,150 grammes.

Aussi dans les autres cas, l'influence de l'état constitutionnel du père, sur le développement du fœtus, ne me semble pas douteuse.

Si nous jetons le regard dans la pratique civile, les souvenirs d'enfants gros, volumineux, nés de très petites femmes, faibles, chétives et de pères gros, à épaules fort larges, se présentent à l'esprit en grand nombre.

Mais je n'ai pas voulu tenir compte de ces faits, car le bassin n'étant pas ordinairement vicié, on pourrait dire que cela n'a rien de surprenant.

Malgré tout, je trouve dans mes souvenirs deux faits si

caractéristiques, que je ne puis m'empêcher de les rapporter :

Dans le premier, il s'agit d'une dame apparemment bien faite, mais petite, pas plus de 1m 60, maigre, de bonne constitution. Elle se maria à un homme également petit, mince. De ce mariage on eut deux filles aussi mignonnes que les parents. Après quelque temps la dame resta veuve et se remaria avec un officier d'infanterie, grand, gros, à épaules larges, un véritable Hercule. Cet officier, bien bâti, était d'une beauté de formes exquises, et, détail curieux, ce bel homme avait *posé* comme modèle de guerrier du moyen âge, ces hommes athlètes capables de porter des armures lourdes comme des maisons. On voit la statue à Florence sur une des façades du *Palazzo degli Uffizii*, vers l'Arno, sous le nom de *Giavanni delle Bande nere*.

De ce nouveau mariage la dame eut deux enfants : un garçon et une fille. Il est inutile de dire que ces deux enfants, tout en tenant de la conformation physique du père, étaient vers l'âge de dix à douze ans, de véritables géants vis-à-vis de leur mère et sœurs du premier lit.

L'autre fait est bien frappant aussi.

J'ai connu deux messieurs et une dame, frères et sœur, d'une taille exceptionnelle. Pour avoir une idée de la conformation, il suffit de savoir que ces deux messieurs, un, colonel de cavalerie, l'autre, employé dans les finances, étaient obligés, lorsqu'ils voyageaient, de porter leur lit avec eux, car ils n'en trouvaient nul part un qui pût les recevoir !

Pour l'étrange loi des contraste, la dame était mariée à un monsieur petit et maigre, et l'employé à une dame, bien faite, quelque chose de délicat, de très petite taille.

Les enfants de ces deux ménages, ils en avaient plusieurs, ressemblaient parfaitement à leurs pères : les uns gros et grands, les autres petits.

Je reviendrai sur ce point et j'espère pouvoir présenter une statistique dressée sur nombre de faits d'où on pourrait tirer une moyenne proportionnelle sérieuse.

S'il y a une occasion où la question du développement du fœtus dans les bassins rétrécis doit être traitée, c'est sans aucun doute lorsque les auteurs discutent le traitement des vices de conformation de la filière pelvienne et les indications de l'accouchement prématuré artificiel.

Eh bien ! c'est dans ce cas, où la description de cette question s'imposait, que pas un seul des auteurs que j'ai consultés n'en fait mention. Tous, au contraire, sont d'accord pour affirmer que l'œuf humain acquiert généralement son complet développement dans les bassins normaux aussi bien que dans les bassins mal conformés.

Pour M. le docteur Pinard (1) il doit en être ainsi, car, dans son remarquable article sur le Fœtus, en traitant des conditions spéciales qui favorisent ou entravent le développement de l'enfant, il admet avec Hecker, Matthews Duncan et Wernich, que « l'accroissement de poids et de longueur des nouveau-nés est favorisé ou entravé : 1° par l'âge de la mère ; 2° par le nombre des grossesses ; 3° par l'action simultanée de ces deux causes ; 4° par les intervalles des grossesses ; 5° par la différence de sexe ; 6° par le développement tardif ou prématuré de la puberté chez la mère.

Les vices de conformation n'y figurent guère.

Voici encore l'opinion de quelques autres auteurs qui font aussi autorité.

Ils prennent particulièrement en examen le diamètre bi-pariétal de la tête fœtale, car c'est bien là la plus grande difficulté pour la sortie de l'enfant. Cela peut, pour le moment, nous donner une idée juste, autant que possible, du développement du produit de la conception. En effet, nous savons parfaitement que le volume de la tête et le poids du fœtus, dans l'état normal, marchent toujours en parfait accord ; de telle façon qu'à un poids donné correspond un certain volume de la tête...

(1) Pinard. *Dict. encycl. des sciences méd.*, II, p. 483.

Aussi, Smellie (1), Baudelocque (2), Capuron (3), sont d'avis que l'embryon humain se développe normalement même dans les angusties pelviennes. Ils n'ont jamais soupçonné le contraire.

Gardien (4), parlant du bassin vicié (I p. 25), dit :

« Tout rétrécissement du détroit supérieur ne doit pas être regardé comme un vice de conformation. La tête ne présentant, pour l'ordinaire, que *trois pouces d'une protubérance à l'autre*, on ne doit fixer le premier degré d'étroitesse du bassin qu'au-dessous de trois pouces et demi. » A la page 55 il ajoute :

« Au-dessous de deux pouces et demi, on doit regarder la sortie de l'enfant comme impossible, si la tête a le volume ordinaire. » A propos de l'accouchement dans les bassins viciés (III, p. 11) voici comment il s'exprime : « Le diamètre sacro-pubien du détroit supérieur et le diamètre transversal du détroit inférieur peuvent avoir un demi-pouce de moins sans cesser d'être en rapport avec une tête de volume ordinaire ; cette dernière ne présentant entre les protubérances pariétales que trois pouces et demi, tant que le rétrécissement du bassin n'est pas porté au-dessous de ce terme, il n'y a point de conformation vicieuse relativement à l'accouchement. »

Mme Lachapelle (5) qui, une des premières, fit des recherches très remarquables à ce sujet, nous dit ceci : « De l'aveu des accoucheurs mentionnés plus haut, un bassin qui a moins de deux pouces un quart d'avant en arrière ne peut livrer passage à un fœtus de sept mois et moins encore à un de huit. Au-dessous de ce degré de viciation le passage est possible, j'ai fait pour m'en assurer, quelques recherches dont voici les résultats principaux. » Elle arrive à établir que le diamètre bi-pariétal de la tête d'un fœtus de sept mois mesure 2 pouces et 10 lignes, à sept mois et

(1) *Loco cit.*, p 254.
(2) *Loco cit.*, II. p. 275 et suiv.
(3) *Loco cit.*, p. 617 et suiv.
(4) *Loco cit.*
(5) *Loco cit.*, p. 434.

demi 3 pouces et 1 ligne, à huit mois 3 pouces et 3 lignes, à huit mois et demi 3 pouces et 4 lignes.

Velpeau (1) est du même avis. Même dans la seconde édition de son *Traité*, Paris, 1835, c'est-à-dire, après les travaux fort remarquables de Stoltz, il accepte les résultats présentés par Mme Lachapelle.

Voici ce qu'il écrit à la page 410 de son *Traité*, 2e édition, 1835 : « Si certaines femmes, assez malheureuses pour ne mettre au monde que des enfants morts, par suite d'une angustie pelvienne, finissent par accoucher sans secours d'un fœtus vivant, cela tient ordinairement à ce que, *pour cette fois*, l'enfant vient avant terme, ou s'est *moins développé que de coutume.* »

P. Dubois (2), que l'on doit incontestablement considérer comme le fondateur du traitement des bassins viciés, dont les préceptes ont fait l'éducation obstétricale de plusieurs générations de médecins, n'a jamais soupçonné que les femmes atteintes de vices de conformation du bassin puissent donner un produit de conception moins développé que les femmes bien conformées. Il le dit très clairement dans plusieurs passages de son mémoire. Je demande la permission d'en citer quelques-uns, car à mon avis, ils ont un très grand intérêt.

A la page 38 il présente 5 observations empruntées à Smellie, Fodéré, Merriman, Newby, relatives à cinq dames qui ont eu un total de vingt-neuf enfants, dont vingt-cinq morts à la suite d'opérations ou de longueur du travail, et quatre vivants parce qu'ils sont venus au monde avant terme, soit à la suite d'accidents, soit par travail provoqué artificiellement.

Il est hors de doute que ces vingt-cinq enfants pour avoir dû être sacrifiés à terme, ont dû atteindre un développement tel qu'il est loin d'être en harmonie avec les dimensions des bassins de leurs mères. « Au reste, ajoute Dubois, ces faits doivent être très communs dans la pratique, et s'ils ne le sont davantage dans la

(1) *Loco cit.*, II, p. 808.
(2) P. Dubois. — *Thèse de concours*. Paris, 1834.

science, c'est qu'on n'a pas attaché à leur observation l'intérêt et l'importance que la question de l'accouchement provoqué leur donne aujourd'hui. Toutefois ceux que je viens de citer suffisent bien pour démontrer une vérité que la raison seule devait faire pressentir; c'est que l'accouchement spontané, avant terme, est favorable aux femmes dont le bassin déformé ne peut être traversé par un fœtus, parvenu au terme de son développement, qu'avec de très grandes difficultés et qu'après que celui-ci a succombé à la longueur du travail ou aux opérations qui ont été jugées indispensables pour l'extraire. » A la page 42 il donne les dimensions du diamètre bipariétal de la tête des fœtus conçus par des femmes à bassin vicié : »... la différence de huit mois à neuf pour le diamètre bi-pariétal (et c'est celui dont les dimensions importent le plus) est, terme moyen, de 3 pouces 1 à 2 lignes à 3 pouces 6 ou 7 lignes, et de sept-mois à neuf de 2 pouces 6 à 7 lignes à 3 pouces 6 ou 7 lignes... » A la page 54 il dit ceci : « Je me suis assez souvent trouvé dans la nécessité d'accoucher, par l'application du forceps, à grande peine, et plusieurs fois au détriment des enfants, des femmes chez lesquelles il ne m'était pas possible, malgré mon attention et mes soins, de trouver d'autre cause de l'impossibilité de l'accouchement spontanée qu'une diminution de 3 à 4 lignes dans la direction de l'un ou de plusieurs des diamètres du bassin; mais les enfants de ces femmes étaient remarquablement volumineux et les sutures très serrées, la tête par conséquent à peine réductible. » Voilà l'opinion de ce grand clinicien. Elle est très claire.

Pour Moreau (1) les choses ne sont point considérées autrement. « Le seul cas, dit-il, qui, suivant nous justifierait l'emploi de l'accouchement artificiel serait celui d'une grossesse de sept mois, et d'un bassin ayant deux pouces et demi au moins, trois pouces au plus, car alors, le diamètre bi-pariétal de la tête n'offrant pas plus de trois pouces d'étendue, on aurait les mêmes

(1) *Loco cit.*, p. 370.

choses que si l'accouchement s'opérait à terme, à travers un diamètre de trois pouces et demi. »

Jacquemier est du même avis (1). Selon lui « en général le diamètre bi-pariétal a 94 mm. (3 pouces et 6 lignes) à terme; 81 mm. (3 pouces) à huit mois ; 67 mm. (2 pouces et 6 lignes) à sept mois. »

Chailly-Honoré (2) acceptant les mensurations de Mme Lachapelle, Naegelé, Stoltz, P. Dubois, admet que « dans son plus petit diamètre, à la fin du septième mois, le diamètre bi-pariétal a, terme moyen, de 6 centimètres et 1/2 à 7 centimètres et 1/2 (2 pouces et 1/4 à 2 pouces et 9 lignes). »

Voici les dimensions fixées par Stoltz :

« De sept mois à sept mois et une semaine 0m 07 (2 pouces et 1/2). De sept mois et demi à huit mois et une semaine 0m 08 (3 pouces),

Cazeaux et Tarnier (3), eux aussi, acceptent les résultats de Mme Lachapelle, Dubois et Stoltz. Ils admettent (p. 1054) « qu'à la fin du septième mois le diamètre bi-pariétal a, en terme moyen, de 6 centimètres et 1/2 à 7 ».

Dans une note à la page 1046, M. Tarnier dit : « On peut fixer approximativement les dimensions de la tête fœtale de la façon suivante : le diamètre bi-pariétal, ou grand diamètre transversal mesure 7 centimètres à sept mois; 7 centimètres et 1/2 à sept mois et demi; 8 centimètres à 8 mois, 8 centimètres et 1/2 à huit mois et demi ; 9 centimètres à neuf mois ».

Schröder par contre n'admet pas les chiffres jusqu'ici acceptés, et cela, qu'on le remarque bien, non parce qu'il croit que le fœtus se développe moins complètement dans les bassins viciés, mais tout simplement parce qu'il croit qu'ils sont faibles. Voici, d'ailleurs, ses paroles (4) : « Les idées jusqu'à présent admises que le

(1) *Loco cit.*, p. 459.
(2) *Loco cit.*, p. 252.
(3) Cazeaux et Tarnier. — *Traité théorique et pratique de l'art des accouchements*. Paris, 1872, 2e tirage.
(4) *Loco cit.*, p. 233.

grand diamètre transverse dans le dernier mois est de 3 pouces et 1/2 (9c,5), dans le précédent 3 pouces (8c,1), et dans le troisième avant-dernier 2 pouces et 1/2 (6c,75), ne sont pas absolument exactes, et ces dernières mesures sont certainement trop faibles. D'après les mensurations que nous avons pratiquées sur soixante-huit enfants avant terme, dont l'âge avait été déterminé aussi exactement que possible, les diamètres transverses du crâne sont précisément relativement grands chez les enfants nés avant terme. Ils ont, en moyenne, de la trente-sixième à la quarantième semaine de 8c,83; de la trente-deuxième à la trente-sixième semaine de 8c,69; et de la vingt-huitième à la trente-deuxième semaine de 8c,16. »

Balocchi (1) croit que le diamètre bi-pariétal de la tête d'un fœtus de huit mois mesure 3 pouces et de sept mois 2 pouces et 1/2.

M. le professeur Pajot (2), M. le professeur Tarnier (3), M. Charpentier (4), tous les accoucheurs français, en somme, admettent les dimensions de la tête fœtale comme s'il s'agissait d'un enfant régulièrement développé.

Enfin tous les auteurs en donnant les procédés pour l'opération césarienne, conseillent d'inciser l'utérus au moins sur une étendue de 12 à 14 centimètres, seule étendue qui puisse donner passage à un fœtus à terme. M. Tarnier dit qu'il faut faire une incision de 15 à 16 centimètres. Et encore, quelquefois, ne peut-on pas extraire l'enfant.

M. Budin (5) d'abord, et puis en collaboration avec M. Ribemont (6) croient que l'incision doit être plus grande. Voici comment ils s'expriment : « La tête doit donc, pour sortir, trouver au niveau de l'utérus, du vagin et de la vulve un canal

(1) *Loco cit.*, p. 836.
(2) Cours cliniques, 1884-85-86.
(3) Cours oral à la Faculté de Paris, 1885-86.
(4) *Loco cit.*, p. 708.
(5) *In* Albert Masson. *De la gastro-élytrotomie*, Paris, 1877, p. 53.
(6) Recherches sur les dimensions de la tête fœtale. — *Arch. de tocol.* 1879, p. 477.

et des orifices dilatés, au point de mesurer 33 à 33 cent. 1/2 de circonférence et 11 cent. de diamètre.

« Il en sera de même, ainsi que l'a fait remarquer Budin (1) dans les cas d'opération césarienne où la tête doit passer à travers des incisions faites à la paroi utérine et à la paroi abdominale, Ces incisions devront mesurer de 16 à 17 cent. environ de longueur, afin que leurs lèvres puissent en s'écartant limiter une une ouverture capable de laisser passer la circonférence sous-occipito-frontale. »

Or, s'il y a une circonstance où le produit de la conception doive être moins développé que d'ordinaire, en se conformant aux lois de l'harmonie, et en se développant selon les dimensions du contenant, ce devrait être certainement dans les bassins rétrécis réclamant l'opération césarienne.

Tout le monde sait, au contraire, que dans ces conditions, le plus souvent, on délivre les femmes de gros enfants.

Que conclure après tout ce que nous venons de dire ?

Que d'accord avec les maîtres les plus distingués de l'obstétrique, *il est incontestable que le développement des enfants dans les bassins viciés, doit être le même que dans les bassins normaux.*

Mais pour ne pas affirmer *in verba magistri,* voici des faits — les seuls qui puissent aider à résoudre la question.

Me réservant d'indiquer plus loin les résultats de ma statistique générale, je tiens à présenter, pour le moment, quelques chiffres.

Dans les 103 premières observations des tableaux *primipares,* il y a 69 accouchements à terme, et 53 dans les 105 premières des tableaux *multipares.* Total 122 qui peuvent être répartis de la façon suivante :

Accouchements à terme.	Primip.	Fœtus entiers	51
		Sans cerv. ni sang. . . .	18
	Multip.	Fœtus entiers.	32
		Sans cerv. ni sang. . . .	21
			122

(1) In Albert Masson. — *De la gastro-élytrotomie.* Paris 1877, p. 53.

En ce qui concerne le poids, voici les résultats :

			Fœtus entiers.		Fœtus sans cerv. ni sang.	
POIDS	Primipares.	Au-dessous de 2,500gr.	1 fois. . . .	2,340gr.	3 fois, le plus petit.	2,350gr.
		De 2,500 à. . 2,999 »	9 » le plus petit.	2,500 »	10 »	
		De 3,000 à. . 4,000 »	40 » le plus grand	3,950 »	5 » le plus grand	3,510 »
		De 4,000 au-dessus.	1 » . . .	4,660 »		
	Multipares.	Au-dessous de 2,500 »	2 fois le plus petit.	2,190 »	1 »	2,410 »
		De 2,500 à. . 2,999 »	6 » le plus petit.	2,620 »	5 »	
		De 3,000 à. . 4,000 »	22 » le plus grand	3,900 »	15 » le plus grand	4,000 »
		De 4,000 au-dessus.	2 » le plus grand	4,400 »	1 »	
		TOTAL :	83	TOTAL :	39	

Moyenne en poids.			
	Primip.	Fœtus entiers.	3,470 gr.
		Sans cerveau ni sang. .	2,930 »
	Multip.	Fœtus entiers	3,295 »
		Sans cerveau ni sang. .	3,205 »

Evidemment, ici, nous sommes tombé sur des cas extrêmes, tout à fait exceptionnels. Mais si nous laissons de côté les chiffres 2,340 et 4,640 grammes et que nous prenions ceux plus moyens de 2,500 grammes et 3,950, nous obtenons pour les fœtus entiers des PRIMIPARES, une moyenne de 3,225 grammes. De même pour les MULTIPARES, si nous ne tenons pas compte des poids au-dessous de 2,500 grammes et au-dessus de 4,000, et si nous prenons les chiffres le plus petit de 2,620 et le plus grand de 3,900 grammes nous avons pour les fœtus entiers une moyenne de 3,210 grammes.

Si nous nous rapportons à d'autres statistiques les résultats sont de même satisfaisants.

Parmi les 26 observations d'opération césarienne rélatées par M. Potocki (1), j'en trouve 16 qui ont été faites sur des femmes à bassin vicié et où le poids des fœtus est noté. Le voici :

Au-dessous de 2,500 gramm.	1 fois.		1,950 gramm.
De 2,500 à 2,999 »	9 »	le plus petit...	2,500 »
De 3,000 à 4,000 »	6 »	le plus grand..	3,800 »
	16		

(1) J. Potocki. — *De l'opérat. césarienne.* Paris, 1886.

Il serait peu rationnel de prendre comme limite extrême inférieure pour le poids d'un fœtus à terme le chiffre de 1,950 gramm., d'autant plus que dans l'observation on n'a pas précisé si le grossesse était à terme ou non.

Par conséquent le poids moyen entre les deux chiffres de 2,500 et 3,800 gramm. est de 3,175 grammes.

D'autre part, en recherchant dans les observations et dans les tableaux statistiques que M. Maygrier consigne dans son étude sur l'opération de Porro (1), je trouve que, sur 53 opérations de Porro, y compris les 37 rapportées par M. Pinard dans son mémoire sur l'opération césarienne suivie de l'amputation utéro-ovarique, il y en a 23 qui ont été faites sur des femmes atteintes de vices de conformation du bassin et où le poids des enfants est noté.

Les différents poids peuvent être ainsi rangés :

Au-dessous de 2,500 gramm.	4 fois.	le plus petit...	2,000 gramm.
De 2,500 à 2,999 »	12 »	» »	2,500 »
De 3,000 à 4,000 »	7 »	le plus grand...	3,700 »
Total :	23		

Laissant de coté, ainsi que nous l'avons toujours fait, le poids au-dessous de 2,500 gramm., nous avons le poids moyen de 3,100 grammes.

Dans les tableaux des cas de rétrécissements du bassin terminés par la céphatotripsie, il y a 34 cas d'opération à terme où le poids des enfants, SANS CERVEAU NI SANG, est noté. Voici :

Au-dessous de 2,000 gramm.	1 fois.		1,950 gramm.
De 2,000 à 2,499 »	11 »	le plus petit....	2,000 »
De 2,500 à 2,999 »	10 »		
De 3,000 à 4,000 »	11 »	le plus grand....	3,750 »
Au-dessus de 4,000 »	1 »	» »	4,500 »
Total :	34		

Sans tenir compte des poids au-dessous de 2,000 et au-dessus de 4,000 gramm. et établissant la moyenne entre les deux poids

(1) Charles Maygrier. — *Etude sur l'opérat. de Porro*. Paris, 1880.

extrêmes de 2,000 et 3,750, nous obtenons le chiffre de 2,875 gramm. SANS CERVEAU NI SANG.

Or, si l'on ajoute à ce poids moyen, au moins 250 gramm., en compensation du sang et de la matière cérébrale écoulés; nous avons toujours la moyenne de 3,125 grammes.

Dans les 100 premières observations de la Thèse de Rigaud (1), on trouve 51 accouchements à terme, où le poids des fœtus est noté, on a la proportion suivante :

Au-dessous de 2,500 gramm.	1 fois.		2,370 gramm.
De 2,500 à 2,999 »	9	» le plus petit.	2,600 »
De 3,000 à 4,000 »	38	» le plus grand	3,850 »
Au-dessus de 4,000 »	3	le plus petit.	4,150 »
		le plus grand (hydrocéphalie)	7,920 »
TOTAL :	51		

En tenant compte seulement des poids compris entre 2,600 et 3,850 gramm. nous avons le poids moyen de 3,225 grammes.

Ces moyennes, on le voit bien, sont supérieures à celles assignées par les auteurs au poids des fœtus à terme conçus dans les bassins normaux, d'autant plus qu'on tient compte que les moyennes pour les fœtus des femmes bien conformées sont prises entre les 3,000 et 3,500 gramm. au lieu que nous prenons pour poids extrêmes 2,500 et jamais nous n'arrivons à 4,000 ainsi que cela devrait être.

Et quand même nous aurions un poids égal à celui des enfants à terme conçus dans les bassins normaux, nous serions forcé de conclure, que, *en ce qui concerne le poids, le produit de la conception chez les femmes à bassin vicié atteint le même chiffre que chez les sujets à bassin bien conformé.*

Considérations statistiques.

Notre statistique, dont nous consignons à la fin de ce travail les tableaux des bassins viciés et normaux et une grande partie des observations qui nous ont servi à la dresser, se rapporte aux

(1) *Loco cit.*

femmes atteintes de vice de conformation du bassin, qui ont été reçues pendant plusieurs années dans les principaux hôpitaux de Paris. Ainsi, à la Clinique d'accouchements, depuis 1867 jusqu'à l'année 1886; à la Maternité de 1870 à 1886; à Lariboisière, Charité et Saint-Louis de 1883 à 1886.

Notre statistique comprend 1325 femmes à bassin vicié.

Elles ont été rencontrées sur un total d'entrées dans les susdits hôpitaux, ainsi réparties :

Clinique, total des entrées...........	13,859	Bassins viciés.	378
Maternité, —	23,900	—	642
Lariboisière, —	3,256	—	173
Charité, —	1,100	—	41
Saint-Louis, —	2,031	—	91
Soit 3 0/0.	44,146		1,325

Pour être exact, il faut dire que nous n'avons pas pu tenir compte dans nos tableaux statistiques de 100 bassins viciés environ, par le fait qu'il n'y avait sur les bulletins aucune indication en ce qui concernait l'âge de la grossesse ou le développement du fœtus.

De telle sorte que la proportion des bassins viciés pourrait augmenter de quelques fractions.

Cette statistique, sérieuse à notre avis par le nombre des faits enregistrés aussi bien que par les soins que nous avons mis à la dresser, pourrait se prêter à des considérations très nombreuses et très importantes, mais nous nous bornons pour le moment aux principales qui se rattachent plus directement à notre sujet.

1° Fréquence des accouchements avant terme spontanés (1).

A — *Dans les bassins viciés.*

Les 1325 femmes à bassin rétréci ont eu :

Accouchements { Avant terme spontanés. 696 ; Provoqués.. 245 ; A terme.... 2,521 } = 3,462, soit 20 0/0 d'accouch. avant terme.

(1) Il est bien entendu que les accouchements provoqués n'entrent pas dans la proportion comme accouchements avant terme.

Elles se divisent en

Primipares .... 560 }
Multipares............ 765 } = 1,325

Les 560 primipares ont eu :

Accouchements { Avant terme spontanés. 159 }
Provoqués.. 44 } = 565, soit 28,14 0/0 d'accouch. avant terme.
A terme.... 362 }

Les 765 multipares ont eu

Accouchements { Avant terme spontanés. 537 }
Provoqués.. 201 } = 2,897, soit 18,53 0/0 d'acc. avant terme.
A terme.... 2,159 }

B. — *Dans les bassins normaux.*

Qu'il nous soit permis maintenant de placer à côté de ces chiffres obtenus dans les bassins viciés ceux obtenus dans les bassins normaux.

	Primipares	Multipares	
On a reçu à la Clinique pendant l'année 1870 (femm. bien conform.)	275.	371	646
On a reçu à la Charité pendant l'année 1885 (femm. bien conform.)	133.	223	356
	408	594	1002

Elles ont eu, en y comprenant pour les multipares les délivrances antérieures :

Accouchements { Avant terme 533 }
A terme.... 1,727 } = 2,260, soit 23,58 0/0 d'accouc. av. terme.

Les 408 primipares ont eu :

Accouchements { Avant terme 126 }
A terme.... 282 } = 408, soit 30,88 0/0 d'accouch. av. terme.

Les 594 multipares ont eu

Accouchements { Avant terme 407 }
A terme.... 1,445 } = 1,852, soit 23,64 0/0 d'accouc. av. terme.

Ici il faut nous arrêter un instant.

D'après ce que nous venons de voir, il résulte :

a) L'accouchement prématuré spontané est plus fréquent chez les femmes à bassin normal que chez celles à bassin vicié.

b) Les primipares accouchent plus fréquemment avant terme que les multipares.

c) Les accouchements avant terme spontanés sont plus fréquents chez les primipares à bassin bien conformé que chez celles avec rétrécissements.

En effet :

Bassins viciés, accouchements avant terme, 20 0/0.

Bassins normaux, accouchements avant terme, 23,58 0/0.

Il en est de même si nous considérons l'expulsion prématurée spontanée de l'œuf par rapport à la primiparité et à la multiparité.

Ainsi :

Chez les primipares à	Bassin vicié.......	28,14 0/0
	Bassin normal.....	30,88 0/0
Chez les multipares à	Bassin vicié........	18,53 0/0
	Bassin normal.....	23,64 0/0

C. — *Par rapport à l'âge de la grossesse.*

I. *Dans les bassins normaux.*

Les 2260 accouchements des 1002 femmes à bassin normal peuvent se diviser de la façon suivante :

		Avant terme	Avortem^t.	6 mois	6 mois 1/2	7 mois	7 m. 1/2	8 mois	8 mois 1/2	Terme.	Totaux	
Clinique	Prim.	1	3	3	1	8	6	34	25	194	275	=1420
	Mult..	35	47	25	2	37	10	51	28	910	1145	
Charité	Prim.	1	8	2		9	5	5	15	88	133	= 840
	Mult..	33	37	11	6	20	9	34	22	535	707	
Totaux......		70	95	41	9	74	30	124	90	1.727	2260	

Ce qui nous donne :

Avortements.	Primipares.........	2,6 0/0
	Multipares.........	4,4 0/0

A 6 mois ...	Primipares	1,2 0/0
	Multipares........	1,9 0/0
A 6 mois 1/2.	Primipares..........	0,2 0/0
	Multipares	0,4 0/0
A 7 mois....	Primipares..........	3,6 0/0
	Multipares..........	3 0/0
A 7 mois 1/2.	Primipares..........	5,6 0/0
	Multipares..........	1 0/0
A 8 mois....	Primipares..........	9,5 0/0
	Multipares..........	4,6 0/0
A 8 mois 1/2.	Primipares..........	9,8 0/0
	Multipares..........	2,6 0/0

II. *Dans les bassins viciés.*

Ici nous ne pouvons pas faire la même classification que nous venons de faire pour les accouchements des femmes normalement conformées, car il nous manqué plusieurs catégories de faits. Cependant nous pouvons avoir la proportion des avortements pour les primipares et les multipares.

Voici : sur les 565 accouchements des primipares à bassin vicié, il n'y eut que 3 avortements, tandis que sur les 2897 accouchements des multipares, il y en a eu 115 ; d'où :

Primipares, accouchements,	565.	Avortements	3,	soit 0,5 0/0
Multipares, »	2,827.	»	115,	soit 3,9 0/0

Donc les avortements, ainsi que nous l'avons aussi vu pour les bassins normaux, sont moins fréquents chez les primipares que chez les multipares (1).

(1) Sur 82 femmes entrées à la Maternité de Florence, pendant les années 1883-1885, en travail d'avortement, M. le Dr Fasola (in *An. di ostet. e ginec.* Vol. IX, 1887, p. 1 et suiv.) a trouvé :

25 primipares.
57 multipares.

Ces 82 femmes ont eu, tenant compte pour les multipares des délivrances antérieures :

Accouchements :	Avortements . .	107,	dont 4 provoqués.
	Avant terme . .	6	
	A terme	198	
	Total	311	

Soit, défalquant les 4 provoqués :

35 0/0 d'accouchements avant terme.

A ce qui paraît, jusqu'à présent, car le travail n'est pas fini, aucune de ces 82 femmes ne serait atteinte de vice de conformation du bassin.

Mais on pourrait nous faire observer que les femmes qui avortent ne vont pas toutes dans les hôpitaux, et que par conséquent la proportion hospitalière des avortements n'est pas l'expression rigoureuse de la réalité ; la même remarque que l'on a faite à Mme Lachapelle.

Soit ; cela, d'ailleurs, importe peu à notre étude, quoique nous puissions avoir raison.

Si nous prenons en considération la terminaison de la grossesse des 1325 femmes atteintes de vice de conformation du bassin, sans tenir compte pour les multipares de leurs accouchements antérieurs, nous voyons que dans les 565 accouchements des primipares, la grossesse s'est terminée 39 fois au huitième mois et 102 fois au huitième mois et demi, et que chez les 765 multipares l'accouchement eut lieu 40 fois au huitième mois et 136 fois au huitième mois et demi.

D'où la proportion suivante :

Terminaison spontanée dans le dernier mois.

141 fois pour 565 primipares, soit 24 0/0.

176 fois pour 765 multipares, soit 23 0/0.

La proportion est à peu près la même.

De tout ce qui précède nous croyons pouvoir tirer les conclusions suivantes :

1° *L'expulsion prématurée spontanée de l'œuf étant plus fréquente chez les sujets bien conformés que chez ceux à bassin vicié, les vices de conformation du bassin ne constituent pas une cause d'accouchement prématuré spontané.*

2° *Dans les bassins rétrécis, l'accouchement prématuré à proprement parler et l'accouchement* PRÉCOCE *sont à peu près dans la même proportion chez les primipares que chez les multipares.*

2° Développement du fœtus (1).

Avant de consigner les chiffres relatifs au point actuel de notre travail, *le développement du fœtus*, et d'entrer dans les considérations auxquelles ils donnent lieu, une simple remarque.

Quand nous avons entrepris cette étude, nous avions sur ce développement l'idée la plus généralement admise, mais nullement conforme à la notion qui découle du groupement et de l'examen des faits. A dire vrai, il nous semblait *à priori*, comme à la plupart des auteurs, sans doute, que le fœtus devait mal se développer dans un bassin étroit. C'est précisément le contraire que la clinique a répondu.

C'est ce que nous allons voir.

A. — *Poids.*

I. *A terme.*

Le poids du fœtus, dans les 3462 accouchements observés chez les 1325 femmes à bassin vicié, a été noté 1373 fois.

863	pour des fœtus à terme.
510	pour des fœtus avant terme.
1,373	

Le poids des fœtus à terme peut être classé de la façon suivante :

		Fœtus entiers.		Fœtus sans cerveau ni sang.	
Primipares	Au-dessous de 2,500gr	14 fois,	le plus petit 2,000gr	10 fois	le pl. petit 2,000gr
	De 2,500 à 2,999 »	66 »	le plus petit 2,500 »	28 »	le pl. petit 2,550 »
	De 3,000 à 3,499 »	154 »		20 »	
	De 3,500 à 3,999 »	40 »	le pl. grand 3,950 »	6 »	le p. grand 3,900 »
	De 4,000 au-dessus »	10 »	le pl. grand 4,900 »	6 »	le p. grand 5,000 »
		284		70	
Multipares	Au-dessous de 2,500gr	4 fois,	le plus petit 2,150gr	7 fois	le pl. petit 2,200gr
	De 2,500 à 2,999 »	65 »	le plus petit 2,500 »	18 »	le pl. petit 2,510 »
	De 3,000 à 3,499 »	194 »		39 »	
	De 3,500 à 3,999 »	134 »	le pl. grand 3,990 »	16 »	le p. grand 3,880 »
	De 4,000 au-dessus »	26 »	le pl. grand 4,630 »	6 »	le p. grand 5,020 »
		423		86	

(1) Dans cette étude nous n'avons pas pris en considération les produits des grossesses gémellaires.

Ce tableau est trop éloquent pour qu'il y ait nécessité d'insister sur l'énorme proportion dans laquelle le poids du fœtus à terme s'est trouvé au-dessus de 3,000 grammes.

Voici maintenant pour rapport à la primiparité et multiparité.

Pour les fœtus entiers.

Poids au-dessus de 3,000 gr. { 204 fois chez les primipares.
354 fois chez les multipares.

Pour les fœtus sans cerveau ni sang.

Poids au-dessus de 3,000 gr. { 32 fois chez les primipares.
61 fois chez les multipares.

Pour les fœtus entiers.

Poids au-dessous de 3,000 gr. { 80 fois chez les primipares.
69 fois chez les multipares.

Pour les fœtus sans cerveau ni sang.

Poids au-dessous de 3,000 gr. { 38 fois chez les primipares.
25 fois chez les multipares.

Le percentage entre les primipares et les multipares est :

Primipares 354	Au-dessus de 3,000 gr.	236 fois	soit	66,6 0/0
	Au-dessous de 3,000 gr.	118 »	soit	33,3 0/0
Multipares 509	Au-dessus de 3,000 gr.	415, »	soit	81,5 0/0
	Au-dessous de 3,000 gr.	94, »	soit	18,4 0/0

On peut donc dire que le nombre des fœtus qui pèsent plus de 3,000 grammes, est en plus grande proportion chez les multipares que chez les primipares. Nous verrons plus loin, cependant, que le poids moyen, en général, doit être considéré comme étant tout au moins égal tant chez les unes que chez les autres.

Pour avoir un poids moyen raisonnable autant que juste, nous laissons de côté les poids extrêmes au-dessous de 2,500 et au-dessus de 4,000 grammes et nous nous en tenons à ceux compris entre 2,500 et 4,000, c'est-à-dire pour les primipares, le plus petit 2,500 et le plus grand 3,950 grammes; pour les multipares, le plus petit 2,500 et le plus grand 3,990 grammes, nous avons alors.

Poids moyen des fœtus à terme entiers :

Primipares....... 3,225 gr.
Multipares....... 3,245 gr.

Lors même qu'on voudrait le poids moyen parmi les poids de 3,000 à 3,499 parce qu'ils représentent dans notre tableau le chiffre plus fort, et parce qu'on fait de même dans les bassins normaux, nous avons toujours un poids moyen de 3,249 grammes 1/2.

Pour le poids des fœtus sans cerveau ni sang, laissant également de côté les chiffres au-dessous et au-dessus de 2,500 et de 4,000 grammes et prenant pour les primipares le plus petit chiffre de 2,550 et le plus grand de 3,900 grammes, et pour les multipares ceux le plus petit de 2,510 et le plus grand de 3,880 grammes, nous avons :

Poids moyen des fœtus à terme *sans cerveau ni sang*.

Primipares........	3,225 gr.
Multipares.........	3,195 gr.

Si l'on ajoute 250 grammes en compensation de la substance cérébrale et du sang, on a :

Primipares........	3,350 gr.
Multipares........	3,320 gr.

Voici, maintenant, les moyennes données par les auteurs modernes :

Tarnier (1), 3,239 grammes, — Charpentier (2), 3,259 grammes, — Thompson-Lusk (3), 3,480 grammes. Cet auteur rapporte les moyennes suivantes : Scanzoni, 3,178 grammes. Ingerslev (de Copenhague) est arrivé à peu près au même résultat ; Hecker, à Munich, sur un peu plus de 1,000 cas, a trouvé comme moyenne 3,087 grammes. (Tarnier au contraire dit : « D'après les pesées de Hecker (de Munich), portant sur mille enfants, le poids moyen du fœtus à terme serait de 3,255. » (Qui croire de Tarnier ou de Lusk? Nous pensons qu'il faut plutôt croire M. Tarnier, car ayant consulté Hecker et Buhl, *Klinik der Geburtskunde*, 1861, p. 45, nous avons trouvé qu'ils donnent le poids de 3,275 grammes)

(1) Tarnier et Chantreuil, I, p. 401.
(2) *Loco cit.*, I, p. 216.
(3) *Loco cit.*, p. 89.

et Schröder 3,179, Fesser 3,500 grammes, Bailly un peu moins de 3,500 grammes.

Frascani (1) de dernier auteur qui s'occupe du poids et des dimensions du fœtus, dans un travail très bien fait, donne comme poids moyen des fœtus entiers à terme pesant de 3,000 à 3,500 grammes, le chiffre de 3269 grammes.

Nous avons voulu, à ce propos, consulter le poids des 100 premiers enfants nés à terme à la Clinique d'accouchements en l'année 1885. Voici les résultats :

Poids d'enfants à terme conçus dans des bassins normaux.

Au-dessous de 2,500 gramm.	1 fois.		2,400	gramm.
De 2,500 à 2,999 »	22 »	Le plus petit...	2,500	»
De 3,000 à 3,499 »	51 »			
De 3,500 à 3,999 »	17 »	Le plus grand..	3,930	»
De 4,000 au-dessus »	9 »	Le plus grand..	4,560	»
	100			

Le poids moyen entre les deux extrêmes — 2,500 et 3,930 gr. — est 3,215 gr.

Toutes ces moyennes, on le voit bien, concordent parfaitement à démontrer que le *fœtus à terme acquiert le même poids dans les bassins normaux et rétrécis.*

B. — *Avant terme.*

En ce qui concerne les fœtus avant terme, nous nous bornerons à examiner le poids seulement de ceux à huit mois et à huit mois et demi.

I. *A* 8 *mois* 1/2.

Le nombre des fœtus venus au monde spontanément ou artificiellement à 8 mois 1/2 est de 295.

Primipares......... 124 }
Multipares.......... 171 } = 295

(1) Vittorio Frascani. *Contributo allo studio della misuraz. fetale.* In *An. di Ostet. e ginec.*, Vol. VIII, 1886, p. 543.

Le poids peut être ainsi réparti :

		Fœtus entiers.		Fœtus sans cerveau ni sang.	
Prim.	De 2,000 à 2,499gr	24	fois, le plus petit 2,110gr	7	fois le pl. petit 2,000gr
	De 2,500 à 2,999 »	67	» le pl. grand 2,970 »	5	» le p. grand 2,820 »
	De 3,000 au-dessus »	20	» le pl. grand 3,600 »	1	3,640 »
		111		13	
Multip.	Au-dessous de 2,000gr	2	» le plus petit 1,650gr.		
	De 2,000 à 2,499 »	27	» le plus petit 2,080 »	3	fois le pl. petit 2,310gr
	De 2,500 à 2,999 »	95	»	10	» le p. grand 2,900 »
	De 3,000 au-dessus »	34	» le pl. grand 3,880 »		
		158		13	

Si l'on cherche à établir une moyenne entre ces différents poids, on a pour les primipares les chiffres le plus petit 2,110 et le plus grand 3,000 grammes, sans tenir compte de ceux au-dessus de 3,000 grammes ; et pour les multipares de même, en se bornant entre les chiffres 2,000 et 3,000, c'est-à-dire le plus petit 2,080 et le plus grand 3,000 grammes, on a :

Poids moyen des fœtus à 8 mois 1/2.

	Fœtus entiers	Sans cerv. ni sang
Primipares, foetus entiers....	2,555 gr.	sans cerv. ni sang 2,410 gr.
Multipares, »	2,540 »	» » 2,605 »

II. *A* 8 *mois.*

Les fœtus de 8 mois sont 125.

Primipares..........	48	= 125
Multipares..........	77	

Leur poids est :

		Fœtus entiers.		Fœtus sans cerveau ni sang.	
Primip.	Au-dessous de 2,000gr	2	fois, le plus petit 1,600gr		
	De 2,000 à 2,499 »	20	» le plus petit 2,100 »	3	fois, le pl. petit 2,260gr
	De 2,500 à 2,999 »	19	» le p. grand 2,980 »	3	» le p. grand 2,950 »
	De 3,000 au-dessus »	1	» 3,090 »		
		42		6	
Multip.	Au-dessous de 2,000gr	4	fois, le plus petit 1,110gr	1	fois 1820g
	De 2,000 à 2,499 »	35	» le plus petit 2,010 »	6	» le pl. petit 2,000 »
	De 2,500 à 2,999 »	22	» le pl. grand 2,970 »	3	» le p. grand 2,750 »
	De 3,000 au-dessus »	4	» le pl. grand 3,800 »	1	» 3,200 »
		65		11	

Laissant de côté les chiffres au-dessous de 2,000 et au-dessus de 3,000 grammes nous avons, pour les primipares les chiffres de

2,100 et 2,980 grammes et pour les multipares, ceux de 2,010 et de 2,970 grammes.

Pour les fœtus *sans cerveau ni sang*, de même que pour les entiers, nous ne tenons pas compte des poids au-dessous de 2,000 et au-dessus de 3,000 grammes. Nous prenons pour les primipares les chiffres le plus petit 2,260 et le plus grand 2,950 grammes, pour les multipares le plus petit 2,000 et le plus grand 2,750 grammes.

D'où

Poids moyen des fœtus à 8 mois.

Primipares, fœtus entiers....	2,450 gr.	sans cerv. ni sang	2,605 gr.
Multipares, »	2,490 »	» »	2,375 »

Si l'on passe en revue ces différentes moyennes, il est facile de s'apercevoir qu'elles sont supérieures à celles assignées par les auteurs aux fœtus du même âge conçus par des femmes bien conformées.

Il en est de même pour les produits de 7 mois 1/2, 7 mois, 6 mois 1/2 et 6 mois, ainsi qu'on peut le voir en jetant un coup d'œil sur les tableaux.

Avant d'aller plus loin, je ferai remarquer que, si le nombre des fœtus au-dessus de 3,000 grammes est plus grand chez les multipares, il n'est pas moins vrai, que quatre fois sur six, ainsi que nous venons de le voir, le poids moyen des fœtus est plus grand chez les primipares que chez les multipares. Je ne veux, avec cela, nullement combattre la notion généralement admise que les enfants des primipares pèseraient moins que ceux des multipares, mais, d'après les faits que nous venons d'exposer, il nous semble que l'on pourrait admettre, en ce qui concerne le poids, ainsi que nous l'avons vu pour bien d'autres choses, que dans les bassins rétrécis le développement du fœtus n'obéit pas à la même règle que dans les bassins normaux. De telle façon qu'on pourrait se croire autorisé à dire que, le poids du fœtus des primipares atteintes de vice de conformation du bassin est tout au moins égal à celui des multipares.

Nous pouvons donc tirer de tout ce qui précède les conclusions suivantes :

1° *Le poids moyen des fœtus à terme conçus dans les bassins rétrécis, doit non seulement être considéré comme égal à celui des fœtus à terme conçus dans les bassins normaux, mais assez souvent il est supérieur.*

2° *Dans les bassins rétrécis le poids des fœtus des primipares est, tout au moins, égal au poids des fœtus des multipares.*

C. — *Dimensions.*

Nous étudierons ici seulement la longueur du fœtus et les diamètres bipariétal et bitemporal de la tête fœtale.

I. *Longueur du fœtus.*

Nous la trouvons notée dans nos tableaux des bassins viciés, 861 fois.

Primipares.........	346	= 861
Multipares..........	515	

Les 346 primipares se divisent en :

130 Avant terme......	A 7 mois....................	5
	A 7 mois 1/2................	8
	A 8 mois....................	29
	A 8 mois 1/2................	88
216 A terme.........	Fœtus au-dessous de 3,000 gr.	54
	De 3,000 à 3,500 grammes...	115
	De 3,500 à 4,000 et au-dessus.	47
		346

Les 515 multipares se divisent en :

209 Avant terme......	A 7 mois....................	13
	A 7 mois 1/2................	24
	A 8 mois....................	50
	A 8 mois 1/2................	122
306 A terme..........	Fœtus au-dessous de 3,000 gr.	50
	De 3,000 à 3,500 grammes...	139
	De 3,500 à 4,000 et au-dessus.	117
		515

Analysons ces chiffres.

A 7 mois.

La longueur du fœtus des primipares a oscillé entre 26 et 42 centimètres en nous donnant ainsi une moyenne de 34 cent.

Celle des fœtus des multipares a mesuré le plus souvent de 35 à 46 cent; ce qui nous donne une moyenne de 40 cent.

Moyenne de ces deux moyennes, 37 cent.

A 7 mois 1/2.

La longueur des fœtus des primipares a le plus souvent oscillé entre 41 et 47 cent. ; soit, longueur moyenne, 44 cent.

Celle des multipares a dans la majorité des cas mesuré de 38 à 48 cent. — moyenne, 43 cent.

Moyenne de ces deux moyennes — 43 cent. 1/2.

Si nous réunissons la moyenne des nés à sept mois et celle des nés à sept mois et demi savoir :

A 7 mois............ 37 centimèt. }
A 7 mois 1/2........ 43 centimèt. } = 40 centimètres.

Nous avons 40 centimètres pour les fœtus nés dans le cours du septième mois révolu.

Ce chiffre représente surabondamment la moyenne des enfants de sept mois assignée par les auteurs.

A 8 mois.

La longueur des fœtus des primipares a le plus souvent varié entre 45 et 50 cent. — ce qui nous donne une moyenne de 47 cent. 1/2.

Celle des fœtus des multipares a été la plus commune de 43 à 51 cent. — moyenne, 47 cent.

Moyenne des deux moyennes — 47.

A 8 mois 1/2.

La longueur des fœtus des primipares s'est trouvée le plus fréquemment entre 45 et 50 cent., soit une moyenne de 47 cent 1/2.

Pour ceux des multipares entre 44 et 51 cent. soit une moyenne de 48 cent. 1/2.

Moyenne de ces deux moyennes, — 48 cent.

En réunissant la moyenne des nés à 8 mois et celle des nés à 8 mois 1/2 nous avons :

A 8 mois........... 47 centimèt. }
A 8 mois 1/2....... 48 centimèt. } = 47 centim. 1/2

Donc la moyenne pour les fœtus venus au monde dans le courant du huitième mois révolu est de 47 cent 1/2.

A terme.

I. Fœtus pesant au-dessous de 3,000 gram.

La longueur a le plus souvent varié............. { Primip. entre 44 et 52 c. moy. 48 c. } { Multip. entre 44 et 52 c. moy. 48 c. } = 48 c.

II Fœtus pesant de 3,000 à 3,500 gram.

La longueur a le plus souvent varié............. { Primip. entre 46 et 54 c. moy. 50 c. } { Multip. entre 46 et 53 c. moy. 49 c. 1/2. } = 50 c.

III Fœtus de 3,500 à 4,000 gr. et au-dessus.

La longueur a le plus souvent varié............. { Primip. entre 49 et 54 c. moy. 51 c. } { Multip. entre 49 et 56 c. moy. 52 c. 1/2. } = 52 c.

Si nous établissons la moyenne entre la plus petite et la plus grande de ces trois moyennes des fœtus à terme :

48 centimètres. }
52 centimètres. } = 50 centimèt.

Nous avons donc le chiffre de 50 cent. comme longueur moyenne des fœtus à terme chez les femmes à bassin rétréci.

Cette moyenne est parfaitement égale à celle que les auteurs assignent aux fœtus à terme en général.

Voici ce que je trouve dans les traités les plus modernes :

Tarnier et Chantreuil disent (1) : « Le fœtus à terme a une longueur totale de 50 à 60 centimètres environ. »

D'après les mensurations faites par Hecker sur mille enfants, la longueur moyenne serait de $0^{m}512$, tandis qu'elle serait seulement de 49 centimètres d'après Schröder.

Charpentier (2) écrit : « Quant à la longueur elle varie de 50 à

(1) *Loco cit.*, I, p. 402.
(2) *Loco cit.*, I, p. 210.

56 centimètres. Ce ne sont pas toujours les enfants les plus volumineux qui sont les plus longs (?). »

Thompson Lusk (1), dit de son côté : « La longueur à la naissance (à terme) varie de 50 à 52 centimètres. »

Enfin Frascani (2) écrit : « Pour ce qui est relatif à la longueur totale, j'ai obtenu une moyenne de centimètres 49,61 ; on peut dire qu'elle a oscillé entre 49 cent. 1/2 et 50. Chiffre qui s'éloigne peu de celui donné par les différents auteurs. »

Nous pouvons donc bien conclure que *la longueur du fœtus est la même qu'il s'agisse de femmes à bassin normal ou à bassin vicié.*

II. *Volume de la tête fœtale.*

Nous n'avons pu noter les principaux diamètres de la tête fœtale qu'un nombre de fois relativement restreint, et cela pour plusieurs raisons qu'il est inutile de donner ici. On les trouve notées dans les tableaux statistiques pour les accouchements à 8 mois, à 8 mois 1/2 et à terme 476 fois.

Primipares.........	276	} = 476
Multipares.........	200	

Les 276 primipares se divisent

76 Avant terme......	A 8 mois.................	20
	A 8 mois 1/2.............	56
200 A terme..........	Fœtus au-dessous de 3,000 gr.	42
	De 3,000 à 3,500 grammes..	103
	De 3,500 à 4,000 et au-dessus	55
		276

Les 200 multipares se divisent

149 Avant terme......	A 8 mois.................	30
	A 8 mois 1/2.............	43
127 A terme..........	Fœtus au-dessous de 3,000 gr..	26
	De 3,000 à 3,500 grammes...	52
	De 3,500 à 4,000 et au-dessus.	49
		200

Analysons ces chiffres.

Nous ne tiendrons compte dans cette analyse que des diamètres

(1) *Loco cit.*, p. 89.
(2) *Loco cit.*, p. 543.

bipariétal et bitemporal comme les plus intéressants dans cette étude.

Nous ferons remarquer que le diamètre bitemporal a été noté un nombre de fois encore plus petit que l'autre, car ce n'est qu'à partir de 1883 que l'on a commencé à le noter sur les bulletins. En outre, il est bon d'ajouter que nous avons pris les diamètres en général sans tenir compte de ceux des têtes fœtales venues en présentation du siège ou extraites à l'aide du forceps ou de la version.

a) *A* 8 *mois*.

Le diamètre a oscillé.	Bipariétal.	Primip. entre 7 1/2 et 9 : moy. 8 c. 1/4. Multip. entre 7 1/2 et 9 1/2 : moy. 8 c. 1/2	= 8 c. 1/4
	Bitempor.	Primip. entre 6 1/2 et 7 1/2 moy. 7 centim. Multip.	

b) *A* 8 *mois* 1/2.

Le diamètre a oscillé.	Bipariétal.	Primip. entre 8 et 9 1/2 : moy. 8 c. 3/4. Multip. entre 7 1/2 9 1/2 : moy 8 c. 1/2.	= 8 c. 1/2
	Bitempor.	Primip. entre 7 1/2 8 : moy. 7 c. 3/4. Multip. entre 7 et 8 1/2 : moy. 7 c. 3/4.	= 7 c. 1/2

c) *A terme*.

I. Pour les fœtus au-dessous de 3,000 grammes.

Le diamètre a varié. .	Bipariétal.	Primip. entre 7 3/4 et 10 : moy. 8 c. 3/4 Multip. entre 8 1/2 et 10 : moy. 9 c. 1/2	= 9 cent. 2
	Bitempor.	Primip. entre 6 1/2 et 8 1/2 moy. 7 c. 1/2 Multip. entre 7 et 9 : moyenne 8 cent.	= 7 c. 3/4

II. Pour les fœtus de 3,000 à 3,500 grammes.

Le diamètre a varié. .	Bipariétal.	Primip. entre 8 et 10 1/2 moy. 9 c. 1/4. Multip. entre 8 1/2 et 10 moy. 9 c. 1/4.	= 9 c. 1/4
	Bitempor.	Primip. entre 6 1/2 et 8 1/2 m. 7 c. 1/2 Multip. entre 7 et 9 moy. 8 centimètres.	= 7 c. 3/4

III. Pour les fœtus de 3,500 à 4,000 grammes et au-dessus.

Le diamètre a oscillé.	Bipariétal.	Primip. entre 8 1/2 et 10 1/2 moy. 9 c. 1/2 Multip. entre 8 1/2 et 10 1/2 moy. 9 c. 1/2	= 9 c. 1/2
	Bitempor.	Primip. entre 7 et 9 moyenne 8 centim. Multip. entre 7 1/2 et 8 3/4 moy. 8 c. 2.	= 8 cent.

Moyenne générale.

Moyenne des fœtus à 8 mois. ...	Bipariétal 8 c. 1/4. Bitemporal 7 cent.
Moyenne des fœtus à 8 mois 1/2..	Bipariétal 8 c. 1/2. Bitemporal 7 c. 3/4.
Moyenne des fœtus à terme. ...	Bipariétal 9 c. 1/2. Bitemporal 7 c. 3/4.

Voyons maintenant quelles sont les moyennes des diamètres bipariétal et bitemporal de la tête fœtale régulièrement développée à huit mois, huit mois et demi, et à terme.

En ce qui concerne la tête fœtale à terme, il faut nous reporter au remarquable travail de Budin (1) auquel beaucoup d'auteurs ont eu recours pour traiter la question.

En effet, Tarnier-Chantreuil (2) et Charpentier (3) se rapportant à cette source, donnent comme moyenne :

Diamètre bipariétal........	9 c. 1/2.
— bitemporal.......	8 centim.

Il y a une faible différence entre les moyennes établies par nous sur des fœtus de femmes à bassin rétréci et celles données par les auteurs comme moyenne de fœtus régulièrement développés. Mais il faut faire une remarque très importante. C'est que nos moyennes ont été établies d'après les mensurations prises sur les têtes fœtales au moment de l'expulsion aussi bien dans les accouchements naturels qu'à la suite d'interventions et toujours dans des bassins viciés où la tête en traversant le trajet osseux plus ou moins rétréci, subit une compression exagérée, au point même quelquefois de produire sur un des pariétaux un enfoncement de plusieurs millimètres à quelques centimètres. Tandis que les moyennes empruntées à Budin ont été déduites de mensurations prises un certain nombre d'heures, oscillant entre quarante

(1) P. Budin. *De la tête du fœtus*, etc. Paris, 1876. Recherches sur les dimens. de la tête fœt. en collaborat. avec Ribemont. Arch. de tocol., 1879.
(2) *Loco cit.*, I, p. 417.
(3) *Loco cit.*, I, p. 220.

et soixante-douze heures, après l'accouchement. « C'est en effet, pendant ce laps de temps, dit Tarnier-Chantreuil, que les diamètres reviennent aux dimensions qu'ils avaient avant l'accouchement. Telle est l'opinion de Budin et nous l'acceptons comme vraie... Nous avons éliminé toutes les observations dans lesquelles les diamètres n'avaient pas été mesurés entre la quarantième heure et la soixante-douzième heure après l'accouchement... Voici les résultats auxquels nous sommes arrivé :

Diamètre bipariétal............. 9,4
— bitemporal........... 8,1 »

Mais pour donner des chiffres ronds il assigne

9 c. 1/2 Pour le bipariétal.
8 cent.. Pour le bitemporal.

Frascani (1), par contre, assigne en millimètres

87,76 Pour le diam. bipariétal.
78,63 Pour le diam. bitemporal.

Pour ce qui est relatif aux mêmes diamètres pour les fœtus de 8 mois et 8 mois et demi, nous nous contentons d'indiquer les moyennes données par M. le professeur Tarnier dans son cours à la Faculté 1886-1887.

A 8 mois, dit M. Tarnier, le diamètre bipariétal mesure 8 cm. ; à 8 mois et demi, 8 cm. 1/2 ; à 9 mois de 9 à 9 cm. 1/2.

Ainsi, les moyennes données par nous relatives aux fœtus conçus dans des bassins rétrécis sont 8 cm. 1/4 pour les enfants de 8 mois et 8 cm. 1/2 pour les enfants de 8 mois 1/2 ; donc moyennes égales.

Les dimensions de la tête fœtale sont en rapport, ainsi qui l'ont incontestablement démontré MM. Budin et Ribemont (2) *et Frascani* (3), *avec le poids de l'enfant. Le poids des fœtus conçus dans les bassins viciés étant tout au moins égal au poids des fœtus des*

(1) *Loco cit.*, p. 544.
(2) Recherches sur les dimensions de la tête fœt. *Arch. de tocol.*, 1879, p. 480.
(3) *Loco cit.*, p. 550.

femmes bien conformées, il en résulte que cliniquement la tête fœtale acquiert le même volume aussi bien dans les bassins rétrécis que dans les bassins bien conformés.

D'après tous ces chiffres et l'examen que nous venons de faire touchant le volume de la tête fœtale, le poids et la longueur des fœtus provenant de sujets atteints de vice de conformation du bassin et, après la comparaison faite avec les moyennes des fœtus de femmes bien conformées, nous pouvons dire de la manière la plus absolue que le *développement du produit de la conception des femmes à bassin rétréci est, tout au moins, égal à celui des femmes bien conformées.*

Résultats de l'expectation dans les rétrécissements du bassin.

Examinons maintenant ce point que nous avons également signalé au commencement de ce travail : *les cas d'accouchements spontanés, à terme, se terminant spontanément dans les rétrécissements modérés, forment-ils une telle majorité que par ce seul fait l'on soit autorisé à une expectation qui serait utile pour la mère et pour l'enfant.*

On peut, nous semble-t-il, circonscrire la question et la réduire à celle-ci : les cas d'accouchements spontanés, à terme, *chez les primipares,* se terminant spontanément dans les rétrécissements modérés, forment-ils une telle majorité, etc........?

Se basant, en effet, sur une catégorie de faits, remarquables à coup sûr, dans lesquels on voit un fœtus à terme évoluer aisément dans un bassin rétréci, même au-dessous de 8, et se dégager sain et sauf, bon nombre d'accoucheurs ont donné et donnent encore le conseil suivant : *chez une femme primipare, dont le bassin présente un rétrécissement moyen, laisser la grossesse aller à terme, mais dans les grossesses ultérieures, régler sa conduite sur l'expérience acquise par ce premier accouchement.*

Il est certain que les faits sur lesquels repose ce précepte de la non-intervention se présentent en clinique, qu'ils n'y sont même pas extrêmement rares. Tout accoucheur qui a exercé un certain nombre d'années doit en avoir observé de semblables, et nous-même, dans l'introduction à cette étude, nous en avons rappelé un qui nous avait singulièrement frappé.

Est-ce une raison suffisante pour subordonner son intervention à des cas qui, en réalité, ne sont que d'heureuses surprises?

Des règles saines pour la pratique ne peuvent être établies que d'après l'examen de l'ensemble des faits. Et cet ensemble de faits on ne l'a pas encore, pensons-nous, suffisamment interrogé. Que la chose n'ait point paru aussi nécessaire aux anciens accoucheurs, cela s'explique jusqu'à un certain point. En raison alors de l'ignorance des précautions antiseptiques l'accouchement prématuré artificiel n'était pas une opération sans dangers, loin de là. D'autre part, on voyait des primipares, à bassin étroit, accoucher spontanément et heureusement, pour l'enfant comme pour la mère. Il y avait donc une sorte de compensation qu'il eût été bon peut-être de soumettre à un contrôle plus rigoureux, mais enfin qui existait.

Depuis bien longtemps, toutefois, le professeur Pajot, avec ce grand sens pratique qui éclate dans ses jugements et dans ses conseils, s'élevait contre la prétendue valeur de cette « expérience d'un premier accouchement ». — Ah ! vous voulez attendre l'expérience d'un premier accouchement ! Mais si dans ce premier accouchement, et cela n'arrive que trop souvent, l'enfant et la mère succombent, vous voilà bien avancés ! Belle instruction pour l'avenir, en vérité !

Vraie alors, l'argumentation du professeur Pajot est d'autant plus exacte aujourd'hui que la provocation de l'accouchement prématuré, sous le couvert de l'antisepsie, n'offre, autant dire, aucun danger.

Voyons si le principe de l'expectation chez les primipares est aussi innocent.

Encore à la clinique de répondre.

Or si la clinique nous enseigne qu'il faut intervenir chez les primipares, la question se trouvera du même coup résolue pour les multipares, puisque nous n'aurons plus cette « *expérience du premier accouchement* ». Dans les deux cas, l'intervention sera basée sur les mêmes considérations.

Que se passe-t-il donc chez les primipares?

Déclarons d'abord que nous n'avons pas cru devoir utiliser toutes les observations qui figurent dans nos tableaux synthétiques. Dans celles, par exemple, qui proviennent de la Maternité et de l'hôpital Lariboisière, la longueur du diamètre antéro-postérieur est indiquée sans déduction. Or, nous n'avons pas cru devoir faire nous-même la déduction ordinaire, préférant nous contenter des mensurations dont l'appréciation définitive avait été faite par des cliniciens consommés (Depaul, Pajot, Charpentier, Budin).

Cette remarque faite, voici les faits que nous avons relevés et répartis de la façon suivante :

Accouchements A TERME *spontanés chez les primipares. — Atteintes de rétrécissements moyens du bassin de* 8 — 9.

1er GROUPE. — (Diamètre antéro-postérieur de 8 à 8 1/2 compris.)

Nombre des accouchements = 34.

Terminaison naturelle		5 enfants	vivants	5
			morts	0
Terminaison artificielle	Forceps	16 enfants	vivants	10
			morts	4
			l'état n'est pas noté	2
	Céphalotripsie	11	—	
	Perforation du crâne	1	—	
Mode de terminaison non indiqué		1	—	
Total		34	—	

2e GROUPE. — (Diamètre antéro-postérieur mesurant de 8 1/2 à 9 compris).

Nombre total des accouchements = 21.

Terminaison naturelle		10 enfants...	vivants.. 8 ; morts... 2
Terminaison artificielle.	Extraction manuelle.	1 enfant	vivant.. 1
	Forceps	6 enfants.	vivants.. 4 ; morts... 1 ; l'état n'est pas indiqué.... 1
	Céphalotripsie	4	
	Perforation du crâne.	0	
Total		21	

Ces chiffres nous paraissent bien démonstratifs.

Qu'importe-t-il en effet, avant tout, de fixer? La proportion dans laquelle on observe la terminaison spontanée de l'accouchement.

Qu'est cette proportion pour le 1er groupe ?

Sur 34 accouchements, elle a eu lieu 5 fois! Soit, 15 0/0. Ce qui veut dire, en retournant les chiffres, qu'il a fallu intervenir 85 fois 0/0.

Cela vaut bien l'expérience d'un premier accouchement !

Que devient la proportion pour le 2me groupe?

Comme on pouvait le prévoir, le rétrécissement étant moindre, les terminaisons naturelles, devaient être plus nombreuses. La supposition est confirmée par les faits. Sur 21 accouchements il y a eu 10 terminaisons naturelles, soit 47,5 0/0 environ ; ce qui signifie encore qu'il a fallu intervenir 52, 5 fois 0/0.

Ici encore la terminaison artificielle l'emporte sur la terminaison naturelle.

Il est vrai que la proportion est minime et qu'elle pourrait être retournée dans une autre série de cas.

Cette considération suffit-elle pour que nous acceptions que la provocation de l'accouchement prématuré dont la légitimité s'impose si nettement pour les rétrécissements du bassin compris entre 8 et 8 1/2, soit rejetée pour les rétrécissements moindres que 8 1/2?

Or, sur ces 21 accouchements il a fallu broyer le fœtus 4 fois ! 4 enfants volontairement sacrifiés sur 21 ! Cela mérite quelque réflexion.

Il y a eu 6 applications de forceps, dont 5 seulement doivent être prises en considération puisque dans un cas l'état de l'enfant n'est pas noté. De ces cinq enfants, l'un est venu mort. Certes les chiffres sont trop peu élevés, pour qu'on puisse tirer des conclusions absolues. Mais, il ne faut pas oublier ce détail important, que dans tous ces cas les instruments étaient maniés par des mains particulièrement exercées et habiles ! Il serait irrationnel d'attendre de l'intervention des résultats identiques dans la pratique commune.

Pour le 1er groupe la mortalité fœtale a été 50 0/0, pour le 2me groupe, 36, 5 0/0.

En résumé, *intervention fréquente, mortalité fœtale élevée.*

Si nous ne donnons pas ici le chiffre de la mortalité maternelle, c'est qu'il aurait fallu le déduire de faits peu comparables. Une partie des observations datent, en effet, d'une époque antérieure à l'introduction dans la pratique des accouchements des précautions antiseptiques. Le chiffre aurait donc été trop pessimiste, et on aurait eu le droit de nous reprocher de n'avoir pas tenu suffisamment compte de cette circonstance importante. Nous laissons à chacun le loisir d'apprécier s'il convient de ne pas éviter, autant que faire se peut, aux parturientes les dangers qui sont liés à la pratique de la plupart des interventions dont il s'agit : application de forceps, céphalotripsie, perforation du crâne.

Voici d'ailleurs les chiffres de la mortalité fœtale et maternelle eu égard à la provocation de l'accouchement prématuré, et nous insistons en outre de nouveau sur la qualité, non négligeable de ce mode d'intervention, d'être simple, pratique et accessible à tous. Nous verrons également quel important auxiliaire l'accouchement prématuré artificiel a trouvé dans l'application de la méthode antiseptique et dans l'emploi des couveuses et du gavage.

EFFETS DE L'INTERVENTION DANS LES ACCOUCHEMENTS PROVOQUÉS AVANT TERME.

L'intervention dans les accouchements provoqués avant terme est également dangereuse aussi bien pour les enfants que pour les mères.

Nous prendrons seulement en examen les accouchements provoqués à la Clinique d'accouchements de Paris, depuis janvier 1867 jusqu'à juin 1886.

Nous les grouperons d'abord en deux catégories, savoir : ceux pratiqués avant l'antisepsie et ceux après l'emploi de cette méthode. Nous ferons ensuite une subdivision en *primipares* et *multipares*.

ACCOUCHEMENTS PROVOQUÉS, 75 { avant l'antisepsie, 49.
après l'antisepsie, 26.

I. — *Avant l'antisepsie.*

Accouchements 49. { Primipares.......... 23
Multipares........... 26

A. — *Primipares*, 23.

		Enfants V.	Enfants M.	Mères V.	Mères M.
Terminaison naturelle		10	1	11	»
Terminaison artificielle.	Extraction manuelle.	»	2	2	»
	Forceps	2	2	4	»
	Céphalotripsie	»	5	2	3
	Détroncation	»	1	1	»
		12	11	20	3
		23		23	

Soit :

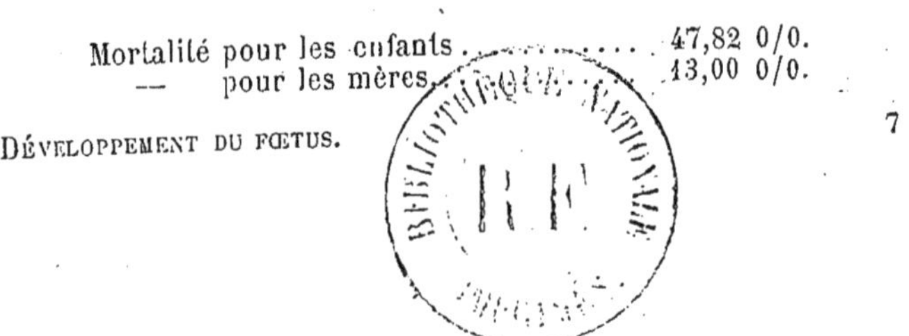

Mortalité pour les enfants.................. 47,82 0/0.
— pour les mères.................. 13,00 0/0.

B. — *Multipares*, 26.

		Enfants V.	Enfants M.	Mères V.	Mères M.
Terminaison naturelle		5	3 (1)	8	»
Terminaison artificielle.	Extraction manuelle..	1	3	3	1
	Forceps	4	4	3	5
	Céphalotripsie	»	5	1	4
	Perforation	»	1	1	»
		10	16	16	10
		26		26	

Soit :

Mortalité des enfants............ 38,46 0/0.
— des mères............... 38,46 0/0.

II. — *Après l'antisepsie.*

Accouchements 26........................ { Primipares...... 7 / Multipares 19

A. — *Primipares*, 7.

		Enfants V.	Enfants M.	Mères V.	Mères M.
Terminaison naturelle		2	2 (2)	4	»
Terminaison artificielle.	Extraction manuelle.	»	1	1	»
	Forceps	1	»	1	»
	Céphalotripsie	»	1	1	»
		3	4	7	»
		7			

Soit :

Mortalité des enfants............. 57.14 0/0
— des mères............. 0 0/0

B. — *Multipares*, 19.

		Enfants V	Enfants M	Mères V	Mères M
Terminaison naturelle		11	1	12	»
Terminaison artificielle.	Extraction manuelle	2	2	4	»
	Forceps	1	1	2	»
	Céphalotripsie	»	1	1	»
		14	5	19	»
		19			

Soit :

Mortalité pour les enfants.............. 26.36 0/0
— pour les mères.............. 0. 0/0

(1) Deux avortements.

(2) Deux avortements.

Mortalité générale.

Avant l'antisepsie.	pour les enfants...	42.85 0/0
	pour les mères....	26.53 0/0
Après l'antisepsie.	pour les enfants...	34.61 0/0
	pour les mères....	0 0/0

Nous essaierons de nous rendre compte plus loin de l'énorme chiffre indiquant la mortalité des enfants dans l'accouchement prématuré provoqué après la méthode antiseptique.

Nous dirons seulement pour le moment, ce que nous avons dit plus haut : *intervention fréquente, mortalité fœtale élevée.* Pour les mères il n'en est pas question.

Cette malheureuse issue pour les enfants n'aurait assurément pas été observée si on avait provoqué l'accouchement quelques semaines plus tôt.

Voilà ce qu'a donné l'intervention faite, personne ne le niera, dans des conditions d'exécution relativement favorables (dimensions plus en harmonie entre le contenant et le contenu).

Qu'eût-on été en droit d'espérer si, adoptant l'illusoire méthode de la temporisation, on eût laissée la grossesse aller à terme, alors surtout qu'il s'agissait dans la plupart des cas de rétrécissements du bassin compris entre 7 1/2 et 8 1/2 ?

Seuls, les friands de la céphalotripsie ou opérations semblables, pourraient ici prendre ombrage de l'accouchement provoqué.

A chacun, d'ailleurs, de comparer et de conclure.

Pour nous, notre conclusion est extrêmement nette.

1° *Qu'il s'agisse de primipares ou de multipares, quand il existe un rétrécissement du bassin de 8 à 9 centimètres, l'accouchement prématuré artificiel est la seule intervention qui sauvegarde à la fois les intérêts des deux êtres.*

2° *La cause principale de la mortalité des enfants étant l'intervention manuelle ou instrumentale, il faut absolument provoquer l'accouchement à une époque moins avancée de la grossesse pour que le fœtus puisse venir au monde naturellement.*

SECONDE PARTIE

De l'accouchement prématuré artificiel.

L'accouchement prématuré artificiel a, dans ces dernières années, subi plusieurs vicissitudes. D'abord, le accoucheurs s'empressèrent de l'employer pour interrompre la marche de la gestation, afin d'éviter l'opération césarienne et la céphalotripsie dont les suites étaient presque toujours fatales pour les femmes, surtout dans les grandes villes. Mais quand le professeur Porro eut modifié la méthode classique de l'opération césarienne par l'amputation utéro-ovarique, on vit les accoucheurs rejeter l'accouchement prématuré artificiel avec autant d'empressement qu'ils en avaient mis à l'adopter.

En France il semblerait résulter des deux mémoires de MM. Pinard (1) et Maygrier (2), sur l'opération césarienne et l'opération de Porro, que la méthode du professeur italien dût être préférée au préjudice de la céphalotripsie et de l'accouchement prématuré artificiel. Mais en pratique on n'a guère eu recours à cette opération sauf pour les bassins mesurant moins de 6 cent. de diamètre minimum.

L'opération de Porro surtout, malgré la mortalité de plus de la moitié des mères et à peu près de la moitié des enfants, était presque généralement acceptée à l'étranger, tout au moins en principe, comme traitement des angusties pelviennes de préférence à l'accouchement provoqué avant terme ou à la céphalotripsie. Toutefois, dans ces derniers temps, la réalisation des deux plus grands progrès accomplis dans la science obstétricale, —

(1) Pinard. *Loco cit.*
(2) Charles Maygrier. — *Etude sur l'opérat. de Porro*. Paris, 1880.

l'antisepsie et la couveuse introduite par le professeur Tarnier, — avait porté un coup fatal à l'opération césarienne classique et modifiée, et elles seraient absolument abandonnées dans la pratique courante, si la nouvelle méthode de Sänger avec sa double suture de l'utérus, n'était venue remettre en vogue l'opération césarienne. — « C'est à elle, dit Potocki (1), qu'il faudra dorénavant donner la préférence quand on conservera l'utérus. »

Nous voilà donc, une fois de plus, en présence d'une proscription presque absolue de l'accouchement prématuré et en quelque sorte aussi de l'opération de Porro.

Il faut l'avouer, les résultats obtenus par Sänger sont très brillants et au-dessus de toute contestation.

Mais, même avec de tels résultats, est-on fondé à donner, dans le cas de rétrécissement du bassin, quand on pourrait faire accoucher la femme prématurément, la préférence à l'opération césarienne? Telle est la question à résoudre; question fort délicate et fort embarrassante.

Certes, nombreuses sont les difficultés qui entourent cette discussion grave à plus d'un titre et qui a déjà soulevé de vives et savantes polémiques, sans qu'une solution ferme en soit sortie.

C'est précisément pour ces motifs que nous n'avons pas la prétention de conclure. Cette discussion sera toujours des plus controversées, car elle repose sur plusieurs facteurs qui resteront, hélas, longtemps encore à l'état *d'inconnues*. Toutefois nous demandons la permission d'apporter dans l'étude de cette question quelques brèves considérations d'ordre statistique qui résument en partie les idées discutées par M. le professeur Tarnier dans son cours à la Faculté (1885-1886).

D'abord on peut affirmer que, en France, où elle compte des adversaires acharnés, tout en appréciant ses résultats surprenants, l'opération césarienne ne sera jamais acceptée comme une opération de choix, par la grande majorité des accoucheurs, dans le traitement

(1) J. Potocki. — *De l'opérat. césarienne*, etc. Paris, 1886, p. 79.

des vices de conformation du bassin. Pour l'Ecole française, elle restera, tout au moins pour longtemps encore, une opération de nécessité.

Naguère encore il eût été téméraire d'énoncer cette affirmation et surtout d'avoir la prétention de tenter une démonstration scientifique; mais aujourd'hui, même en présence des succès, il n'en est plus de même, car, plus que jamais, l'opération césarienne restera une intervention ayant un caractère de nécessité absolue.

Depuis l'introduction de l'antisepsie et de la couveuse en obstétrique, une longue et intelligente pratique ont irréfutablement établi par des faits caractéristiques les avantages considérables de l'accouchement prématuré artificiel.

Avant de passer outre, qu'il nous soit permis d'examiner brièvement, quelles étaient les conditions dans lesquelles on opérait autrefois l'accouchement prématuré provoqué et les conditions dans lesquelles on le provoque de nos jours.

A. Avant l'introduction de l'antisepsie et de la couveuse.

Il va de soi qu'à cette époque, l'accouchement provoqué devait être dangereux tant pour les mères que pour les enfants. Mais il ne serait cependant ni juste, ni raisonnable de mettre seulement en jeu la méthode comme cause de la mortalité.

Il y a en effet, une foule d'éléments étiologiques qui sont indépendants de la méthode considérée en elle-même. On doit faire remonter la plus grande partie des insuccès à l'insalubrité du milieu, aux conditions hygiéniques des salles et par suite à la présence ou à l'absence de la fièvre puerpérale. En outre, il y a la longue série des états pathologiques et des maladies qui accompagnent nécessairement et fatalement le nouveau-né, telles que la faiblesse, la cyanose et l'œdème, le sclérème (hypothermie), la gêne respiratoire, les opérations, les manœuvres obstétricales, etc., etc.

J'en dirais autant des procédés employés pour provoquer le travail.

Et pour ne pas sortir du champ obstétrical, voici quelques exemples.

Déjà, en 1856, M. Tarnier, alors interne à la Maternité de Paris, vit un jour mourir de fièvre puerpérale sept femmes en quelques heures. Il fit une enquête et sa statistique lui démontra que la mortalité, 10 p. 100, était 17 fois plus considérable à la Maternité que dans les quartiers voisins (1).

Les nouvelles accouchées étaient décimées !

M. Pajot, remplaçant P. Dubois, se vit contraint un jour de faire évacuer et fermer la Clinique d'accouchements, tant était effrayant le nombre des accouchées qui mouraient. Aussi, chaque fois que ce maître vénéré nous parlait de la fièvre puerpérale, il nous disait : « Vous, vous ne savez pas ce que c'est que la fièvre puerpérale. Ceux de mon âge seuls le savent. J'ai vu plusieurs fois des femmes se bien porter pendant toute la durée de leur séjour dans la Clinique, avant l'accouchement, et être emportées en quelques jours par la fièvre puerpérale aussitôt qu'elles avaient accouché, même naturellement et spontanément ».

Que dire donc des opérées?

Ce n'était pas seulement en France que les choses se passaient de la sorte; il en était de même ailleurs.

Qu'on me permette de citer un seul fait, parmi plusieurs arrivés en Angleterre, et bien connus, du reste, dans l'histoire des épidémies dites puerpérales.

En 1773 toutes les femmes qui entraient à la Maternité d'Edimbourg, pour accoucher, mouraient toutes !

On a dû fermer l'établissement.

Avant l'année 1883, les couveuses pour les enfants n'étaient

(1) P. E. Garcin. — *Du bichlorure de mercure en obstétrique.* — Thèse de Paris, 1885, p. 7.

encore introduites ni à la Maternité, ni dans les autres hôpitaux de Paris.

Voici quelle est pour les enfants une statistique de la mortalité avant et après la couveuse (1) :

Sans couveuse.	*Sans couveuse.*	*Couveuse*
Maternité de Cochin, année 1882	Maternité de Paris, du 1er août 1879 au 31 juillet 1881	
Total des enfants. . . 30	Total des enfants. . . 116	Total des enfants.... 79
10 vivants,	40 vivants,	49 vivants
20 morts.	76 morts.	30 morts
Mortalité... 66 °/₀.	Mortalité... 65 °/₀.	Mortalité... 38 °/₀.

Plus de la moitié des enfants sauvés.

A part le fait incontestable que les moyens employés, dans les divers procédés de la méthode, pour la provocation du travail, étaient la cause la plus fréquente, sinon unique d'empoisonnement septique, il faut aussi tenir compte des divers procédés. Nul doute que l'éponge préparée, comme elle l'était autrefois, que les ballons de Barnes et de Tarnier, la sonde de Krause et même l'eau injectée dans le vagin par le procédé de Kivisch, devaient directement porter dans la matrice les germes d'une infection meurtrière.

La sonde même de Krause, l'instrument le plus simple, le plus facile à nettoyer, n'était cependant pas exempte, à cet égard, de tout reproche.

A ce sujet, M. le professeur Tibone, de Turin, a pu assez fréquemment constater des faits très graves. « En introduisant la sonde dans la cavité utérine, dit-il (2), avant l'antisepsie, malgré toutes les précautions généralement suivies, j'ai dû me convaincre que dans la majorité des cas son action était prompte et efficace,

(1) A. Auvard. — *De la couveuse pour enfants. Arch. de Tocol.* — Paris, 1883, p. 594.

(2) D. Tibone. — *Sul tecnicismo e sul valore del met. del Krause, etc.*, in *Rivista clinica*, anno VII, n° 9,

et j'ai vu assez souvent se manifester de la fièvre, s'écouler par les organes genitaux, dès le commencement du travail, un liquide fétide, l'accouchement s'achever plus promptement et les suites de couches revêtir la forme franchement puerpérale.

« Par contre, depuis que l'obstétrique s'est enrichie de la méthode antiseptique, les choses se passent bien autrement. L'utérus entre, il est vrai, moins promptement en action, mais en revanche tout le reste marche normalement. »

Il n'est pas douteux que tous les procédés employés pour interrompre la marche de la gestation n'ont pas la même valeur au point de vue des résultats; car enfin, même aujourd'hui, avec toutes les précautions antiseptiques les plus rigoureuses, il est généralement admis que plusieurs d'entre eux sont dangereux pour la mère et pour l'enfant.

Ce n'est pas tout; il y aurait encore deux points fort intéressants à étudier en ce qui concerne le pronostic pour la mère et pour l'enfant, savoir : l'âge de la *viabilité obstétricale* et *le gavage.*

La viabilité obstétricale n'était auparavant pas possible avant sept mois à sept mois et demi, par conséquent, de peur de ne pouvoir élever les enfants, on ne se hâtait pas de provoquer le travail avant cette époque. Et encore, même quand il y avait des indications pressantes du côté du bassin pour l'interruption du cours de la gestation vers le septième mois ou septième mois et demi, on attendait une semaine de plus, parce que l'expulsion du produit de la conception se rapprochant davantage du terme normal, l'enfant avait plus de chance de vivre.

Ces considérations justes autant que prudentes, présentaient cependant des inconvénients très fâcheux pour les enfants ainsi que pour les mères. Car, en plusieurs cas, à force d'attendre, on arrivait à ne plus avoir la proportion nécessaire entre les diamètres de la tête fœtale et ceux du bassin, de sorte qu'il fallait quand même intervenir. C'était parfois une application de forceps, ou une version interne, mais il n'était pas rare qu'il fallût intervenir par des opérations dangereuses pour le fœtus et capables de compromettre, en même temps, la vie de la mère. Or, il n'y a pas un accoucheur qui ignore combien est grave le pronostic de l'accouchement, surtout provoqué, lorsqu'on est forcé d'intervenir.

Il y a une autre considération.

Plus la tête est volumineuse par rapport aux diamètres du bassin et moins facilement elle s'engage à travers le détroit supérieur, par conséquent le prolapsus du cordon ombilical devient une complication assez fréquente, d'où une cause de mortalité dont il faut tenir compte.

Autrefois, aussi, on ne se préoccupait peut-être pas assez de la nourriture des nouveau-nés. Difficile à régler quand ils viennent au monde naturellement à terme, elle réclame des soins bien plus attentifs et bien mieux dirigés pour un être venu au monde avant son complet développement, arraché à la nutrition maternelle utérine pour entrer dans un milieu peu favorable à sa faible constitution et qui sera fatalement soumis à un régime alimentaire si différent de celui qui eût suivi dans le cas d'une grossesse normale. Et c'est encore là, indubitablement, une des causes de la mortalité effrayante des nouveau-nés.

Telles étaient les conditions et les circonstances dans lesquelles on opérait jadis l'accouchement prématuré artificiel. Rien d'étonnant par suite que les statistiques d'autrefois enregistrent des chiffres de mortalité considérables. C'est à cette époque-là qu'il faut très vraisemblablement rapporter la mortalité dont nous parle M. le professeur Chiara et les statistiques de Spiegelberg et Litzmann rapportées par Playfair (1). Nous verrons plus loin, en effet, en présentant un tableau de plusieurs statistiques, que la mortalité des mères et des enfants varie selon les établissements plus

(1) *Loc. cit.*, p. 536.

ou moins impurs de germes infectieux. Ainsi, tandis qu'à la Clinique d'accouchements et à la Maternité de Paris, où existait autrefois la plus grande insalubrité, la mortalité était considérable, nous la voyons, par contre, minime ou nulle dans d'autres localités où les conditions hygiéniques du milieu étaient excellentes.

Aujourd'hui il n'en est plus ainsi, après l'introduction de l'antisepsie en obstétrique la mortalité pour l'accouchement provoqué avant terme est nulle pour les mères, minime pour les enfants.

B. Après l'antisepsie et la couveuse.

La clinique obstétricale d'aujourd'hui n'est plus celle d'il y a vingt ans!

L'introduction de l'antisepsie dans les accouchements a complètement changé, ou pour mieux dire, renversé la proportion et nombre de causes morbides qui autrefois dominaient n'existent plus maintenant. D'infection puerpérale et d'érysipèle dans les maternités, il n'en est plus question; de diarrhée infantile, pas davantage; l'ophthalmie purulente est devenue une maladie très rare; en somme on est aujourd'hui maître de la situation.

C'est ainsi que M. le professeur Tarnier, dans sa leçon d'ouverture en prenant possession de la chaire d'accouchements à la Faculté, a pu prononcer ces paroles (1) : « Chaque jour, nous appliquons de mieux en mieux la méthode antiseptique et je ne doute que d'ici peu de temps la mortalité ne tombe de 10 0/0 quelle était autrefois, à 1/2 0/0. Depuis le 15 octobre, en effet, sur près de 1.000 femmes entrées à la Maternité, nous n'avons eu qu'un seul décès, celui de cette malheureuse qui avait l'utérus et la vessie déchirés. Sans elle, nous aurions eu 1.000 accouchements sans un seul décès. »

Et M. le professeur Pajot, voyant s'écouler presque toute l'année scolaire de clinique (1884) sans la perte d'une seule femme par

(1) *Semaine médicale*, n° 14, le 3 avril 1884.

fièvre puerpérale nous disait dans une de ces boutades spirituelles dont il a seul le secret : « Messieurs, nous pouvons écrire sur le fronton de cette clinique : ICI ON NAIT, MAIS ON NE MEURT PAS ! »

Enfin, à l'hygiène la plus parfaite, aux plus sérieuses précautions antiseptiques prises dans le manuel opératoire de l'accouchement artificiel prématuré, à l'adoption des procédés les plus simples tels que la sonde de Krause et le ballon de Tarnier, la couveuse, de son côté, est venue s'ajouter et a fait disparaître beaucoup de conditions défavorables pour l'entretien de la vie chez les nouveau-nés avant terme. Voici, du reste, un argument convaincant. De 1877 à 1880 (3 ans) à la Maternité sont morts de sclérème 181 enfants, tandis que de 1882 à 1885 (3 ans) il n'y a eu que 9 décès ! « En 24 heures le sclérème disparaissait, s'écrie M. Tarnier. Chose incroyable (1). »

Le gavage a lui aussi rendu de grands services. Et bien que pour le moment, ainsi que nous le faisait remarquer M. le Dr Budin, nous n'ayons pas de renseignements exacts sur les dimensions de l'estomac des fœtus nés avant terme, sur leurs structure et fonction de manière à pouvoir scientifiquement apprécier la quantité et la qualité de lait nécessaires pour les nourrir convenablement, on peut néanmoins affirmer que l'alimentation des nouveau-nés est bien mieux réglée aujourd'hui qu'elle ne l'était autrefois.

C'est bien donc dans cet ensemble de conditions et de circonstances qu'il faut étudier l'accouchement prématuré provoqué, ce que nous allons faire tout de suite.

QUELLE CONDUITE DOIT-ON TENIR DANS LE TRAITEMENT DES VICES DE CONFORMATION DU BASSIN ?

Les principales conclusions qui se dégagent, tout d'abord, de nos considérations statistiques, sont les suivantes : 1° *d'une manière générale, le fœtus acquiert un développement identique*

(1) *Cours oral d'accouch.*, 1885-1886.

tant dans les bassins normaux que dans les rétrécis; 2° *l'accouchement prématuré spontané est plus fréquent chez les femmes bien conformées que chez celles atteintes de vices de conformation du bassin ;* 3° *la fréquence de l'accouchement avant terme spontané est presque la même chez les primipares que chez les multipares à bassin rétréci*; *mais elle est aussi plus grande dans les bassins normaux que dans les bassins rétrécis.*

Une série de questions de la plus haute importance pour la pratique, s'imposent maintenant à notre étude.

En premier lieu, quelle est la conduite à tenir dans le traitement des bassins viciés? doit-on laisser arriver à terme une femme enceinte qui a un vice de conformation du bassin, ou doit-on la faire accoucher avant terme?

En second lieu est-il plus prudent de laisser la grossesse suivre son cours normal chez les primipares, par ce fait qu'elles « accouchent presque toujours avant terme et d'un enfant petit? »

Examinons ces deux questions.

Quelle est donc la conduite à tenir?

On pourrait, certes, nous faire remarquer que cette question discutée maintes fois de la manière la plus complète, a été résolue d'une façon définitive par des accoucheurs éminents. Nous croyons toutefois qu'il est utile d'y revenir, car il y a aujourd'hui plusieurs éléments qui n'existaient pas autrefois et qui apportent un changement radical soit dans le pronostic, soit dans les principes qui doivent nous guider dans la provocation du travail comme traitement des sténoses pelviennes; éléments que nous ne trouvons exposés dans aucun traité.

C'est pour ces motifs que nous avons cru nécessaire d'en parler dans ce travail.

Ce sont, ainsi que nous venons de l'indiquer, l'antisepsie, la couveuse, dont nous venons de parler, la viabilité obstétricale et les limites extrêmes des vices de conformation du bassin réclamant l'interruption de la gestation.

Selon nous la conduite à tenir est bien simple.

Lorsqu'on se trouve en présence d'une femme à bassin fortement rétréci à terme, on pourra choisir entre l'opération césarienne ou la céphalotripsie, selon le degré du rétrécissement, les idées spéciales, l'habileté opératoire et les moyens d'assistance et autres dont on peut disposer.

Quoiqu'en pareille circonstance nous ne saurions conseiller ni non plus ne voudrions pratiquer l'opération césarienne que lorsqu'il n'y a pas autre chose à faire.

Excepté les cas extrêmement rares, d'ailleurs, de bassins à opération césarienne (1), nous préférons la crâniotomie, car pour nous, qui ne cherchons nullement à devancer le progrès quand même, la question de la mère prime toutes les autres.

Nous verrons plus loin les faits sur lesquels nous basons notre opinion.

Mais il n'en est plus de même lorsque la grossesse n'est pas à terme et que l'on peut faire accoucher la femme prématurément.

Dans ces conditions il *faut donner la préférence à l'accouchement prématuré artificiel, et ne jamais faire l'opération césarienne.*

On pourrait objecter que tout le monde ne saurait souscrire à notre indication. Toutefois, par nos arguments, nous espérons rallier à nos idées les plus réfractaires.

Nous n'irons pas rechercher les vieux arguments qui ont été produits dans les discussions vives, fréquentes et même passionnées pour ou contre ces deux opérations. Il nous suffit de produire des chiffres statistiques; en un mot de relever les résultats les plus brillants de l'opération césarienne moderne et les résultats de l'accouchement prématuré artificiel pratiqué dans ces dernières années. Là sera le meilleur argument et le plus irréfutable.

L'opération césarienne, d'après la méthode de Sänger, si nous

(1) Même dans ces cas-là nous trouvons justes les considérations de MM. Pajot (*Trav. d'obs.*, 1882, p. 514 et suiv.), Charpentier (II p. 704), Mangiagalli (*loco cit.* p. 181) pour ce qui est relatif à la mortalité des mères, et nous pensons que c'est beaucoup mieux de *provoquer l'avortement* plutôt que d'attendre le terme de la grossese pour pratiquer l'opération césarienne ou la céphatotripsie.

nous en rapportons au mémoire de M. Potocki (1), faite vingt-six fois, donne :

Pour les mères, 19 guérisons	. . . . . .	74,1	p. 100.
— 7 morts	. . . .	26,9	—
Pour les enfants, 23 nés vivants	. . . . .	88,4	—
— 3 morts	. . . .	11,6	—

« Il est inutile d'insister sur l'éloquence de pareils chiffres, » dit M. Potocki, quoiqu'ils soient des chiffres *bruts* de la statistique *brute*.

Mais si nous nous rapportons, ainsi que le fait M. Potocki, lui-même, aux « résultats invraisemblables, mais cependant réels » d'un groupe d'opérations césariennes faites à Dresde et à Leipzig (10 par Léopold et son assistant Korn, et 6 par Sänger et ses assistants Obermann et Donat), nous avons, assurément, la plus belle statistique que l'on puisse désirer :

Opérations césariennes, 16.

15 guérisons pour les mères, soit.	93, 7	pour 100
16 enfants vivants.	100,	—

En présence de ces chiffres, je dis, moi aussi : *Résultats invraisemblables, mais cependant réels.*

Or, si nous prenons en considération les résultats de l'accouchement prématuré artificiel pratiqué dans ces dernières années, de 1883 jusqu'à juin 1886, nous nous trouvons en présence des faits suivants :

19 fois à Maternité par Tarnier.
26 — à Clinique par Pajot et ses chefs de clinique (Doléris et Loviot).
17 — à Lariboisière par Pinard.
2 — à la Charité par Budin.
3 — à Saint-Louis, par Porak.
27 — à l'Institut obstétrical de Turin, par Tibone.
94

Nous avons un total de 94 accouchements provoqués prématurément qui nous donnent :

92 guérisons pour les mères, soit	97,87	pour 100
59 enfants vivants.	62,76	—

(1) *Loco cit.*, p. 78.

Les résultats de l'accouchement provoqué, pour les mères, sont plus avantageux même que ceux fournis par une statistique de l'opération césarienne choisie et obtenus par des opérateurs très distingués.

Il serait banal de les comparer avec les chiffres *bruts* de la statistique *brute*.

Mais nous devons, de la statistique de l'accouchement provoqué, défalquer les cas des deux femmes mortes opérées à Turin, et cela est absolument indispensable, car elles étaient, par avance, fatalement vouées à la mort. En effet, chez l'une qui était atteinte de tuberculose pulmonaire on fut contraint de provoquer l'accouchement, quoi qu'elle eût un bassin normal, pour ne pas devoir recourir à l'opération césarienne « sur une mourante ou *post mortem.* » Chez l'autre, qui était aussi bien conformée, cette intervention fut nécessitée par suite d'une affection du cœur et de l'œdème pulmonaire qui mettait sa vie en danger; cette femme, du reste, mourut dix jours après l'accouchement à la suite de cette affection du cœur.

Il nous reste alors 92 femmes à bassin rétréci sur lesquelles fut provoqué l'accouchement avec 92 guérisons, soit 100 p. 100.

En tous cas, même avec ces deux insuccès, nous obtenons une moyenne de guérisons de 97,87 p. 100.

L'accouchement provoqué, en ce qui concerne le pronostic des mères, nous le répétons, donne des résultats meilleurs que l'opération césarienne avec la méthode de Sanger. C'est là le point important.

Reste la question relative aux enfants.

Ici les résultats de l'accouchement provoqué ne sont nullement comparables à ceux de l'opération césarienne. Cependant il y a quelques remarques à faire à ce sujet.

Nous avons obtenu par l'accouchement prématuré provoqué 62,76 p. 100 d'enfants vivants, mais il y a ceci à dire, que, d'abord, M. le professeur Tibone ne parle pas de l'emploi de la couveuse, et qu'à la Clinique de Paris, ainsi que dit Leroy dans sa *Statistique de la mortalité de la nouvelle clinique d'accouchements* (1), « on ne se sert plus du concours de la couveuse depuis qu'on a reconnu que beaucoup d'enfants chétifs, loin de profiter de cette incubation artificielle, dépérissaient plutôt dans ce milieu surchauffé ;... que pour y obvier, il fallait exiger une somme de soins et de précautions qu'il est toujours difficile sinon impossible d'obtenir d'un personnel d'hôpital ;... » Et cependant, les bénéfices de la couveuse, nous l'avons vu et nous le verrons mieux plus loin, sont considérables. Il est vrai qu'à la Clinique, ce qui n'est d'ailleurs un mystère pour personne, la couveuse ne jouit pas d'une grande sympathie. On doit peut-être assigner à cette circonstance le fait des insuccès.

Cependant il faut bien comprendre que cette sorte de discrédit, dont nous venons de parler, portait seulement sur la couveuse, telle qu'elle avait été primitivement installée à la Clinique. Car M. Pajot, a souvent insisté devant nous sur les avantages considérables qu'il y a à placer et à *maintenir* les nouveau-nés, avant terme, dans un milieu à température élevée et constante. Il se plaisait même beaucoup à citer comme preuve concluante, de cette influence si salutaire d'un semblable milieu, un fait vraiment extraordinaire dont l'observation écrite de la main de Trousseau, lui avait été donnée par ce grand médecin. Exprimant son opinion sur la couveuse qui pendant quelque temps avait fonctionné à l'hôpital des Cliniques : « Que peut-on bien attendre, disait M. Pajot, de ces sortes de boîtes, où les fœtus respirent un air nécessairement souillé, — de ces boîtes, véritables nids à punaises, dont on est obligé de retirer les enfants à chaque fois qu'il faut les allaiter. Peut-on admettre que, ces transitions subites d'un milieu chaud dans un milieu froid, que ces changements réitérés plusieurs fois par jour, dans la température de l'air respiré, soient sans danger ? — Non.

« Sans doute le principe qui a conduit à l'usage de la cou-

(1) Thèse de Paris, 1885, p. 39.

veuse était juste, mais l'application en est encore défectueuse. »

Et nous ajouterons qu'une des dernières transformations faites à l'hôpital des Cliniques, par le professeur Pajot, a précisément consisté dans l'aménagement d'une petite chambre à température élevée et constante — *Éleveuse ou chambre couveuse*, pourrait-on dire — avec laquelle il s'est proposé de réaliser les avantages liés à l'emploi de la couveuse ordinaire tout en supprimant les inconvénients multiples qu'il voyait à la plupart de ces appareils.

Quoi qu'il en soit, nul doute qu'avec un emploi plus attentif et plus méthodique de cet appareil, le chiffre de la mortalité des enfants sera moindre. M. le professeur Tarnier, en effet, a obtenu 68 p. 100 d'enfants sortis vivants de la Maternité, et M. Pinard 88,23 p. 100.

Qu'on nous permette, en outre, de faire remarquer que, sur les 94 accouchements provoqués, dans une dizaine de cas au moins, le travail a été provoqué pour faire *avorter* les femmes et non pour les faire *accoucher avant terme* dans le but d'avoir un enfant vivant. Ce qui change beaucoup la situation.

D'autre part, dans les 16 opérations césariennes faites à Dresde et à Leipzig, opérations dont les observations se trouvent consignées dans le mémoire de Potocki, cinq fois seulement il est dit que la femme est « sortie avec son enfant ». Et les autres onze enfants? Que sont-ils devenus? Sont-ils sortis, eux aussi, vivants de l'hôpital ou sont-ils morts après la naissance?

Du moment que l'on s'est empressé de noter la sortie de cinq enfants vivants, il y aurait lieu de penser que, si non tous les onze dont la sortie n'est pas notée, quelques-uns du moins sont probablement morts avant leur sortie de la Maternité. Par conséquent, il nous est impossible, dans de pareilles conditions, d'accepter tout bonnement le 100 p. 100 d'enfants sortis vivants de l'hôpital.

Que les enfants soient extraits vivants par l'opération césarienne, il n'y a rien d'étonnant, même c'est le seul but que l'on se plaît à assigner aujourd'hui à cette grave opération qui ne sauve pas toutes les femmes; mais ce qu'il importe de savoir, c'est précisément le nombre des enfants qui peuvent sortir vivants de l'hôpital.

Tandis que dans l'accouchement provoqué avant terme on doit assez souvent intervenir, car malheureusement, toutes les femmes à bassin vicié, chez lesquelles existe l'indication d'interrompre à un moment donné le cours de la gestation, ne se présentent pas en temps utile.

Malgré cela, l'accouchement artificiel avant terme, lorsqu'on prend tous les soins nécessaires, n'est pas mauvais, car, ainsi que nous l'avons déjà fait remarquer, la statistique de l'hôpital Lariboisière nous donne 88, 23 *p.* 100 *d'enfants sortis vivants de l'établissement.*

Personne ne niera que ce soit un magnifique résultat.

De plus nous ne pouvons pas mettre au même niveau les résultats de l'opération césarienne, choisie, faite par les cliniciens distingués de Dresde et de Leipzig, parce que les opérateurs n'auront pas tous la même habileté et qu'ils ne se trouveront pas toujours dans les mêmes conditions. Il faut donc prendre les statistiques « *brutes* » c'est là la seule base réellement sérieuse.

Si à la dernière statistique sur l'opération césarienne modifiée par Sänger (31 fois avec 22 guérisons pour les mères), que nous empruntons à M. le Dr Bar (1), nous ajoutons les deux opérations pratiquées, ici, à Paris, une par M. le Dr Ribemont et l'autre par M. le Dr Doléris, dont les femmes sont mortes, nous avons 33 opérations césariennes et 22 femmes sauvées.

D'où comme conclusion les deux tableaux comparatifs que voici suffisamment édifiants :

Opération césarienne	Mères, guérison	66.6	p. 100
	— mortalité	33.3	—
	Enfants, nés vivants	88.4	—
	— mortalité	11.6	—
Accouchement provoqué	Mères, guérison	97.8	—
	— mortalité	2.1	—
	Enfants, nés vivants	62.7	—
	— mortalité	37.2	—

(1) P. Bar. — *De l'Opération césarienne.* Leçon clinique, in *Semaine médicale,* 7e année, no 5, fév. 1887, p. 38.

Les mères, donc, et c'est ce qui importe surtout, sont sauvées en plus grande quantité par l'accouchement prématuré artificiel; les enfants, par contre, le sont en quantité moindre.

Mais le chiffre de quelques fœtus sacrifiés par la provocation de l'accouchement ne sera jamais une raison pour justifier le grave danger que l'on fait courir aux femmes en pratiquant sur elles l'opération césarienne.

Qu'on vienne nous dire autant que l'on voudra, que la mère, que les parents désirent avoir un enfant vivant, cela ne réussira jamais à nous entraîner. Est-ce qu'on dit ce que c'est qu'une opération césarienne? Est-ce que la mère et les parents savent ce que c'est? Savent-ils et peuvent-ils se rendre compte du grave danger que la malade va courir? Assurément non.

Jamais la maxime des Jésuites : « La fin justifie les moyens, » ne pourra être mise en pratique dans la chirurgie faite consciencieusement!

Il est certain qu'avec l'opération césarienne on perd aujourd'hui 31 femmes pour 100 et 2 seulement avec l'accouchement provoqué avant terme. Or, lorsque l'accouchement prématuré artificiel est indiqué, et qu'on l'abandonne, laissant ainsi aller la grossesse à terme pour pratiquer l'opération césarienne, 29 femmes sur 100 courent risque de succomber, si elles ne succombent pas fatalement.

Mais pour nous tenir dans le champ des opérations faites à cause des rétrécissements du bassin, nous avons : 1° 20 opérations rapportées par M. Potocki et deux pratiquées par MM. Ribemont et Doléris, c'est-à-dire 22 cas avec quatre décès; 2° 92 accouchements provoqués avant terme sans aucune mort.

Envisageons la question, avant de tirer une conclusion, d'un autre point de vue.

Admettons que dans l'immense majorité des cas, on ne peut provoquer l'accouchement avant terme, ou parce que la grossesse est avancée, ou pour tout autre raison, la nécessité absolue pour la laparotomie, à notre avis, n'existe que rarement, car nous pouvons pratiquer la crâniotomie. Cette opération justement redoutée autrefois, nous permet aujourd'hui de délivrer les femmes avec une mortalité assurément inférieure à celle de l'opération césarienne.

Nous ne croyons pas que l'on veuille mettre dans la même balance l'existence précaire et incertaine du nouveau-né avec celle d'une femme adulte. Nous acceptons, à ce propos, les sages réflexions de Müller et de Mangiagalli, que nous trouvons dans le remarquable mémoire de ce dernier sur l'opération césarienne et de Porro (1). Ils ne peuvent pas être suspects, car ils sont les fauteurs les plus distingués de la méthode de Porro.

Depuis l'emploi de la méthode antiseptique, de 1883 à la fin de juin 1886, la céphalotripsie et la basiotripsie ont été pratiquées, dans les principaux hôpitaux de Paris, d'après les bulletins mis à notre disposition, ainsi qu'on le voit dans nos tableaux, un certain nombre de fois.

Voici les résultats :

Clinique.........	9	fois	Morts.........	1
Maternité.........	16	»	»	2
Lariboisière.......	19	»	»	3
Charité...........	4	»	»	1
Saint-Louis.......	6	»	»	0
	54			7

54 opérées, 7 mortes — mortalité 12, 9 %.

Il est bon cependant de remarquer que nous prenons ici les résultats bruts, car autrement il faudrait défalquer quelques morts arrivées chez des femmes amenées du dehors presque mourantes.

Nous avons donc :

	Mortalité
Opération césarienne........................	18.1 0/0
Céphalotripsie ou basiotripsie..............	12.9 »
Accouchement provoqué.......................	0 »

Il y a toujours six morts de plus avec l'opération césarienne qu'avec la crâniotomie.

Nous savons bien qu'on nous objectera les paroles de M. Lucas-

(1) Luigi Mangiagalli. *Le più recenti modificazioni del taglio cesareo. Studio storico-critico.* In *An. di ostet. e gineo.* Vol. VI. 1884, p. 181.

Championnière (1) : « Le céphalotribe qui donne d'excellents résultats à 7 centimètres et de forts bons à 6 centimètres et demi entre des mains exercées, donne pour ceux qui s'en servent rarement à ces degrés de rétrécissement, des résultats désastreux. La grande majorité des opérateurs doit à terme l'abandonner au-dessous de 7 centimètres S. S. P. »

Mais nous nous permettons une remarque. C'est que ces mêmes opérateurs peu habiles à se servir du céphalotribe, seraient tout à fait incapables aussi de pratiquer l'opération césarienne. De telle façon qu'ils pourraient, malgré les résultats désastreux, sauver quelques femmes avec la crâniotomie, tandis qu'ils les tueraient toutes en pratiquant la laparotomie.

Et M. Boudon (2), au lieu de se plaindre qu'on juge encore l'opération césarienne « d'après les résultats qu'elle donnait il y a quarante ans, » devrait être satisfait de pouvoir constater que son rêve s'est réalisé. La mortalité de l'opération césarienne, non seulement est tombée, selon son désir à 20 0/0 mais même au-dessous, c'est-à-dire à 18 0/0.

C'est à ces résultats surprenants obtenus par la laparotomie que nous opposons les résultats de la crâniotomie moderne.

Qu'il nous permette dans ces conditions de répondre à ses questions :

« Qui oserait alors plonger le crâniotome dans le cerveau d'un enfant plein de vie ? Qui oserait s'armer de céphalotribe pour lui broyer la tête ? » dit M. Boudon.

Et avec quel courage, avec quelle conscience, répondrons-nous, allez-vous sacrifier six femmes pleines de vie, d'esprit, d'affection, qui font assez souvent le bonheur de la famille ? De quel droit, dans quel but vous armez-vous d'un instrument tranchant pour les tuer en pleine santé, quand elles pourraient être utiles à leurs vieux parents, à la société, en échange de trois petits êtres

(1) *Journal de méd. et de chir.* (57e année), 3e série, p 199.
(2) Édouard Boudon — *Étude critique sur l'opér. césar. et sur l'opér. de Porro.* — Thèse de Paris, 1885, p. 102.

dont vous ne connaissez ni l'état de santé, ni la conformation, et qui peuvent mourir à l'instant même de leur arrivée au monde?

Notre ami M. le professeur R. Pugliatti (1), dans son intéressant mémoire, écrit : « ... et parfois un des deux est fatalement destiné à périr. C'est le nouveau produit qui doit toujours être sacrifié! »

Nous acceptons, les paroles de M. Pajot lorsqu'il dit : « Toutes les fois qu'on peut délivrer une femme prématurément ou avec une application du céphalotribe et qu'on attend le terme pour pratiquer l'opération césarienne », *c'est l'opération du sauvage qui abat l'arbre pour cueillir le fruit.* »

M. Boudon « fort de l'autorité de Lucas-Championnière » conseille de « pratiquer l'opération césarienne jusqu'à sept centimètres, et cela actuellement (1885), c'est-à-dire en considérant l'opération césarienne comme donnant une mortalité de 50 0/0 ».

Mais lorsque « l'hystérotomie puerpérale se relèvera, grandira et étouffera la céphalotripsie, quand tous les chirurgiens seront convaincus de ces faits et auront confiance dans l'opération césarienne »... alors, avec beaucoup de générosité, M. Boudon dit que « peut-être il ne sera point téméraire de faire des opérations césariennes dans des bassins de 8 centimètres de diamètre ». C'est charmant! Seulement, qu'il nous soit permis de dire qu'il est étonnant que M. Boudon, qui se fait fort de l'autorité de M. Lucas-Championnière, ne partage pas « une certaine incertitude » comme ce représentant distingué de la chirurgie abdominale, dans l'appréciation de la simplicité et de la valeur de l'hystérotomie contre l'hystérectomie. Et de fait, « la valeur définitive de cette opération (opération de Porro) — lit-on dans le *Journal de médecine* de Championnière, 1886, p. 196, n'est pas facile à juger. Si quelques-uns trouvent la chose simple, c'est que la plupart des auteurs qui ont disserté sur ces questions n'ont jamais eu à faire aucune de ces deux opérations :

(1) Rosario Pugliatti. *Espulsione ed estraz. della testa fetale dopo la craniotomia*. Napoli, 1882, p. 5.

ceux-là prennent aisément et théoriquement une détermination qui n'aura aucune conséquence pour eux ». Il doit en être de même pour M. Boudon. « M. Championnière, qui a eu plusieurs fois l'occasion de la faire, reste dans une certaine incertitude. »

. . . .

Dans ces conditions de mortalité, donc, chaque guérison survenue chez les femmes qui devaient fatalement succomber à la suite de l'opération césarienne, est due au hasard, et tout insuccès ne devrait pas être considéré simplement comme revers opératoire. Telle est ma façon de penser à ce sujet.

Et quand même l'accouchement provoqué avant terme nous donnerait moins de mères guéries et moins d'enfants vivants, on ne pourrait jamais invoquer ces résultats comme un argument pour le proscrire de la pratique obstétricale. Car enfin, il y a là une foule de circonstances dont il est bon de tenir compte.

Pour peu que l'on considère, en effet, les deux opérations dont il est question en ce moment, comme traitement des bassins rétrécis au point de vue des résultats et de leurs difficultés opératoires, il faut convenir qu'il n'y a point de comparaison à faire entre l'opération césarienne et l'accouchement provoqué. L'opération césarienne n'est pas une affaire insignifiante, elle n'était pas une opération simple autrefois, elle l'est moins aujourd'hui, car si par les dernières modifications apportées dans son procédé, on la rend d'un côté plus salutaire, on la rend de l'autre plus compliquée, difficile et pas à la portée de tous.

« Il faut aujourd'hui *démocratiser* la science, disait un jour M. le professeur Verneuil, dans ses cours de clinique chirurgicale, à la Pitié; en ce sens que tous les chirurgiens doivent pouvoir s'en servir. Lorsqu'une méthode reste dans le domaine des savants, qu'elle forme le monopole d'un groupe de chirurgiens, ou qu'elle n'est pas à la portée de tous et qu'au lieu de simplifier on complique les procédés, il n'y a pas de véritable progrès. »

Au point de vue de notre étude, l'opération césarienne modifiée par Sänger est une opération bien *aristocratique*.

Et que l'on remarque une circonstance, c'est que cette grave opération ne peut pas être apprise dans les amphithéâtres ; il faut acquérir l'expérience et la pratique sur le vivant et certes pas sans bon nombre de victimes que personne ne pourrait justifier quand on peut les éviter.

Il est bon de se souvenir que tous ceux qui seront contraints de pratiquer une opération césarienne ne seront toujours pas des Léopold et des Sänger, qu'ils ne se trouveront pas entourés d'aides intelligents et placés dans les hôpitaux de premier ordre comme ceux de Dresde et de Leipzig, tous n'ont pas la même habileté, la même expérience, le même sang-froid, conditions indispensables pour pouvoir pratiquer sans affolement une pareille grave opération.

Je viens de lire justement la belle leçon de M. le Dr Guéniot (1), faite, il y a quelques années, sur *la folie des opérateurs*. Ce n'est pas du tout une circonstance négligeable, au contraire, il faut lui accorder une grande valeur.

Il faut penser aussi aux jeunes accoucheurs en pleine campagne, isolés qui, pouvant très bien faire accoucher une femme avant terme, pourraient la tuer en pratiquant sur elle à terme l'opération césarienne.

Il faut distinguer la pratique privée de la pratique hospitalière, et même la pratique privée des grands centres de celle faite à la campagne. Il faut tenir compte des milieux où l'on a à sa disposition tous les éléments de succès et où ces éléments font défaut.

On ne peut toujours conseiller le transport des malades dans les grands hôpitaux des villes, car parfois mille circonstances s'y opposent, et alors, il faut agir quand même.

Et si l'on est surpris par le travail d'accouchement, qui débute avant le jour prévu , ou fixé pour l'opération, de façon à ne pouvoir pas, ainsi que le fait remarquer, avec juste raison, M. Bar, « rallier ses aides, prendre d'une manière complète toutes ces pré-

(1) *Gaz. des hop.*, 1872, p. 76.

cautions qui, en elles-mêmes, ne semblent rien, mais dont l'ensemble, mieux peut-être que l'habileté de l'opérateur, assure le succès, » on comprend aisément ce qui va se passer. Si on n'est pas prêt à intervenir avec une autre grave opération qui, dans ces cas-là tue presque toujours le fœtus, la mère et l'enfant vont succomber.

Si l'on considère, maintenant, l'extrême simplicité de la méthode pour provoquer le travail et sa grande facilité, qu'elle peut être pratiquée quand on voudra et par qui que ce soit; considérant aussi son innocuité parfaite et l'absolu défaut de danger pour les mères en même temps que les grandes chances de salut qu'elle offre pour les enfants, on doit forcément reconnaître la grande supériorité de l'accouchement prématuré artificiel sur l'opération césarienne qu'on voudrait lui opposer dans le traitement des angusties pelviennes.

Il n'est donc ni juste, ni raisonnable, ni humanitaire de le proscrire de la pratique. Je pense qu'il y aurait tout avantage à ce que l'accouchement prématuré artificiel continuât à faire part de l'éducation obstétricale des jeunes médecins, car pouvant être pratiqué par tout le monde avec la plus grande facilité, il sauve un plus grand nombre de mères que l'opération césarienne.

Il ne peut, il ne doit même pas y avoir d'hésitation dans le choix de la méthode pour le traitement des rétrécissements moyens du bassin.

Pour nous, c'est à l'accouchement prématuré provoqué que nous donnons la préférence.

Statistiques de l'accouchement provoqué avant terme dans ces dernières années dans les principaux hôpitaux de Paris, paralèlle avec d'autres d'auteurs étrangers; critique.

Voici maintenant plusieurs statistiques.

On a ainsi sous les yeux le plus éloquent parallèle et les résultats de l'accouchement provoqué prématurément qu'on avait autrefois par différents accoucheurs dans les diverses maternités et ceux que l'on a aujourd'hui.

TABLEAU CONTENANT PLUSIEURS STATISTIQUES.

AUTEURS	NOMBRE des accouchements provoqués	FEMMES 0/0		ENFANTS 0/0		
		guéries	mortes	morts nés	après naissance	sortis vivants
Spiegelberg	209	84.9	15.1	34.8	32.1	33.1
Belluzzi	64	95.3	4.6	10.9	43.7	45.3
Massarenti	33	93.9	6	12.1	24.2	63.6
Frari	9	100	0	22.2	44.4	33.3
Pasquali	27	88.8	11.1	51.8	18.5	29.6
Pantaleo	11	90.9	9	36.3	27.2	36.3
Hyernaux	28	92.8	7.1	35.7	32.1	32.1
Wasseige	41	97.5	2.4	12.1	73.1	14.6
Depaul 1867-1882	58	70.7	22.4	43.8	15.5	38.9
Tibone 1883-1885	27	92.6	7.4	50		
Pinard 1883-1886	17	100	0	5.8	5.8	88.2
Pajot 1883-1886	26	100	0	42.3	11.5	42.3
Tarnier 1864-1880	35	88.5	11.4	42.8	20	37.1
Tarnier 1881-1885	19	100	0	26.3	5.2	68.4

Parmi ces statistiques, à part celle qui appartient à Depaul, grand partisan de l'accouchement prématuré artificiel, la plus décourageante c'est celle de Spiegelberg, un des adversaires le plus acharnés de la provocation du travail dans le traitement des sténoses pelviennes.

Pour la critiquer il suffirait d'opposer à ses chiffres les résultats de l'accouchement prématuré artificiel pratiqué dans ces dernières années dans les hôpitaux de Paris et ailleurs, où les précautions antiseptiques pour les mères et d'élevage pour les enfants ont été observées. Ce serait assurément la critique la plus éloquente contre laquelle aucune objection sérieuse ne serait possible.

Mais pouvons-nous accepter telle quelle, la statistique de Spiegelberg ? Voilà ce qu'il faudrait savoir. Playfair n'est pas de cet avis ; il critique très sévèrement les statistiques de Spiegelberg et de Litzmann. Nous ne pourrions faire mieux que de rapporter ses paroles mêmes.

« Spiegelberg, dit Playfair (1), essaie de démontrer, par des observations de sources diverses, que les résultats du travail prématuré, dans les bassins viciés, sont beaucoup plus défavorables que lorsqu'on laisse agir la nature ; selon lui, dans ce dernier cas, la mortalité des mères est de 6, 6 pour 100 et celle des enfants de 28, 7 pour 100, tandis que dans le premier elle est de 15 pour 100 chez la mère et de 66, 9 pour 100 chez l'enfant. Litzmann arrive à peu près aux mêmes conclusions, savoir : mortalité de 6, 9 pour 100 chez les mères et 20, 3 pour 100 chez les enfants, dans l'accouchement à terme, et 14, 7 pour 100 chez les mères et 55, 8 pour 100 chez les enfants, dans le travail prématuré artificiel.

« Si ces statistiques étaient exactes, bien qu'elles indiquent des risques assez sérieux pour la mère, elles donneraient une grande force aux arguments de ceux qui préfèrent courir la chance d'un accouchement à terme. Mais il est fort douteux qu'on puisse les accepter telles quelles, et les considérer comme tranchant la question. On a maintes et maintes fois reconnu les erreurs d'une masse d'observations hétérogènes, rassemblées pêle-mêle sans examen soigneux de leur histoire ; et il serait assez facile de leur opposer une longue liste de faits dans lesquels la mortalité des mères est presque nulle. Churchill donne, dans ses ouvrages, les résultats de la pratique de plusieurs accoucheurs éminents, et nous y trouvons, par exemple, que sur 46 cas, Merriman n'en eut pas un seul de mortel. La même bonne fortune favorisa Ramsbotham dans 62 cas. Il en conclut « que, certes, il a des risques pour la mère ; mais pas plus que dans un accouchement prématuré accidentel » et cette conclusion, en ce qui concerne la mère, est conforme aux résultats obtenus, depuis déjà longtemps, par la majorité des accoucheurs anglais, qui sans aucun doute ont une plus grande pra-

(1) *Loco cit.*, p. 136.

tique de l'opération que leurs confrères des autres pays. En ce qui concerne l'enfant, les statistiques allemandes, même tenues pour exactes, ne sauraient être acceptées comme une contre-indication à l'opération, faite dans le but d'éviter à la mère les risques très sérieux d'un accouchement à terme, et, dans quelques cas, de laisser au moins une chance à l'enfant, dont la vie serait, sans elle, sacrifiée avec certitude. D'ailleurs, le résultat de l'opération dépend beaucoup de la méthode qu'on adopte, et on en voit recommander quelques-unes qui ne sont pas exemptes de dangers à la fois pour la mère et pour l'enfant.

« Je crois qu'on peut admettre, avec Duncan, que l'opération a été entreprise plus souvent qu'elle n'était nécessaire, et que les rétrécissements pelviens atteignent plus rarement qu'on ne l'a supposé un degré extrême. C'est là une raison qui doit nous engager à faire un diagnostic soigneux et approfondi, mais on ne saurait rejeter une opération qui est depuis longtemps considérée comme une ressource précieuse. »

Mais nous ne comprenons pas comment il se fait que Spiegelberg et Litzmann ont pu avoir ces résultats lorsque nous examinons ceux obtenus par d'autres accoucheurs qui ont pratiqué l'accouchement prématuré artificiel avant et après eux. Ainsi, par exemple, nous trouvons dans Chailly Honoré (1) les lignes suivantes :

« M. Gunning Bedfort a mis dans la traduction anglaise de ce livre, que, suivant Kilian, l'accouchement prématuré artificiel a été pratiqué, depuis l'année 1831, 161 fois ; savoir :

En Angleterre, 72 fois.
Allemagne, 79
Italie, 7
Hollande, 3

46 enfants vinrent morts, 115 vivants.

Sur ces 115, 75 vécurent.

(1) *Loco cit.*, p. 245.

8 mères seulement moururent, dont cinq par l'effet de causes entièrement étrangères à l'opération.

« D'après les relevés de M. Stolz, publiés en 1838.

« Sur 211 cas d'accouchement prématuré artificiels, plus de la moitié des enfants ont vécu; il a succombé à peine 1 femme sur 15.

« D'après M. Clausure fils (d'Angoulême) :

Nombre d'opérations	280
Mères sauvées	274
Mères mortes	2
Enfants sauvés	166

« Depuis ces relevés, un certain nombre d'opérations furent pratiquées », c'est-à-dire 16 fois. On a eu 16 guérisons pour les mères et 14 enfants sauvés.

Après tout ce que nous venons de dire et malgré tout le respect que nous inspirent les deux accoucheurs éminents de l'Allemagne, nous n'acceptons pas leurs statistiques et nous ne comprenons pas de quelle façon ils ont pu avoir des résultats aussi effrayants.

Enfin, en terminant ce chapitre, nous ajoutons seulement *qu'après l'emploi de l'antisepsie et de la couveuse pouvant obtenir* 100 *pour* 100 *de mères guéries et* 88 *pour* 100 *d'enfants sauvés, il n'est plus du tout question aujourd'hui de comparer nos statistiques avec celles des adversaires quand même de l'accouchement prématuré artificiel.*

De la viabilité obstétricale.

Ainsi que nous l'avons dit à plusieurs reprises, l'accouchement provoqué prématurément est, depuis l'introduction de l'antisepsie et de la couveuse en obstétrique, devenu non seulement une opération exempte de danger pour les mères, mais il a aussi changé le sort des enfants, en ce sens que l'on peut aujourd'hui faire accoucher les femmes à une époque de la gestation, relativement au degré du rétrécissement, moins avancée qu'on ne le faisait autrefois, éloignant en même temps un élément de danger au moment de l'accouchement, tel que l'intervention manuelle ou instrumentale :

Ici nous sommes contraint de parler de la viabilité obstétricale.

Si la loi admet que le produit de la conception est viable à six mois révolus (180 jours), pour les accoucheurs, tout en admettant cette limite pour la viabilité physiologique, nul doute qu'un certain nombre seulement de ces enfants venus au monde vivants à six mois, peuvent, hors de l'organisme maternel, continuer à vivre. D'où la nécessité de faire une distinction fondamentale entre la *viabilité légale* et la *viabilité obstétricale.*

La première restant toujours fixée à six mois, la seconde a été portée à sept mois et même à sept mois et demi.

Les accoucheurs instruits par une longue expérience clinique, ont en conséquence établi que pour avoir, à l'aide de l'accouchement avant terme, un enfant viable, on ne doit pas, d'une façon générale tout au moins, le provoquer avant le septième mois et même qu'il est préférable d'attendre jusqu'à sept mois et demi.

Rien de plus juste autrefois, c'est-à-dire, lorsqu'on ne possédait pas encore la couveuse. Aujourd'hui il n'en est plus ainsi.

Pour s'en convaincre, on n'a qu'à jeter un coup d'œil sur les tableaux ci-après. Ils indiquent la viabilité des nouveau-nés avant terme alors qu'il n'y avait pas la couveuse et celle d'aujourd'hui.

Avant l'année 1880 il n'y avait pas de couveuse pour les enfants, et la mortalité des nouveau-nés avant terme était considérable. A partir de 1880, pendant toute l'année 1880-1881, plusieurs de ces petits êtres ont été, à la Maternité, mis dans la couveuse, non d'une façon régulière cependant. C'était, peut-on dire, la période d'expérimentation. Les résultats ont été très satisfaisants.

Nous les voyons en effet dans le tableau I ci-après :

Voici en quelques mots l'explication.

Les colonnes bleues indiquent le 0/0 des enfants que l'on avait vivants aux différents âges de la grossesse, avant l'emploi de la couveuse ; les colonnes rouges le 0/0 après la couveuse.

Donc, nous voyons qu'avant la couveuse, les enfants nés à six mois mouraient tous, avec la couveuse on a pu conserver en vie 22, 8 0/0.

A six mois et demi, avant la couveuse, on avait 14 0/0; après, 37 0/0.

A sept mois, jadis 37,7 0/0 de vivants, avec la couveuse 58 0/0.

A sept mois et demi, avant 45 0/0, avec la couveuse 77 0/0.

A huit mois sans couveuse 72 0/0 avec 89 0/0.

A huit mois et demi, autrefois 89, avec la couveuse 95. A neuf mois enfin avant la couveuse 93 0/0, après 97 0/0.

M. le professeur Tarnier, encouragé par ces premiers résultats, s'empressa de mettre alors, d'une manière régulière, dans la couveuse tous les enfants nés avant terme.

A côté de cela, il régla mieux l'allaitement et les résultats qu'il obtint sont vraiment surprenants. Les voici dans le Tableau II.

Dans ce tableau les chiffres des vivants avant la couveuse restent les mêmes que dans l'autre. Il n'y a de changé que les chiffres qui indiquent les sortis vivants de l'hôpital. Ainsi donc, à six mois, après l'emploi de la couveuse et d'autres soins, 44 0/0 d'enfants peuvent sortir vivants de l'hôpital, tandis qu'auparavant tous mouraient; à six mois et demi 50 p. 100; à sept mois 66 p. 100; à sept mois et demi 80 p. 100; à huit mois 83 p. 100; à huit mois et demi 91 p. 100; à neuf mois 78 p. 100.

Ici il faut faire bien attention à un détail qui pourrait étonner le lecteur. Ce chiffre de 78 p. 100 obtenu chez les enfants nés à neuf mois par l'emploi de la couveuse, que l'on voit sur la colonne rouge, serait, au premier abord, inexplicable, d'autant plus que l'on a sans la couveuse 93 p. 100 d'enfants vivants, si on ne voulait pas faire attention à une circonstance, savoir : que des nés à neuf mois on ne met dans la couveuse que ceux chétifs, malades qui seraient en grande partie, sinon tous, morts, et dont on sauve 78 p. 100.

Tab. I

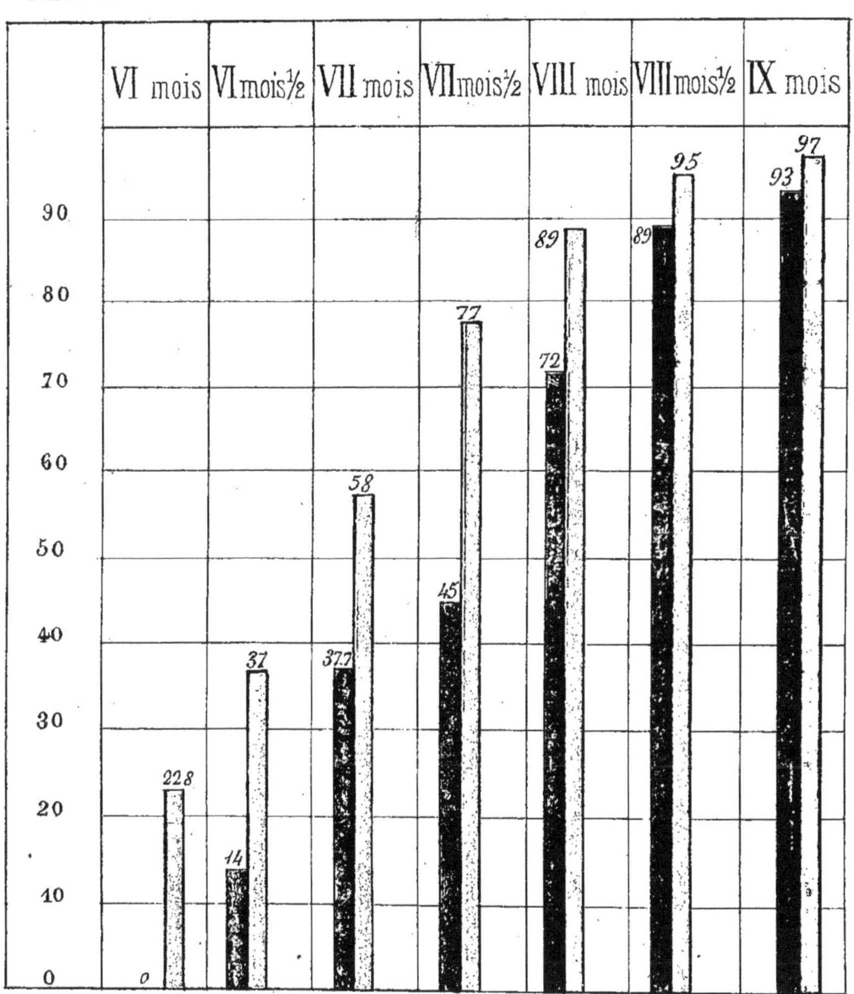

Tableau de M. le Professeur TARNIER.

Tab. II.

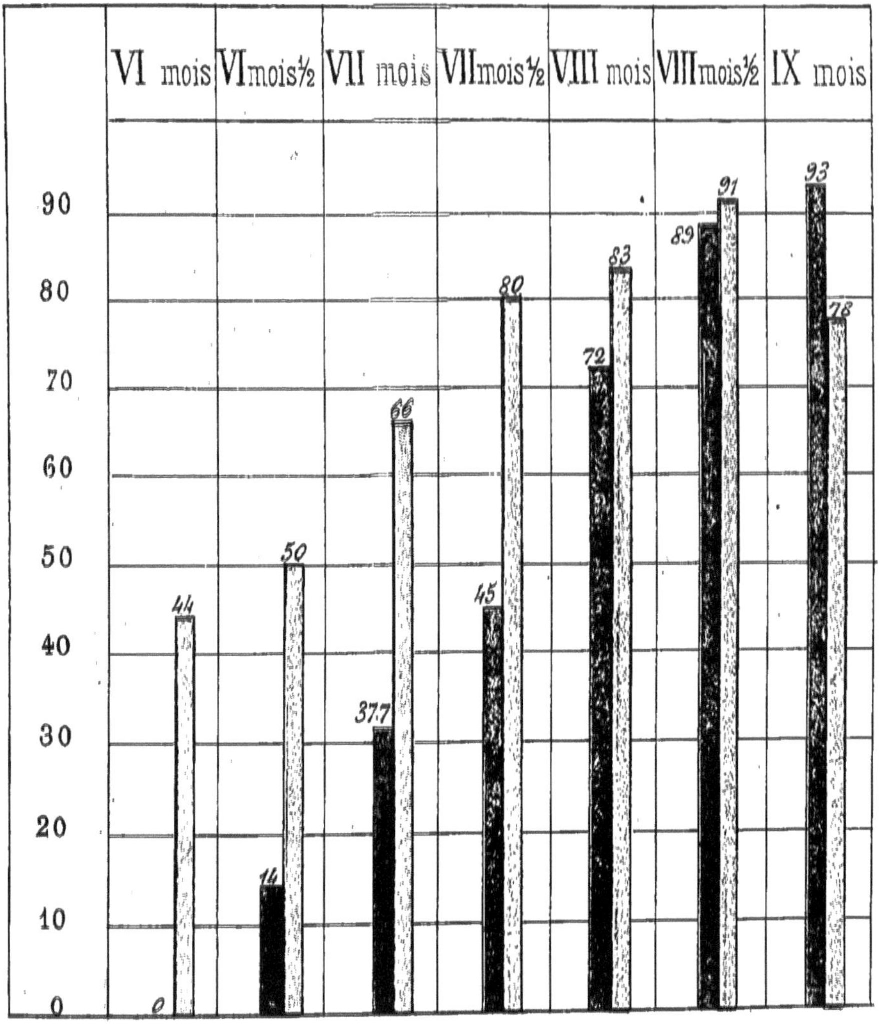

	VI mois	VI mois ½	VII mois	VII mois ½	VIII mois	VIII mois ½	IX mois
(dark bars)	0	14	37.7	45	72	89	93
(light bars)	44	50	66	80	83	91	78

Tableau de Mr le Professeur TARNIER

Enfants sortis vivants de la Grande Maternité

Avant { 1877 - 1880 } la Couveuse.
Après { 1882 - 1885 }

Personne, je pense, ne voudrait nier le grand progrès réalisé par la couveuse (1).

Et il faut remarquer que ces résultats sont obtenus à l'hôpital, où, il faut l'avouer, tous les soins, ne sont, peut-être, pas toujours rigoureusement pris. Il est bien certain que dans les familles où la sollicitude et les soins ne seraient pas moins grands, le succès de la couveuse serait au moins égal. Que devient-elle, l'opinion de certains accoucheurs, s'écrie, avec juste raison, M. Tarnier, qui disent qu'on ne peut pas élever des enfants avant le septième mois et même avant le septième mois et demi?

En présence de pareils résultats on ne devrait plus continuer à maintenir deux espèces de viabilité; celle de six mois admise par la loi et celle de sept et sept mois et demi admise par la clinique (2).

Aujourd'hui que la science est en possession d'un appareil précieux qui, en créant un milieu convenable pour les enfants venus au monde à six mois, en sauve 44 sur 100, nous pensons qu'il n'est plus raisonnable de ne pas abaisser la limite de la viabilité dite obstétricale.

Pour atteindre ce but, il faudra deux conditions surtout : « 1° que les femmes dont la vie pourrait être, au moment de l'accouchement à terme, mise en danger par des déformations pelviennes considérables doivent, de très bonne heure, prendre conseil d'un médecin éclairé; 2° plus le rétrécissementsera accusé, plus tôt on doit provoquer l'accouchement (3). »

Nous pensons donc que dans l'état actuel de la science, en raison des résultats heureux obtenus à l'aide de la couveuse et de ceux que permet d'espérer la pratique du gavage, *la viabilité obstétricale devrait être fixée à six mois (cent quatre-vingts jours), ainsi que le législateur l'a fait.*

(1) Notre ami, M. Berthold, interne de la Maternité de Paris, qui prépare en ce moment sa thèse sur la Couveuse et le gavage, nous disait, il y a quelques jours, que les résultats postérieurs à ceux notés dans les tableaux que nous venons de présenter sont encore plus probants et plus engageants.

(2) Tarnier et Budin. *Loco cit. II*, p. 474 et 523.

(3) Pajot, *Annales de gyn.*, mars 1885, p. 162.

I. *Des limites extrêmes des rétrécissements du bassin comme indication de l'accouchement prématuré provoqué.*

Les progrès réalisés par la couveuse dans l'élevage des nouveau-nés avant terme devaient aussi apporter un changement dans l'appréciation du degré des vices de conformation du bassin fixé jusqu'à présent comme limites extrêmes pour l'accouchement prématuré artificiel avec enfant viable.

Voyons d'abord pour la limite inférieure.

La limite extrême inférieure des rétrécissements a été toujours subordonnée à la viabilité de l'enfant.

L'enfant né avant sept mois et même sept mois et demi ne pouvant continuer à vivre que d'une façon tout à fait exceptionnelle, on a, par conséquent, jugé parfaitement dangereux l'accouchement provoqué avant cette époque.

Les accoucheurs se basant sur les dimensions de la tête fœtale et principalement sur le diamètre bipariétal, qui mesure, en général, à sept mois 7 centimètres et à sept mois et demi 7 centimètres 1/2; tenant compte en même temps de cette circonstance que ce diamètre peut se réduire un peu, les accoucheurs, dis-je, ont arrêté que la limite extrême inférieure du degré du rétrécissement doit être fixée entre 6 et 7 centimètres, ce qui correspond à peu près au diamètre bipariétal de la tête d'un fœtus à sept mois et sept mois et demi.

Voici en effet les chiffres désignés par des accoucheurs les plus estimés, tels que je les trouve dans le traité de M. Charpentier (1). « Nœgelé et Grenser fixent les limites entre 70 et 95 millimètres. Schrœder ne donne pas de limite supérieure; quant à la limite inférieure, elle est pour lui de 6 centimètres 3/4, Jacquemier descend jusqu'à 6 centimètres 1/2, Dubois, 6 centimètres 1/2, Joulin, 6 centimètres 1/2, Velpeau, 6 centimètres 3/4, Cazeaux,

(1) *Loc. cit.*, II, p. 703.

6 centimètres, Depaul, 6 centimètres, Tarnier descend jusqu'à 5 centimètres 1/2. »

Aussi, M. Tarnier qui, il y a quelques années, croyait pouvoir porter la limite inférieure à 5 centimètres 1/2, a tout dernièrement démontré, ainsi que nous venons de le dire, que l'on peut aujourd'hui faire sortir de l'hôpital quarante-quatre enfants vivants p. 100 nés à six mois, sans la perte d'une seule femme. Or le diamètre bi-pariétal d'un fœtus au sixième mois de gestation mesurant à peu près 6 centimètres et pouvant se réduire sans danger d'un demi-centimètre, il s'ensuit qu'un fœtus de six mois peut aisément passer à travers un bassin dont le diamètre antéro-postérieur minimum mesure 5 centimètres 1/2 à 6 centimètres.

C'est bien donc à ce degré de rétrécissement, 5 cent. 1/2 à 6 cent., qu'il faudrait dorénavant fixer la limite inférieure pour la provocation de l'accouchement avant terme.

De tout ce qui précède, on pourrait être autorisé à dire que les accoucheurs ont tort de s'obstiner encore à considérer comme inutile et dangereux l'accouchement artificiellement provoqué au-dessous de 8 à 7 centimètres.

En second lieu, selon notre modeste manière de voir, nous ne trouvons pas du tout l'indication de l'opération césarienne dans les bassins mesurant, suivant leur plus petit diamètre, de 6 à 7 centimètres. Nous nous sommes peut-être trop expliqué ailleurs sur ce point, nous n'insisterons donc pas davantage ici.

Nous arrivons maintenant à la limite supérieure.

S'il nous a été en quelque sorte, pour ainsi dire, facile de fixer la limite inférieure, il n'en est plus de même pour la limite supérieure. Ici toute une série de difficultés se présentent à l'examen du sujet. Car nous manquons, à l'heure qu'il est, de toute connaissance exacte sur les trois facteurs qui entrent dans la question : quel est l'âge précis de la grossesse, le degré de rétrécissement, le volume de la tête fœtale influencé par son état d'ossification et son degré de réductibilité.

Autant de questions, auttant d'inconnues.

Il nous est impossible, donc, de discuter ce point avec toute sûreté de connaissance.

Quoi qu'il en soit, en nous en tenant aux données de la clinique, les seules qui puissent nous guider dans cette discussion, nous croyons pouvoir arriver à une conclusion ferme.

Nous avons vu que le diamètre bipariétal de la tête des fœtus à terme conçus dans des bassins viciés a la même longueur moyenne que chez ceux conçus dans les bassins normaux, savoir, 9 centimètres 1/2.

Je ne prends en considération que le diamètre bipariétal parce que c'est le moins réductible.

La tête fœtale, en général, peut, sans danger, subir une compression qui la réduit d'un demi-centimètre. M. Tarnier a beaucoup insisté à cet égard. Pour lui, il n'est pas possible que la tête puisse être réduite au delà de 5 à 6 millimètres sans danger pour l'enfant. Ainsi, théoriquement il nous semble qu'une tête bien développée, mesurant dans son diamètre le moins réductible 9 centimètres 1/2, et pouvant se réduire seulement de 5 à 6 millimètres, ne peut pas facilement passer dans un canal dur, résistant, qui mesure moins de 9 à 9 cent. moins quelques millimètres. Il y a dans nos observations plusieurs cas de femmes à terme avec bassin de 8 à 8 1/2 (diamètre minimum bien entendu) qui ont accouché après un long et laborieux travail naturellement ou à l'aide de la version, d'une application de forceps, mais les enfants mouraient pendant le travail, pendant les tractions ou quelques heures et quelques jours après la naissance.

Par contre, il y a plusieurs cas dont les observations démontrent que, même avec l'accouchement provoqué à une époque de la grossesse que l'on supposait selon toute la certitude clinique de huit mois à huit mois et demi dans des bassins de 8, 8 1/2 et même de 9 on n'a pu accoucher les femmes d'un enfant vivant ni par une application de forceps ni par la version et on a été forcé de broyer la tête.

Il ne s'agit pas seulement d'accoucher la femme ; si ce n'est que cela, on peut tout, dit M. Pajot, mais alors c'est bien difficile d'extraire un enfant vivant ou viable et de ne pas apporter de profonds dégâts dans les organes génitaux des femmes.

Aujourd'hui, avec des notions plus complètes sur le mécanisme de l'accouchement dans les bassins viciés, avec la connaissance des axes du bassin et avec des instruments qui nous permettent de tirer dans l'axe de la filière pelvienne, on peut extraire un plus grand nombre d'enfants vivants qu'on ne le faisait autrefois, mais il y a toujours une limite à toute chose. Il n'est pas possible de prétendre qu'un enfant à terme, bien développé, puisse, dans tous les cas, passer dans un bassin de 8 à 8 1/2 et venir au monde vivant ou viable. Ce sont les convictions de Litzmann, Tarnier, etc.

Nous répétons ici ce que nous disions au commencement de ce travail : il y a des cas où la nature se débarrasse d'un enfant à terme, bien conformé, dans un bassin de 8, 7 1/2 et même 7, mais ces cas sont malheureusement fort rares et il n'y a pas de données certaines qui, à l'avance, nous permettent de prévoir cette heureuse issue.

Autre considération.

Sans doute, en laissant aller, dans les bassins de 9, la grossesse à terme, l'accouchement peut assez souvent se terminer à l'aide d'une intervention manuelle ou instrumentale. Mais tout le monde sait bien que les chances de salut pour les enfants sont moindres quand il y a intervention que lorsque les femmes accouchent spontanément. Or, pour éviter tout danger pour la mère et pour l'enfant créé par l'intervention, il ne nous reste qu'à faire accoucher prématurément les femmes. Car, il a été surabondamment démontré que grâce à l'accouchement provoqué toutes les malades sont sauvées et qu'en provoquant le travail à huit mois et demi on a 95 0/0 enfants vivants. Résultat que ne nous donnera certainement pas l'accouchement à terme avec intervention.

Nous pouvons donc conclure.

1° *que d'après les faits cliniques le plus généralement observés, les limites des retrécissements du bassin comme indication de l'accouchement prématuré artificiel doivent être fixées l'inférieure entre 5 1/2 et 6 et la supérieure à 9 cm.*

2° *Dans les angusties pelviennes mesurant dans leur plus petit diamètre de 5 1/2 à 9 cent. l'opération césarienne, s'il n'y a pas des conditions spéciales qui la réclament, ne doit pas être pratiquée.*

Y aurait-il des contre-indications ?

On a voulu en inventer trois, répond M. Tarnier (1) : la présentation de l'épaule, la présentation du siège et la primiparité.

Ainsi on doit exclure d'emblée toute contre-indication. Nous n'insistons pas sur les deux premières et nous nous arrêtons un instant sur la dernière pour répondre à la question que nous nous sommes posée ailleurs.

II. *Est-il prudent de laisser la grossesse suivre son cours normal chez les primipares ?*

Après tout ce que nous avons dit des conséquences de l'expectation dans les rétrécissements du bassin, il semblerait inutile de discuter la question que nous venons de nous poser. Mais nous demandons la permission de le faire, désirant l'étudier sous un autre point de vue.

Ainsi on a toujours été dans l'hypothèse que les primipares à bassin rétréci accouchaient prématurement et précocement en plus grande proportion que les multipares, et qu'elles accouchaient de petits enfants.

D'autre part les pertes assez fortes des mères et des enfants dues à la provocation du travail, avaient justement conduit les accoucheurs à attendre le travail spontané à terme ou avant terme, car tout faisait espérer une issue heureuse pour la mère et pour l'enfant. Dans le cas d'obstacle à l'accouchement, une simple application de forceps ou de céphalotribe suffisait pour délivrer

(1) *Cours oral d'accouch. à la Faculté*, 1885-1886.

la femme. On jugeait prudent d'attendre l'issue du premier accouchement pour savoir à quoi s'en tenir dans les accouchements futurs.

Telle était la conduite suivie autrefois et même aujourd'hui par un grand nombre d'accoucheurs.

Rien de plus faux !

Examinons les deux côtés de la question.

D'abord, notre statistique démontre très clairement que si l'accouchement prématuré spontané en général est plus fréquent chez les primipares (28 0/0) que chez les multipares (19 0/0), d'autre part la fréquence de la terminaison spontanée de la grossesse dans le cours du huitième mois est presque la même dans l'une et l'autre catégorie de sujets, ainsi

24 0/0 primipares.
23 0/0 multipares.

De plus, si nous savons que parmi les femmes atteintes de rétrécissements pelviens ce sont celles qui accouchent pour la première fois, qui ont des enfants à terme dont le poids est plus souvent au-dessous de 3,000 grammes et plus rarement au-dessus, il n'en est pas moins vrai que, pris dans l'ensemble, le poids moyen de ces enfants est tout au moins égal à celui des enfants des multipares.

Sur ce point, donc, on n'a pas raison.

Si nous envisageons maintenant l'autre côté de la question, nous devons reconnaître qu'il n'y a plus aujourd'hui dans la provocation du travail aucun danger pour les mères et que l'on peut sauver les deux tiers des enfants.

Rien de plus absurde par conséquent que d'attendre la terminaison du premier accouchement pour savoir à quoi s'en tenir ensuite.

Attendre quoi ? la mort du fœtus et celle de la mère ?

C'est que, en effet, à ne pas interrompre à temps la marche de la gestation, il arrive que dans l'immense majorité des cas la mort du fœtus est certaine et que même la vie de la mère est assez souvent compromise.

On peut donc affirmer qu'il est absolument imprudent de laisser aller chez les primipares, à bassin au-dessous de 9 centimètres, la grossesse à terme.

Coup d'œil rapide sur les résultats pour la mère et pour l'enfant de l'accouchement provoqué, de l'opération césarienne et de Porro.

Nous n'avons pas encore dit un mot de l'opération césarienne suivie de l'amputation utéro-ovarique, dite *opération de Porro.* Nous l'avons fait avec intention. Car toutes les fois, jusqu'ici, que nous aurions pu en parler, c'eût été simplement pour mettre en opposition ses résultats avec ceux de l'accouchement prématuré artificiel.

D'abord ils n'auraient pas pu supporter le parallèle. D'autre part, en présence des succès de l'opération césarienne simple avec double suture, il n'est guère possible, surtout pour les cas qui nous occupent, d'accorder un bien grand intérêt à l'opération de Porro.

Sous ce rapport, nous aurions donc dû continuer à garder le silence.

Mais il y a un point dans la question qui touche notre sujet. Nous voulons parler d'un des résultats que l'on poursuit spécialement en pratiquant l'hystérectomie « de mettre les opérées toujours à l'abri de nouvelles grossesses et de ne plus être exposées à une nouvelle opération. »

C'est là, il faut le reconnaître, dit Boudon, un point qui demande à être examiné.

Nous ne voulons pas aborder cette grave question morale et sociale, si on a le droit de priver la femme de son organe gestateur, de la rendre en un mot stérile, aujourd'hui surtout que l'on pratique l'hystérectomie et l'hystérotomie non seulement dans les cas de graves sténoses pelviennes au-dessous de 5 centimètres, mais même dans des bassins mesurant 7 centimètres de diamètre, sans se soucier s'il n'y a pas lieu d'espérer que les grossesses suivantes peuvent se terminer bien. En effet, Daucourt (1) a trouvé que sur dix-huit femmes ayant subi l'opération césarienne il y eut *huit fois* grossesses subséquentes et l'accouchement ne causa pas la mort. Certes quelques enfants ont pu vivre. Cela n'eût pu arriver si les dix-huit femmes dont il est question avaient été opérées par la méthode de Porro. Qu'on nous permette donc de dire qu'en pareilles circonstances, on ne sauvegarde en rien les intérêts matériels et moraux des familles. Quoi qu'il en soit, admettons pour un instant que tout nous est permis et qu'il ne nous reste qu'à choisir la méthode.

Quelle est la meilleure ?

Qu'on ne nous prête pas la prétention de vouloir trancher la question. Seulement, en nous basant sur des résultats cliniques, nous pouvons très bien être en mesure de formuler notre jugement.

Nous étudierons la question au triple point de vue : 1° des résultats pour les mères et pour les enfants ; 2° de la facilité opératoire ; 3° des conséquences sur l'organisme maternel.

1° Pour étudier les résultats de l'opération de Porro, au lieu de prendre la *meilleure* des statistiques, celle de Godson parue dans le *British medical journal* du 26 janvier 1884, rapportée par Daucourt, mars 1884, p. 28, par Boudon, juillet 1885, p. 41, et qui a servi de base à M. Championnière pour ses *Conseils pratiques sur l'opération de Porro* et *cérarienne simple*, in *Journal de médecine*, 1886, p. 196 ; c'est-à-dire la statistique la plus généralement admise, 56,57 p. 100, nous en servons de celle, assurément la plus *épurée*, quoiqu'il ne l'exige pas, rapportée par le distingué accoucheur italien, M. le professeur Mangiagalli (2)

(1) Abel Daucourt. — Résultats cliniques éloignés des opérat. césar. et de Porro. — *Thèse de Paris*, 1884, p. 104.
(2) *Loco cit.*, p. 176.

dans son remarquable travail. Pour l'opération césarienne classique nous prenons la statistique *choisie* de Potocki et pour l'accouchement prématuré artificiel celle de Pinard.

Voici les résultats de la mortalité :

Mortalité des mères.	Opérat. de Porro...............	50	p. 100.
	Opérat. césarienne.............	18.1	—
	Accouchement provoqué.........	0	—
Mortalité des enfants.	Opérat. de Porró..............	20.18	p. 100.
	Opérat. césarienne.............	9.1	—
	Accouchement provoqué.........	11.77	—

Après ces moyennes, dont personne ne peut nier la très grande importance, on ne conçoit pas comment on puisse aujourd'hui substituer l'opération césarienne et celle de Porro à l'accouchement avant terme artificiel *dans le but de sauver un plus grand nombre de femmes et d'avoir tous les enfants vivants.*

Non! vraiment on ne peut pas le concevoir! et nous ne pouvons nous expliquer la chose à moins que nous n'admettions une espèce de *manie opératoire* dont quelques accoucheurs sont atteints!

2° Quelle est la simplicité des moyens et la facilité technique pour pratiquer avec succès l'opération césarienne en comparaison de l'accouchement provoqué, nous l'avons déjà vu. Pour voir maintenant quelles sont celles de l'opération de Porro, il nous suffit de rapporter l'opinion de M. Championnière, le chirurgien français qui l'a le plus pratiquée.

Voici ses paroles : « Il ne faut pas conseiller une opération de Porro à un homme peu habitué aux opérations abdominales. Pour faire cette résection de l'utérus, il aura trop de chances contre lui : l'opération césarienne ordinaire est beaucoup plus simple et, à la campagne, dans des conditions favorables, elle ne sera jamais remplacée par l'opération de Porro. »

Dans ces lignes tout est dit.

Huit chirurgiens sur *dix* au moins, quoique des plus distingués, qui n'ont pas une *grande habitude de la chirurgie abdominale*, ne peuvent pas pratiquer l'opération de Porro.

Et qui donc alors? le médecin de campagne? les jeunes accoucheurs? qui en revanche sont tous en mesure de provoquer un accouchement?

3° Le troisième point à discuter c'est le parallèle entre les troubles organiques qui surviennent chez les femmes après l'opération césarienne, de Porro et l'accouchement provoqué.

Supposons la guérison immédiate obtenue et les suites de couches heureusement terminées, que peut-il se passer dans ces différents cas?

A la suite de l'accouchement provoqué, les malades retrouvent entièrement leur état de santé antérieur. Les choses se passent parfaitement comme s'il s'agissait d'un accouchement avant terme spontané avec suites de couches physiologiques.

Il n'en est pas ainsi des femmes guéries de l'hystérotomie et de l'hystérectomie. Ici une foule de troubles peuvent empoisonner l'existence des malades et créer une véritable infirmité. Dans les premières années surtout, après l'opération, ainsi que l'a très bien étudié Daucourt (1), beaucoup de phénomènes morbides assiègent les malheureuses échappées à la mort; quelques-uns disparaissent avec le temps, d'autres restent pour toute la vie.

Ce sont, par exemple, les fistules de la cicatrice abdominale, l'éventration, la hernie, les tiraillements douloureux, l'engraissement, le vaginisme, le nervosisme, la démence aiguë, l'hystéro-épilepsie, la menstruation vaginale et rectale, l'hémoptysie, l'épistaxis.....

Somme toute, un cortège de phénomènes qui constitue dans l'immense majorité des cas bien plus un malheur qu'un bonheur.

Sous ce point de vue, l'opération de Porro est plus grave que l'opération césarienne.

Y a-t-il quelqu'un qui voudrait substituer l'opération césarienne et de Porro avec ses complications multiples, à l'accouchement prématuré artificiel, opération simple et jamais nuisible?

Je pense que non.

(1) *Loco cit.* p. 55.

CONCLUSIONS

Nous voici à la fin de notre travail, et quoiqu'il nous ait été facile de fournir en discutant chaque question une démonstration basée sur des faits cliniques et d'en tirer à chaque pas la conclusion correspondante, néanmoins nous jugeons bon de nous résumer en quelques mots.

1° Les sténoses pelviennes, sous quelque point de vue qu'on les envisage, n'exercent aucune influence sur la marche de la gestation.

Il semblerait, au contraire, qu'elles éloignent certaines conditions favorables à l'expulsion prématurée de l'œuf.

2° L'accouchement avant terme spontané est, en général, plus fréquent chez les sujets bien conformés que chez ceux atteints de malformations pelviennes.

3° La terminaison spontanée de la grossesse dans le cours du huitième mois chez les femmes à bassin vicié, est presque de la même fréquence qu'il s'agisse de primipares ou de multipares.

4° Le produit de la conception acquiert le même développement en poids et en volume dans les bassins viciés et dans les bassins bien conformés.

5° Dans les bassins rétrécis tout au moins, le poids et le volume des fœtus des primipares sont égaux au poids et au volume de ceux des multipares.

6° L'influence du père (taille, constitution, âge, état de santé) sur le développement du fœtus, ne nous paraît pas douteuse.

7° L'expulsion prématurée spontanée de l'œuf n'étant pas, contre toutes les opinions jusqu'ici admises, l'apanage exclusif des sténoses pelviennes, et le développement du fœtus dans les bassins étroits n'obéissant pas à la loi de l'harmonie, puisqu'il n'y a pas proportion entre le contenant et le contenu, il est évident qu'un fœtus à terme ne peut, dans l'immense majorité des cas, passer spontanément et sans danger à travers la filière pelvienne mesurant moins de 9 centimètres.

8° Les cas où cela arrive ne sont que des exceptions rares confirmant la règle générale.

Les enfants meurent ordinairement pendant le travail et les mères courent de grands risques.

9° Pour éviter que les femmes atteintes de rétrécissements du bassin entre 5 1/2 et 9 centimètres, soient exposées au moment de l'accouchement à terme, à de graves dangers, *il faut intervenir prématurément.*

10° Lorsque la femme est avant terme, la meilleure intervention c'est l'accouchement prématuré artificiel.

11° Aujourd'hui, après l'introduction de l'antisepsie, de la couveuse et du gavage, cette opération ne présente plus aucun inconvénient. Toutes les mères sont sauvées et 88 p. 100 des enfants peuvent sortir vivants de l'hôpital.

12° La viabilité obstétricale doit être abaissée à six mois (cent quatre-vingts jours).

13° L'opération césarienne même modifiée par Sänger, en dépit de ses brillants résultats, ne nous donne pas les succès qu'assure la provocation du travail. Encore moins l'opération de Porro.

14° Toutes les fois qu'on le peut, on doit donc provoquer l'accouchement avant terme et non attendre le terme pour pratiquer l'opération césarienne. Car, outre les résultats, il faut tenir compte des difficultés relatives à la technique opératoire. La première opération très facile à pratiquer et à la portée de tous, l'autre, au contraire, très difficile, peu accessible à la plupart, embarrassant même des opérateurs expérimentés.

15° Dans les cas où la femme est à terme, la crâniotomie serait, à la rigueur, préférable.

16° La mortalité de la céphalotripsie et de la basiotripsie pour les mères est moindre que celle de l'opération césarienne et de Porro, et quand même elle serait plus grande, on ne voit pas survenir chez les femmes qui survivent à la céphalotripsie, les graves complications locales et générales observées à la suite des deux autres méthodes opératoires.

17° Dans le cas de sténoses pelviennes au-dessous de 5 centimètres 1/2, l'avortement étant possible, il serait préférable d'y avoir recours que de laisser la grossesse aller à terme en se proposant de pratiquer alors l'opération césarienne ou la céphalotripsie.

L'avortement étant impossible (âge trop avancé de la grossesse etc.), on fait ce que l'on peut.

18° Cette image de la prétendue parabole que l'accouchement prématuré dans les angusties pelviennes continue à décrire s'il ne l'a déjà décrite, n'est pas une figure exacte. Si elle a pu l'être autrefois, elle ne l'est asurément plus aujourd'hui.

19° Et si l'accouchement prématuré artificiel dans les bassins rétrécis en décrivant sa courbe continue, a pu s'éloigner pour un instant de notre horizon, c'est une illusion que de penser qu'il allait pour toujours disparaître. Au contraire, accomplissant sa révolution, il est revenu sur notre horizon et y brille d'un éclat plus vif et plus bienfaisant. Et il n'est certainement pas besoin d'un nouveau Josué pour l'y fixer.

20° On peut donc affirmer que l'accouchement prématuré artificiel n'a pas perdu de son importance, et aujourd'hui plus que jamais cette importance est indiscutable.

QUOD POTUI FECI, FACIANT MELIORA POTENTES.

TROISIÈME PARTIE.

Notre plus vif désir était de consigner ici, même écourtées les 1325 observations des femmes à bassins vicié, de façon à mettre sous les yeux du lecteur tous les documents pour justifier notre statistique.

Mais cela nous a été impossible pour plusieurs raisons.

Aussi nous nous sommes contenté d'en présenter une partie, c'est-à-dire les 419 recueillies dans les registres de la Clinique d'accouchements, et de l'Hôpital de la Charité.

Nous avons pensé qu'il était bon de les diviser en deux séries : *primipares* et *multipares*.

Nous commençons par les observations de la Clinique et continuons par celles de la Charité.

OBSERVATIONS

CLINIQUE D'ACCOUCHEMENTS PRIMIPARES

1867

1. — B. A., sans profession, 26 ans, entre le 1er janvier.
Lit n° 10.
Menstruée à 14 ans, R. 5 jours.
Constitution bonne.
Bassin vicié. — Diamètre promonto-pubien, minimum 0m 9.
Primipare.
Dernières règles le 14 avril 1866.
A terme d'après le volume de l'enfant.
Apportée en travail.
Premières douleurs le 30 décembre 1866, à minuit.
Terminaison artificielle le 1er janvier 1867, à 4 heures du soir.
Application de forceps par Depaul; insuffisance des contractions utérines.

	Diamètres de la tête fœtale.	
Sommet O I G A.	B P.	9 1/2
Poids, 3,550 grammes.	O F.	12
Longueur du fœtus, 0m52.	O M	13
Longueur du cordon, 0m40.	S O B	9 1/2

Sortie avec son enfant.

2. — C M., employée de magasin, 24 ans, entre le 13 janvier, à 8 heures du soir.
Lit n° 29.
Menstruée irrégulièrement.
Constitution bonne.
Bassin vicié. — Diamètre promonto-pubien, minimum 0m8.
Primipare.
Dernières règles le 25 avril 1866.
A terme.
Apportée en travail.
Premières douleurs le 13 janvier, à 2 heures de l'après-midi.
Terminaison le même jour dans la soirée.

	Diamètres de la tête fœtale.	
Sommet O I D P.	B P	8 1/2
Poids 3,000 grammes.	O F.	12
Longueur du fœtus, 0m47.	O M.	14
Longueur du cordon, 0m47.	S O B.	8 1/2

Sortie bien portante. — Enfant abandonné.

3. — H. f. C., couturière, 19 ans, entre le 3 avril, à midi.
Lit n° 20.
Menstruée à 15 ans, R. 3 jours.
Rachitique.
Bassin vicié. — Diamètre promonto-pubien, minimum 0m8 1/4.
Primipare.
Dernières règles le 15 août 1866.
A 7 mois et 1/2.
Apportée en travail.
Premières douleurs le 2 avril à midi.
Terminaison naturelle le 3, à 3 heures du matin.

	Diamètres de la tête fœtale.	
Sommet O I G A.	B P.	8
Poids 1,600 grammes.	O F.	10
Longueur du fœtus, 0m43.	O M	12
Longueur du cordon, 0m48.	S O B.	9

Sortie bien portante. Enfant mort au 4e jour.

4. — B. L., femme de chambre, 22 ans, entre le 12 avril à 10 heures du soir.
Menstruée à 13 ans, R. 5 jours.
Constitution bonne; rachitique.
Bassin vicié. — Diamètre promonto-pubien, minimum 0m8 1/4.
Primipare.
Dernières règles le 24 juillet.
A 8 mois et 1/2.
Apportée en travail après avoir subi chez elle une application de forceps sans succès.
Premières douleurs le 11 avril, à 3 heures du matin.
Terminaison artificielle le 13, à 1 heure du matin.
Application de forceps par Bailly et Depaul.

	Diamètres de la tête fœtale.	
Sommet O I G A.	B P.	9
Poids 2,900 grammes.	O F.	11
Longueur du fœtus, 0m48.	O M.	13
Longueur du cordon, 0m48.	S O B.	10

Décédée le 17 mai. Enfant sorti bien portant.

5. — G. C. A., cartonnière, 23 ans, entre le 5 mai à 5 heures du soir.
Lit n° 22.
Menstruée à 15 ans, R. 3 jours.
Constitution bonne.
Bassin vicié. — Diamètre promonto-pubien, minimum 0m9 1/2.
Primipare.
Dernières règles, époque inconnue.
A terme d'après le volume de l'enfant.
Apportée en travail.
Premières douleurs le 5 mai, à 2 heures du matin.
Terminaison naturelle le même jour dans l'après-midi.

Sommet O I D P réduite.	Diamètres de la tête fœtale.	
Poids 3,000 grammes.	B P.	10
Longueur du fœtus, 0m45.	O F.	11
Longueur du cordon, 0m50.	O M.	13
	S O B.	10

Sortie avec son enfant.

6. — D. M., domestique, 23 ans, entre le 21 juin.
Lit n° 18.
Menstruée à 14 ans, R. 6 jours.
Rachitique.
Bassin vicié. — Diamètre promonto-pubien, minimum 0m8 1/2.
Primipare.
Dernières règles le 30 octobre 1866.
A terme.
Premières douleurs le 6 août à midi.
Terminaison naturelle le même jour, dans la soirée.

	Diamètres de la tête fœtale.	
Sommet O I G A.	B P.	9
Poids, 3,280 grammes.	O F.	12
Longueur du fœtus, 0m48.	O M.	14
Longueur du cordon, 0m71.	S O B.	9

Sortie bien portante. Enfant abandonné.

7. — D., couturière, 22 ans, entre le 29 juillet à 4 heures du soir.
Lit n° 11.
Menstruée à 15 ans et 1/2, R. 5 jours.
Rachitique.
Bassin vicié. — Diamètre promonto-pubien, minimum 0m8.
Primipare.
Dernières règles, époque inconnue.
A terme d'après l'apparence de l'enfant.
Apportée en travail.
Premières douleurs le 26 juillet, à 11 heures du soir; rupture artificielle des membranes le 27, à 6 heures du matin.
Terminaison artificielle le 29, à 6 heures du soir.
Application de forceps par Depaul. L'enfant a donné quelques signes de vie, n'a pas pu être ranimé.

	Diamètres de la tête fœtale.	
Sommet, *variété et position inconnues.*	B P.	9
	O F.	11
Poids, 3,000 grammes.	O M.	13
Longueur du fœtus, 0m50.	S O B.	11

Sortie bien portante.

8. — G. M., couturière, 24 ans, entre le 27 septembre.
Menstruée régulièrement.
Constitution bonne; gibbosité remarquable de la colonne vertébrale
Bassin vicié au détroit inférieur. — Diamètre bi-ischiatique 0m9.
Primipare.

Dernières règles le 20 décembre 1866.
A terme.
Apportée en travail.
Premières douleurs le 25 septembre, à minuit.
Terminaison artificielle, le 27, à 9 heures du matin.
Application de forceps par Tarnier.

Sommet O I G A.
Poids, 2,910 grammes.
Longueur du fœtus, $0^{m}49$.

Diamètres de la tête fœtale.	
B P.	10
O F.	13
O M.	14
S O B.	10

Décédée le 8 octobre. Enfant sorti bien portant.

9. — C. f. P., couturière, 32 ans, entre le 28 septembre, à 5 heures du soir.
Lit n° 10.
Menstruée régulièrement.
Constitution faible.
Bassin vicié. — Diamètre promonto-pubien, minimum $0^{m}9$ 1/2.
Primipare.
A terme.
Apportée en travail. Nombreuses tentatives en ville pour faire la version; on croyait avoir affaire à une présentation du tronc.
Premières douleurs le 28 septembre, à 9 heures du matin. — A son arrivée, M. Tarnier a pu reconnaître une présentation du sommet, on constata un pied et une main dans le vagin sur le côté gauche de la malade; pas de battements du cœur fœtal, ni dans le cordon qui pendait hors de la vulve.
Terminaison artificielle le 28, à 6 heures du soir.
Version assez laborieuse et céphalotripsie, tête dernière, par Tarnier.
Sommet avec procidence du pied gauche, d'une main et du cordon. — *Variété et position inconnues.*
Poids. 3 022 grammes, sans cerveau ni sang.
Décédée le 3 octobre.

10. — De St. E. H., lingère, 24 ans, entre le 23 octobre.
Lit n° 14.
Menstruée à 13 ans, R. 6 jours.
Constitution bonne.
Bassin vicié. — Diamètre promonto-pubien, minimum $0^{m}6$.
Primipare.
Dernières règles le 18 mars 1867.
A 7 mois.
Accouchement provoqué le jour même de son entrée par les douches vaginales.
Premières douleurs régulières le 30, à 11 heures du soir, après la rupture spontanée des membranes.
Terminaison artificielle le 31, à 4 heures de l'après-midi. — Enfant mort avant toute intervention.
Application de forceps par Depaul.
Sommet. *Variété et position inconnues.*

Poids, 1,640 grammes.
Longueur du fœtus, 0m41.
Longueur du cordon, 0m50.

Sortie bien portante.

Diamètres de la tête fœtale.	
B P.	7 1/2
O F.	10
O M.	10 1/2
S O B.	8

11. — B. A., couturière, 23 ans, entre le 12 décembre à 3 heures du matin.
Menstruée à 15 ans, R. 5 jours.
Constitution faible, rachitique.
Bassin vicié. — Diamètre promonto-pubien, minimum 0m6 1/2.
Primipare.
Dernières règles le 28 février 1867.
A terme.
Apportée en travail après avoir subi chez elle de nombreuses tentatives d'accouchement : quatre applications de forceps et perforation du crâne.
Premières douleurs le 9 décembre, à 5 heures du matin.
Céphalotripsie par Depaul. Délivrance artificielle par Bailly en portant la main dans la cavité utérine pour arracher le placenta.
Sommet. *Variété et position inconnues.*
Poids, 2,940 grammes, sans cerveau ni sang.
Décédée le 18 décembre.

1868

12. — R. f. P., couturière, 19 ans, entre le 26 janvier, à minuit 1/2.
Lit n° 11.
Menstruée à 14 ans, R. 8 jours.
Contitution bonne.
Bassin vicié. — Diamètre promonto-pubien, minimum 0m9.
Primipare.
Dernières règles le 1er avril 1867.
A terme.
Apportée en travail.
Premières douleurs le 25 janvier, à 1 heure du matin.
On trouve, à son entrée, tête légèrement engagée dans le détroit supérieur en *occipito sacrée.*
Terminaison artificielle le 26, à 4 heures du soir.
Application de forceps par Depaul et tractions énergiques par trois personnes. — Enfant mort pendant les tractions.

Sommet O I D P.
Poids 3,850 grammes.
Longueur du fœtus, 0m54.
Longueur du cordon, 0m63.

Sortie en bonne santé.

Diamètres de la tête fœtale.	
B P.	9 1/2
O F.	12 1/2
O M.	14
S O B.	9 1/2

13. — G. L., f. G., couturière, 34 ans, entrée le 29 février.
Lit n° 15.
Menstruée à 15 ans, R. 4 jours.

Constitution bonne.

Bassin vicié au détroit inférieur, branches ischio-pubiennes très rapprochées; tumeurs osseuses sur les faces internes des pubis; fibromes de l'utérus; vice de conformation des parties génitales externes; entrée du vagin très étroite.

Primipare.

Dernières règles le 27 mai 1867.

A terme.

Premières douleurs le 5 mars, dans l'après-midi.

Terminaison artificielle le 8, à 9 heures du matin.

Incisions sur le bord de l'orifice utérin et application de forceps par Depaul.

	Diamètres de la tête fœtale.	
Sommet O I D P.	B P.	10
Poids, 3,600 grammes.	O F.	12
Longueur du fœtus, $0^{m}52$.	O M.	16
Longueur du cordon, $0^{m}66$.	S O B.	9

Sortie avec son enfant sur sa demande le 16 mars, malgré l'avis du médecin, morte le 18, à la Charité.

14. — C. M., marchande de vins, 23 ans, entre le 23 avril, à 7 heures du matin.

Lit n° 6.

Menstruée à 14 ans, irrégulièrement, 2 jours.

Constitution bonne.

Bassin vicié. — Diamètre promonto-pubien, minimum $0^{m}7$ 1/2.

Primipare.

Dernières règles le 6 août 1867 (Rien de positif).

A terme d'après le volume de l'enfant.

Apportée en travail après avoir subi chez elle plusieurs tentatives d'accouchement par une sage-femme d'abord et par un médecin ensuite.

Premières douleurs le 22 avril, à 4 heures du soir. — A son entrée on constata un bras dans le vagin. — Enfant mort.

Terminaison artificielle le 23, à 5 heures de l'après-midi.

Amputation des deux bras; détroncation et céphalotripsie répétée par Depaul. — Intervention en plusieurs séances.

Épaule droite C. J. D.

Poids, 3,500 grammes, sans cerveau ni sang.

Décédée le 27 avril.

15. — V. A., f. R., lingère, 30 ans, entre le 24 juin, à 4 heures du soir. Lit n° 36.

Menstruée à 12 ans, R. 8 jours.

Constitution bonne.

Bassin vicié au détroit inférieur. — Diamètre transverse au niveau des tubérosités sciatiques, 5 1/2; écartement de l'arcade pubienne à la moitié de sa hauteur 2 1/2.

Primipare.

Dernières règles, époque inconnue.

A terme d'après le volume de l'enfant.

Apportée en travail après avoir subi chez elle plusieurs tentatives infructueuses d'application de forceps.

Premières douleurs le 23 juin, à 10 heures du soir. — A son arrivée on constata les parties génitales externes livides et tuméfiées; tête à la vulve. — Enfant mort.

Terminaison artificielle le 24, à 6 heures du soir.

Perforation du crâne et application de forceps par Depaul.

Sommet O I G A.

Poids, 3,490 grammes sans cerveau ni sang.

Longueur du cordon, 0m51.

Sortie bien portante.

16.—L., f. B., blanchisseuse, 27 ans, entre le 3 août, à 6 heures du matin. Lit nº 6.

Menstruée à 18 ans, R. 5 jours.

Constitution faible. — Traces de rachitisme.

Bassin vicié. — Diamètre promonto-pubien, minimum 6 1/2.

Primipare.

Dernières règles le 1er novembre 1867.

A 8 mois 1/2.

Apportée en travail.

Premières douleurs le 1er août, à 3 heures du soir; rupture artificielle des membranes par une sage-femme en ville le 2 à 4 heures du soir. — A son entrée on constata procidence du cordon.

Terminaison artificielle le 3 à 9 heures du matin.

Application de forceps sans succès, et céphalotripsie répétée par Depaul; extraction difficile, arrachement de la tête.

Sommet avec procidence du cordon. *Variété et position inconnues.*

Poids, 2320 grammes sans cerveau ni sang.

Décédée le 9 août.

17. — G., f. G., couturière, 29 ans, entre le 16 octobre, à 11 heures du soir.

Lit nº 7.

Menstruée à 11 ans et 1/2, R. 5 jours.

Rachitique; taille très petite; tibias arqués.

Bassin vicié. — Diamètre promonto-pubien, minimum 0m9.

Primipare.

Dernières règles le 28 décembre 1867.

A terme. — Grossesse gémellaire.

Apportée en travail.

Premières douleurs le 13 octobre, à 11 heures du soir; rupture des membranes le 12 dans l'après-midi à la suite d'examens répétés, toucher, en ville. — A son entrée, fœtus morts.

Terminaison artificielle le 17 octobre, à midi. — Enfants morts et macérés.

Céphalotripsie pour le 1er enfant. — Forceps pour le 2e.

Sommet pour les deux fœtus.

Poids du 1er enfant 2,520 grammes, sans cerveau ni sang.

Longueur du fœtus, 0m49.

Poids du 2e enfant 2,840 grammes

Longueur du fœtus, 0m50.

Diamètres de la tête fœtale.	
B P.	10
O F.	12
O M.	14
S O B.	10

Décédée le 21 octobre

18. — C. M., f. L., mécanicienne, 21 ans, entre le 19 janvier, à 8 heures du matin.
Lit n° 10.
Menstruée à 13 ans, R. 3 jours.
Constitution bonne.
Bassin vicié. — Diamètre promonto-pubien, minimum 0m9 1/2.
Primipare.
Dernières règles le 30 mai 1868.
A 7 mois.
Apportée en travail depuis trois jours.
Premières douleurs le 16 janvier, dans la matinée. — A son entrée à la Clinique un bras du fœtus pendait hors de la vulve. — Enfant mort.
Terminaison artificielle le 19, à 10 heures du matin.
Impossibilité de faire la version; section du bras et extraction très difficile du tronc au moyen du crochet mousse.
Application de forceps sans succès sur la tête dernière et céphalotripsie par Depaul.
Epaule gauche avec procidence du bras gauche C. J. G.
Poids, 1,620 grammes, sans cerveau ni sang.
Longueur du cordon, 0m,40.
Sortie en bonne santé.

1869

19. — F. C., couturière, 24 ans, entre le 1er février.
Lit n° 9.
Menstruée à 18 ans, R. 4 jours.
Rachitique.
Bassin vicié. — Diamètre promonto-pubien, minimum 0m7 1/4.
Primipare.
Dernières règles le 5 mai 1868.
A 8 mois et 1/2.
Accouchement provoqué le 4 février, dans la matinée, par le dilatateur Tarnier.
Premières douleurs quelques heures après l'introduction du dilatateur. Rupture artificielle des membranes le 5. — Procidence d'un bras.
Terminaison artificielle le 5 février, à 8 heures du soir.
Application de forceps sans succès et céphalotripsie par Depaul.
Sommet avec procidence du bras gauche. *Variété et position non marquées.*
Poids, 2,500 grammes, sans cerveau ni sang.
Longueur du fœtus, 0m50.
Longueur du cordon, 0m53.
Sortie bien portante.

20. — F. M., domestique, 25 ans, entre le 22 avril, à 8 heures du matin.
Lit n° 29.
Menstruée à 17 ans, R. 3 jours.
Rachitique; marcha à 7 ans.
Bassin vicié. — Diamètre promonto-pubien, minimum 7 1/4.

Primipare.
Dernières règles le 1er juillet 1868.
A terme.
Apportée en travail.
Premières douleurs le 21 avril, à 11 heures du soir.
Terminaison artificielle le 22, à 8 heures du soir.
Applications de forceps et tractions assez énergiques par Depaul. — Enfant mort.
Sommet. *La variété et la position ne sont pas indiquées.*

	Diamètres de la tête fœtale.	
	B P.	8 1/2
Poids, 2,680 grammes.	O F.	11 1/2
Longueur du fœtus, 0m48.	O M.	13 1/2
Longueur du cordon, 0m36.	S O B.	9 1/2

Décédée le 24 avril. — A l'autopsie on constata : perforation de la vessie produite par une épine saillante de la branche horizontale du pubis droit, épanchement d'urine dans l'abdomen et infiltration de pus dans les parois abdominales.

21. — G. A., f. D , blanchisseuse, 22 ans, entre le 27 avril.
Lit n° 12.
Menstruée à 18 ans, R. 2 jours.
Rachitique, aurait marché à 4 ans.
Bassin vicié. — Diamètre promonto-pubien, minimum 0m8.
Primipare.
Dernières règles le 3 juillet 1868.
A terme.
Apportée en travail souffrant depuis 33 heures. — Enfant mort.
Premières douleurs régulières le 27 avril, à 7 heures du soir.
Terminaison artificielle le 28, à 6 heures de l'après-midi.
Application de forceps sans succès et céphalotripsie par Depaul.
Sommet O I D P.
Poids, 2,960 grammes, sans cerveau ni sang.
Longueur du fœtus, 0m51.
Longueur du cordon, 0m74.
Décédée le 2 mai.

22. — C. J.-M., domestique, 22 ans, entre le 30 avril à 6 heures du soir.
Lit n° 35.
Menstruée à 16 ans, R. 2 jours.
Bonne constitution.
Bassin vicié. — Diamètre promonto-pubien, minimum 0m8.
Primipare.
Dernières règles le 3 juillet 1868.
A terme
Apportée en travail.
Premières douleurs le 30 avril, à 3 heures du soir.
Terminaison artificielle le même jour, à 11 heures et demie.
Application de forceps par Depaul.

	Diamètres de la tête fœtale.	
Sommet O I G A.	B P.	8
Poids, 2,810 grammes.	O F.	11
Longueur du fœtus, 0m46.	O M..	13 1/2
Longueur du cordon, 0m41.	S O B.	9 1/2

Sortie avec son enfant.

23. — D. A., cordonnière, 28 ans, entre le 9 mai.
Lit n° 7.
Menstruée à 15 ans, irrégulièrement.
Rachitique, de très petite taille, 1m25, tibias très courbés.
Bassin vicié. — Diamètre promonto-pubien, minimum 0m 6 1/2
Primipare.
Dernières règles, époque inconnue.
On évalue la grossesse à 7 mois 1/2.
Accouchement provoqué le 10 juin, par les douches et le dilatateur Tarnier.
Premières douleurs le 17 juin, dans l'après-midi.
Terminaison artificielle le 18, à 10 heures du matin.
Application de forceps sans succès et céphalotripsie par Depaul.
Sommet, variété et position inconnues.
Poids, 1,830 grammes, sans cerveau ni sang.
Longueur du fœtus, 0m43.
Longueur du cordon, 0m42.
Sortie bien portante.

24. — O. M., ouvrière, 25 ans, entre le 7 juin.
Lit n° 25.
Menstruée à 17 ans, irrégulièrement.
Constitution bonne.
Bassin vicié. — Diamètre promonto-pubien, minimum 0m8 1/4.
Primipare.
Dernières règles le 10 septembre 1868.
A terme.
Accouchement provoqué quelques jours avant le terme, le 10 juin, avec l'éponge préparée.
Premières douleurs le 14 juin, à 10 heures du matin.
Terminaison artificielle le 15, dans la matinée. — Enfant mort.
Application de forceps, par Depaul.

	Diamètres de la tête fœtale.	
Sommet O. I. D. P.	B P.	9
Poids, 3,190 grammes.	O F.	12
Longueur du fœtus, 0m50.	O M..	14
Longueur du cordon, 0m37.	S O B..	10

Sortie en bonne santé.

25. — L. T., blanchisseuse, 19 ans, entre le 10 septembre, à 11 heures du matin.
Lit n° 18.
Menstruée à 15 ans, R. 5 jours
Constitution bonne.

Bassin vicié. — Diamètre promonto-pubien, minimum 0^m8 1/2.
Primipare.
Dernières règles le 25 janvier 1869.
A 7 mois.
Apportée en travail.
Premières douleurs le 1er septembre, à 4 heures du soir.
Terminaison naturelle le 3, à midi. — Enfant vivant.

	Diamètres de la tête fœtale.	
Sommet O I G A.	B P.	8 1/2
Poids, 2,020 grammes.	O F.	10 1/2
Longueur du fœtus, 0^m42.	O M.	12 1/2
Longueur du cordon, 0^m43.	S O B.	9 1/4

Sortie bien portante. — Enfant mort.

26. — A. E., couturière, 29 ans, entre le 29 septembre, à 3 heures du soir. Lit n° 7.
Menstruée à 15 ans, R. 3 jours.
Bassin vicié. — *N'est pas indiqué le diamètre.*
Primipare.
Dernières règles le 10 janvier 1869.
A 8 mois.
Apportée en travail.
Premières douleurs, le 19 septembre, à 9 heures du matin. — A son entrée on constate rigidité de l'orifice utérin.
Terminaison artificielle le 20 dans l'après-midi.
Incisions latérales de l'orifice utérin et du périnée, application de forceps sans succès et crâniotomie par Bailly.
Sommet O I G T.
Poids, 2,480 grammes, sans cerveau ni sang.
Longueur du fœtus, 0^m 47.
Longueur du cordon, 0^m 42.
Décédée le 21 novembre.
A l'autopsie on constata trois perforations de l'utérus, deux sur l'orifice, une sur la paroi postérieure du corps, sang liquide et en caillots dans la cavité péritonéale.

27. — H. f. R., domestique, 33 ans, entre le 13 octobre, à 9 heures du soir.
Menstruée à 17 ans, irrégulièrement.
Rachitique, membres inférieurs courbés en S.
Bassin vicié. — Diamètre promonto-pubien, minimum 0^m8.
Primipare.
Dernières règles le 15 décembre 1868.
A terme.
Apportée en travail.
Premières douleurs le 12 octobre, à 5 heures du matin.
Terminaison artificielle le 14. dans l'après-midi.
Application de forceps et perforation du crâne sans succès, — céphalotripsie par Depaul.
Sommet O I D P.
Poids, 3,470 grammes, sans cerveau ni sang
Longueur du fœtus, 0^m53.
Longueur du cordon, 0^m65.
Sortie bien portante le 2 novembre.

28. — V. E, cartonnière, 22 ans, entre le 7 novembre, à 9 heures du matin.

Lit n° 10.

Menstruée à 15 ans, R. 5 jours.

Rachitique.

Bassin vicié. — Diamètre promonto-pubien, minimum 0m8.

Primipare.

Dernières règles, le 29 janvier 1869.

A terme.

Apportée en travail après avoir subi chez elle des tentatives d'applications de forceps.

Premières douleurs le 5 novembre, à 6 heures du matin. — A son entrée l'état général n'était point des plus beaux, organes génitaux contusionnés et gangrénés. Enfant mort.

Terminaison artificielle le 7 novembre, à 9 heures et demie du matin.

Application de forceps sans succès et crâniotomie par Depaul. Grande difficulté pour dégager les épaules, on a dû mettre un sac autour du cou du fœtus et faire de très énergiques tractions.

Sommet.

Poids, 3,450 grammes, sans cerveau ni sang.

Longueur du fœtus, 0m54.

Longueur du cordon, 0m56.

Sortie en bonne santé.

29. — M., f. L., couturière, 35 ans, entre le 28 novembre, à 11 heures du matin.

Lit n° 1.

Rachitique.

Bassin vicié. — Diamètre promonto-pubien, minimum 0m8 1/4.

Primipare.

Dernières règles le 10 février 1869.

A terme.

Apportée en travail.

Premières douleurs le 26 novembre, à 7 heures du matin.

Terminaison artificielle le 27, à 9 heures dans la matinée.

Application de forceps par Depaul.

	Diamètres de la tête fœtale.	
Sommet O I D P.	B P.	9 1/4
Poids, 2,870 grammes.	O F	11
Longueur du fœtus, 0m46.	O M.	13
Longueur du cordon, 0m72.	S O B.	9

Sortie avec son enfant.

1870

30. — D. A., f. T., journalière, 29 ans, entre le 8 février.

Lit n° 24.

Menstruée à 15 ans, R. 3 jours.

Rachitique.

Bassin vicié. — Diamètre promonto-pubien, minimum 0m8.

Primipare.

Dernières règles fin d'avril 1869.

A terme.

Premières douleurs le 19 février, à 2 heures du soir. — Le 21, à 8 heures, la dilatation utérine était complète, une poche d'eaux assez volumineuse faisait saillie dans le vagin, on sentait à travers les membranes que le cordon flottait dans le liquide. A 10 heures, pendant que Depaul examine la malade les membranes se rompent, Prolapsus du cordon et pendant qu'il cherchait à le rétropulser les battements cessent. — Enfant mort.

Terminaison artificielle le 21 février, à 10 heures 45 du soir.

Application de forceps par Depaul. — Tractions énergiques.

Sommet avec procidence du cordon O I G A.

	Diamètres de la tête fœtale.	
Poids, 3,260 grammes.	B P.	9 1/2
Longueur du fœtus, $0^{m}52$.	O F.	11 1/2
Longueur du cordon, $0^{m}54$.	O M.	13 1/2
	S O B.	9 1/2

Décédée le 27 février.

31. — B., couturière, 30 ans, entre le 22 mars.

Lit n° 10.

Menstruée à 18 ans. R. 3 jours.

Constitution bonne.

Rachitique. — Diamètre promonto-pubien minimum $0^{m}7$ 1/2.

Primipare.

Dernières règles le 24 août 1869.

A 7 mois.

Accouchement provoqué par le dilatateur Tarnier.

Premières douleurs le 13 avril, à 7 heures du soir.

Terminaison artificielle le même jour, à 8 heures 30 du soir.

Version par Depaul et tractions énergiques faites par deux personnes. Enfant mort.

	Diamètres de la tête fœtale.	
Epaule droite, C J G.	B P.	9
Poids, 2,115 grammes.	O F.	10
Longueur du fœtus, $0^{m}46$.	O M.	12
Longueur du cordon, $0^{m}57$.	S O B.	9

Sortie en bonne santé.

32. — D.. A., blanchisseuse, 34 ans, entre le 25 mai.

Lit n° 19.

Menstruée à 15 ans, R. 3 jours.

Rachitique, constitution faible.

Bassin vicié. — Diamètre promoto-pubien, minimum $0^{m}8$ 1/2.

Primipare.

Dernières règles le 15 septembre 1869.

A 8 mois 1/2.

Accouchement provoqué le 2 juin par la sonde bougie.

Premières douleurs régulières le 3, à 9 heures du soir.

Terminaison naturelle le 3 juin même, à 10 heures.

	Diamètres de la tête fœtale.	
Sommet O I G A.	B P.	8
Poids, 2,800 grammes.	O F.	11
Longueur du fœtus, $0^{m}47$.	O M.	13
Longueur du cordon, $0^{m}59$.	S O B.	9

Sortie avec son enfant.

1871

33. — D. F., repasseuse, 23 ans, entre le 19 février.
Lit n° 19.
Menstruée à 15 ans, R. 2 jours.
Constitution bonne.
Bassin vicié. — Diamètre promonto-pubien, minimum 0m8 1/2.
Primipare.
Dernières règles le 1er juin 1870.
A terme.
Premières douleurs le 21 mars, à 9 heures du matin.
Terminaison artificielle le 23, dans la matinée.
Application de forceps par Depaul.

	Diamètres de la tête fœtale.	
Sommet O I G A.	B P.	9
Poids, 3,120 grammes.	O F.	12
Longueur du fœtus, 0m51.	O M.	13
Longueur du cordon, 0m48.	S O B.	9 1/2

Sortie bien portante. — Enfant mort au 3me jour.

34. — B. B., satineuse, 22 ans, entre le 26 octobre.
Lit n° 11.
Menstruée à 15 ans, R. 3 jours.
Rachitique; scoliose dorsale. — Taille 1m10; membres inférieurs fortement tordus.
Bassin vicié. — Diamètre promonto-pubien, minimum 4 1/2.
Primipare.
Dernières règles le 22 juillet 1871.
A 3 mois.
Avortement provoqué. — Depaul n'a pas pu rompre par deux fois les membranes avec l'hystéromètre. Il a dû les décoller.
Premières douleurs le 5 novembre, à 5 heures du soir.
Terminaison naturelle le 6, à 9 heures et 45 du matin.
Poids, 55 grammes.
Longueur du fœtus, 14.
Sortie bien portante.

35. — F. J., couturière, 24 ans, entre le 26 novembre.
Lit n° 24.
Menstruée à 13 ans, R. 3 jours.
Constitution bonne.
Bassin vicié. — *N'est pas indiqué le diamètre.*
Primipare.
Dernières règles le 26 février 1871.
A 8 mois 1/2.
Premières douleurs le 30 novembre, à 10 heures du soir.
Terminaison naturelle le 1er décembre, à 1 heure du matin.

Sommet O I G A.
Poids, 2,390 grammes.
Longueur du fœtus, $0^{m}48$.
Longueur du cordon, $0^{m}58$.

Diamètres de la tête fœtale.	
B P.	10
O F.	12
O M.	14
S O B.	9

Sortie avec son enfant.

1872

36. — M. R., lingère, 22 ans, entre le 4 avril, à 5 heures du matin.
Lit n° 11.
Menstruée à 16 ans, R. 3 jours.
De bonne constitution apparente, paralysée depuis l'âge de 18 ans. — Profonde atrophie musculaire des membres inférieurs, reste toujours assise sur une chaise et y marche en faisant marcher la chaise même.
Bassin considérablement rétréci au détroit inférieur, dans son diamètre bi-ischiatique. Etroitesse de la vulve.
Primipare.
Dernières règles le 25 juin 1871.
A terme.
Apportée en travail.
Premières douleurs le 4 avril, à 3 heures du matin.
Terminaison artificielle le 4, à 7 heures du soir.
Plusieurs applications de forceps sans succès et céphalotripsie, par Depaul.
Face M I G A.
Poids, 2,640 grammes, sans cerveau ni sang.
Longueur du fœtus, $0^{m}49$ grammes.
Longueur du cordon, $0^{m}50$.
Décédée le 12 avril, de métro-péritonite.

37. — D., piqueuse de bottines, 21 ans, entre le 31 mai, à 4 heures du matin.
Lit n° 15.
Menstruée à 18 ans, R. 3 jours.
Rachitique, de petite taille, aurait marché à 7 ans.
Bassin vicié. — Diamètre promonto-pubien, minimum $0^{m}7$ 1/2.
Primipare.
Dernières règles, époque ignorée.
A terme, d'après le volume de l'enfant.
Apportée en travail.
Premières douleurs le 31 mai, à 6 heures du matin.
Terminaison artificielle le 1er juin, à 10 heures et 1/2 du matin.
Application de forceps par Depaul.

Sommet O I D P réduite.
Poids, 3,225 grammes.
Longueur du fœtus, $0^{m}49$.
Longueur du cordon, $0^{m}40$.

Diamètres de la tête fœtale.	
B P.	10 1/2
O F.	12
O M.	14
S O B.	10

Décédée de péritonite, le 16 juin. — Enfant bien portant.

38. — L. J., couturière, 19 ans, entre le 14 juin.

Lit nº 8.

Menstruée à 14 ans, R. 3 jours.

Rachitique, 1m32 de taille.

Bassin vicié. — *N'est pas indiqué le diamètre.*

Primipare.

Dernières règles le 17 septembre 1871.

A terme.

Premières douleurs le 1er juillet, à minuit et 1/2.

Terminaison naturelle le 2, à 6 heures du soir.

	Diamètres de la tête fœtale.	
Sommet O I D P.	B P.	10
Poids, 3,600 grammes.	O F.	12 1/2
Longueur du fœtus, 0m51.	O M.	14 1/2
Longueur du cordon, 0m61.	S O B.	10

Sortie avec son enfant.

39. — B. J., f. D., tapissière, 31 ans, entre le 25 juin, à 5 heures du matin.

Menstruée à 20 ans, très irrégulièrement, 3 jours.

Rachitique.

Bassin vicié. — Diamètre promonto-pubien, minimum 0m8.

Primipare.

Dernières règles le 15 septembre 1871.

A 8 mois 1/2.

Apportée en travail, après avoir subi chez elle des tentatives infructueuses d'applications de forceps.

Premières douleurs le 24 juin, à 5 heures du soir.

A son entrée, on constata procidence du cordon et mort du fœtus.

Terminaison artificielle le 25, à 9 heures du matin.

Céphalotripsie par Depaul

Sommet avec procidence du cordon, O I P D, réduite.

Poids, 2,780 grammes, sans cerveau ni sang.

Longueur du fœtus, 0m54.

Longueur du cordon, 0m62.

Sortie bien portante.

40. — A. A., couturière, 28 ans, entre le 8 septembre, à 11 heures du matin.

Lit nº 6.

Menstruée à 16 ans et 1/2, très irrégulièrement, 8 jours.

Rachitique.

Bassin vicié. — Diamètre promonto-pubien, minimum 0m8 3/4.

Primipare.

Dernières règles le 12 novembre 1871.

A terme.

Apportée en travail.

Premières douleurs vers le 3 septembre, mais bien régulières et fortes le 7 septembre, à 10 heures du soir.

Terminaison naturelle le 8, à 8 heures du soir.

Sommet O I G A.	Diamètres de la tête fœtale.	
Poids, 3,020 grammes.	B P.	9 1/2
Longueur du fœtus, 0m48.	O F.	12
Longueur du cordon, 0m59.	O M.	13 1/2
	S O B.	9 1/2

Sortie avec son enfant.

41. — G. A. M. couturière, 28 ans, entre le 13 septembre, à 0 heures du matin.

Lit n° 19.

Menstruée à 15 ans, R. 6 jours.

Rachitique, très pâle et maigre.

Bassin vicié. — Diamètre promonto-pubien, minimum 0m8 1/2.

Primipare.

Dernières règles le 25 novembre 1871.

A terme.

Apportée en travail.

Premières douleurs régulières dans la nuit du 7 au 8 septembre, tandis que la rupture des membranes avait eu lieu le 4, à 1 heure du matin. Dans la journée du 12, une sage-femme administra de l'ergot de seigle en forte dose, ce qui causa la tétanisation de l'utérus. A son entrée à la Clinique, on constata l'état général de la malade très grave. Tête fœtale dans l'excavation ayant franchi l'orifice utérin, contraction permanente de la matrice, pas de douleurs.

Terminaison artificielle le 13, à une heure du matin.

Application de forceps par Chantreuil.

Pendant l'introduction de la première branche, s'échappa de la vulve du sang noir exhalant une odeur de putréfaction assez avancée.

A la suite de l'extraction du fœtus apparut à la vulve un lambeau charnu déchiré, épais, de la partie antérieure du col, en voie d'altération, le reste du col était encore rigide.

On attribue la déchirure de la matrice à la descente rapide de la tête sous l'action de l'ergot de seigle.

Sommet O I G A.	Diamètres de la tête fœtale.	
Poids, 3,950 grammes.	B P.	9 1/2
Longueur du fœtus, 0m54.	O F.	12 1/2
	O M.	15
	S O B.	10 1/2

Décédée le 26 septembre de péritonite.

42. — F. C., blanchisseuse, 18 ans, entre le 21 septembre.

Lit n° 1.

Menstruée à 16 ans, très irrégulièrement.

De petite taille, mais de forte constitution.

Bassin vicié. — Diamètre promonto-pubien, minimum 0m8 3/4.

Primipare.

Dernières règles le 12 décembre 1871.

A terme.

Apportée en travail.

Premières douleurs le 21 septembre, à 3 heures du soir.

Terminaison artificielle le 23, à 9 heures 45 du matin.

Application de forceps par Guéniot.

Sommet O I G A.
Poids, 3,025 grammes.
Longueur du fœtus, 0m49.
Longueur du cordon, 0m51.

Diamètres de la tête fœtale.

B P.	9 1/2
O F.	11
O M.	14
S O B.	9 1/2

Sortie avec son enfant.

43. — V., f. C., couturière, 24 ans, entre le 14 novembre, à 6 heures du soir.

Lit n° 19.
Menstruée à 18 ans, R. 8 jours.
Bonne constitution.
Bassin vicié. — Diamètre promonto-pubien, minimum, 0m7.
Primipare.
Dernières règles le 1er janvier 1872.
A terme.
Apportée en travail.
Premières douleurs le 12, à 4 heures du soir.
Le 14 une sage-femme administra à trois reprises du seigle ergoté. Un médecin appelé appliqua le forceps sans succès.
A son entrée à la Clinique, on constata la procidence du cordon, fœtus mort.
Terminaison artificielle le 14 novembre, à 8 heures du soir.
Céphalotripsie par Depaul.
Sommet avec procidence du cordon O I D P.
Poids, 2,570 grammes, sans cerveau ni sang.
Longueur du fœtus, 0m53.
Longueur du cordon, 0m63.
Décédée le 17 novembre.

44. — D., f. D., brunisseuse, 32 ans, entre le 27 novembre, à 6 heures du soir.

Lit n° 34.
Menstruée à 15 ans 1/2. R. 4 jours.
De faible constitution.
Bassin vicié. — Diamètre promonto-pubien, minimum 0m7.
Primipare.
Dernières règles le 16 février 1872.
A 8 mois 1/2.
Apportée en travail.
Premières douleurs le 26 novembre, à huit heures du soir.
Le 27, dans l'après-midi, on fait prendre à la malade 3 grammes de seigle ergoté, et puis on l'envoie à la Clinique.
A son entrée l'utérus est contracturé, en permanence, fœtus mort.
Terminaison artificielle le même jour, à huit heures du soir.
Céphalotripsie par Depaul.
Sommet O I D P.
Poids, 2,340 grammes, sans cerveau ni sang.
Longueur du cordon, 0m79.
Décédée le 3 décembre.

45. — M., f. R., brocheuse, 21 ans, entre le 13 décembre, à 4 heures du soir.
Lit n° 8.
Menstruée à 16 ans, R. 4 jours.
Bassin vicié. *N'est pas indiqué le diamètre.*
Primipare.
Dernières règles le 25 février 1872.
A terme.
Apportée en travail.
Premières douleurs régulières le 11 décembre, à 9 heures du soir.
Le 13, un médecin administra 3 grammes d'ergot de seigle.
A son entrée à la Clinique, on constate l'utérus tétanisé. Enfant vivant.
Terminaison artificielle le 13 décembre, à 7 heures et 1/2 du soir.
Plusieurs applications de forceps sans succès et céphalotripsie par Depaul.
Sommet. *N'est indiquée ni la variété, ni la position.*
Poids, 3,150 grammes, sans cerveau ni sang.
Longueur du fœtus, 0m51.
Longueur du cordon, 0m60.
Décédée le 25 décembre.

46. — B., f. C., lingère, 21 ans, entre le 22 décembre, à 4 heures du soir.
Lit n° 14.
Menstruée à 15 ans, R. 8 jours.
Rachitique.
Bassin vicié. *N'est pas indiqué le diamètre.*
Dernières règles le 16 avril 1872.
A 8 mois.
Apportée en travail.
Premières douleurs le 22 décembre, à 9 heures du matin.
Terminaison naturelle le 24, à 4 heures du matin.

	Diamètres de la tête fœtale.	
Sommet O I G A.	B P.	8 1/2
Poids, 2,400 grammes.	O F.	11
Longueur du fœtus, 0m47.	O M.	12
Longueur du cordon, 0m50.	S O B.	10

Sortie avec son enfant.

1873

47. — W., f. G., brunisseuse, 26 ans, entre le 1er janvier, à 5 heures du soir.
Lit n° 14.
Menstruée à 12 ans, R. 2 jours.
Rachitique, n'a marché qu'à 7 ans; taille très-petite, os grêles.
Bassin vicié. *N'est pas indiqué le diamètre.*
Primipare.
Dernières règles à la fin de mars 1872.
A 8 mois et 1/2.
Apportée en travail après avoir subi chez elle plusieurs applications de forceps et peut-être même la version.

Premières douleurs le 26 décembre 1872. — A son arrivée le fœtus était mort.
Terminaison artificielle le 1er janvier 1873, à 3 heures 45 du matin. — Enfant macéré et putréfié.
Céphalotripsie par Depaul.
Sommet. *N'est indiquée ni la variété ni la position.*
Poids, 2,580 grammes, sans cerveau ni sang.
Longueur du cordon, 0m45.

48. — L. E., journalière, 37 ans, entre le 2 janvier, à 9 heures du matin. Lit n° 11.
Menstruée à 21 ans, R. 3 jours.
Rachitique.
Bassin vicié. — Diamètre promonto-pubien, minimum 0m8.
Primipare.
Dernières règles vers le 17 mars 1872.
A terme.
Apportée en travail.
Premières douleurs le 1er janvier, dans la soirée. Le 3, rupture artificielle prématurée par une élève sage-femme.
Terminaison artificielle le 4 janvier, à 4 heures du soir.
Applications du forceps sans succès et céphalotripsie par Depaul.
Sommet O I G A.
Poids. 3,010 grammes, sans cerveau ni sang.
Longueur du cordon, 0m48.
Décédée le 8 janvier.

49. — M. A., brunisseuse, 25 ans, entre le 15 mars à 9 heures du matin. Lit n° 25.
Menstruée à 16 ans. R. 6 jours.
Rachitique extrêmement déformée; taille petite et os grêles, arrêt de développement.
Bassin vicié. — Diamètre promonto-pubien, minimum 0m8 1/2.
Primipare.
Dernières règles, époque ignorée.
A terme d'après l'apparence du fœtus.
Apportée en travail.
Premières douleurs le 11 mars, à 9 heures du matin. — A son entrée la tête fœtale était derrière la symphyse des pubis. — Fœtus mort.
Terminaison artificielle le 15 mars, à 10 heures du matin.
Céphalotripsie par Depaul.
Sommet avec procidence du cordon. *Variété et position inconnues.*
Poids, 2,350 grammes, sans cerveau ni sang.
Longueur du cordon, 0m78.
Sortie en bonne santé.

50. — R., f. M., couturière, 31 ans, entre le 27 mars, à 9 heures du matin. Lit n° 35.
Menstruée à 18 ans, R. 8 jours.
Rachitique.
Bassin vicié. — Diamètre promonto-pubien, minimum 7 1/2.
Primipare.

Dernières règles le 15 juin 1872.
A 8 mois 1/2.
Apportée en travail.
Premières douleurs le 25 mars, à 11 heures du soir.
Terminaison artificielle le 27, à 9 heures et 1/2 du matin.
Applications de forceps sans succès et céphalotripsie par Depaul.
Sommet, variété et position inconnues.
Poids, 2,000 grammes, sans cerveau ni sang.
Longueur du fœtus, 0m49.
Longueur du cordon, 0m40.
Sortie en bonne santé.

51.—L., f. W., ouvrière, 33 ans, entre le 29 avril, à 10 heures du matin.
Lit n° 25.
Menstruée à 11 ans et 1/2, R. 2 jours.
Rachitique.
Bassin vicié. — Diamètre promonto-pubien, minimum 6 1/2.
Primipare.
Dernières règles le 12 juillet 1872.
A terme.
Apportée en travail.
Premières douleurs le 25 avril, à 5 heures du soir. — Le 28 au matin une sage-femme rompit les membranes et administra de l'ergot de seigle; un médecin constata dans la soirée rétrécissement du bassin et conseilla d'amener la malade à la Clinique. — A son entrée la dilatation de l'orifice ne permettait pas l'intervention. — Enfant vivant mais souffrant. — A midi une première application de forceps n'engagea pas la tête dans le détroit supérieur.
Terminaison artificielle le 29 avril, à 6 heures du soir.
Application de forceps sans succès et céphalotripsie par Depaul.
Sommet O I D P.
Poids, 2,900 grammes, sans cerveau ni sang.
Longueur du cordon, 0m64.
Décédée le 3 avril.

52. — B. P., ouvrière, 21 ans, entre le 15 juillet.
Lit n° 11.
Menstruée à 14 ans, R. 3 jours.
Rachitique.
Bassin vicié. — Diamètre promonto-pubien, minimum 7 1/2.
Primipare.
Dernières règles le 18 septembre 1872.
A terme.
Premières douleurs le 15 juillet.
Terminaison naturelle le 18, à 2 heures 45 du soir.

Sommet O I G A.
Poids, 2,560 grammes.
Longueur du fœtus, 0m46.
Longueur du cordon, 0m43.

Diamètres de la tête fœtale.	
S O B.	9
B P.	8
O F.	11 1/2
O M.	13

Sortie avec son enfant.

53. — W. H., journalière, 20 ans, entre le 6 novembre.
Lit n° 12.
Menstruée à 12 ans et 1/2, R. 4 jours.
Epileptique.
Bassin vicié. — Diamètre promonto-pubien, minimum 0m7 1/2 à 7 3/4.
Primipare.
Dernières règles le 7 février 1873.
A terme.
Premières douleurs le 26 novembre, à 8 heures du soir.
Terminaison naturelle le 28, dans la soirée.

Sommet O I G A.
Poids, 2,340 grammes.
Longueur du fœtus, 0m50.
Longueur du cordon, 0m42.

Diamètres de la tête fœtale.	
B P.	9
O F.	12
O M.	13 1/2
S O B.	9 1/2

Sortie bien portante. — Enfant mort-né.

1874

54. — D., f. P., bergère, 24 ans, entre le 10 mars à 1 heure du soir.
Lit n° 6.
Menstruée à 17 ans, R. 4 jours.
Rachitique.
Bassin vicié. — Diamètre promonto-pubien, minimum 6 3/4.
Primipare.
Dernières règles le 10 mai 1873.
A terme.
Premières douleurs le 7 mars, dans la soirée. Elle a été d'abord amenée à l'hôpital de Corbeil où elle avait subi, par le chirurgien de cet hôpital, plusieurs tentatives d'application de forceps sans succès. Puis a été apportée à la Clinique d'accouchements.
Terminaison artificielle le 10 mars, à 4 heures 45 du soir.
Céphalotripsie par Depaul.
Au moment de l'extraction du fœtus il s'est échappé de l'utérus des gaz d'une odeur infecte. — Enfant putréfié.
Sommet. *Variété et position inconnues.*
Poids, 2,460 grammes, sans cerveau ni sang.
Longueur du cordon, 0m52.
Décédée le 23 mars.

55. — B., f. L., ouvrière en dentelles, 26 ans, entre le 22 mai, à 4 heures du soir.
Lit n° 2.
Menstruée à 15 ans, R. 6 jours.
De faible constitution.
Bassin vicié. — Diamètre promonto-pubien, 0m9 1/4.
Primipare.
Dernières règles le 12 août 1873.
A terme.
Apportée en travail, les membranes étaient rompues depuis 4 heures du matin.

Premières douleurs le 22 mai, à 4 heures du matin.
Dans la matinée du 23, attaque d'éclampsie, dilatation presque complète, enfant rendant son méconium; on crut urgent d'extraire l'enfant.
Terminaison artificielle le 23, à 5 heures du matin.
Application de forceps par Mme de Soyre.

	Diamètres de la tête fœtale.	
Sommet O I D P réduite.	B P.	10 1/2
Poids, 3,150 grammes.	O F.	12
Longueur du fœtus, 0m49.	O M.	14
Longueur du cordon, 0m67.	S O B.	9

Décédée le 2 juin. — Enfant mort quelques heures après sa naissance.

56. — L. E., modiste, 29 ans, entre le 23 mai, à 8 heures 1/2 du matin.
Lit n° 34.
Menstruée à 12 ans, R. 6 jours.
Rachitique.
Bassin vicié. — Diamètre promonto-pubien, minimum 0m8 1/2.
Primipare.
Dernières règles le 15 août.
A 8 mois 1/2.
Premières douleurs le 25 mai, à 5 heures du soir.
Terminaison artificielle le 26, à 10 heures et 1/2 du matin.
Application de forceps par Depaul.

	Diamètres de la tête fœtale.	
Sommet O I G P.	B P.	9
Poids, 2,460 grammes.	O F.	12
Longueur du fœtus, 0m48.	O M.	13
Longueur du cordon, 0m34.	S O B.	9 1/2

Décédée le 8 juin. — Enfant faible.

57. — D. L., chaîniste, 17 ans, entre le 28 mai.
Lit n° 33.
Menstruée à 13 ans, R. 3 jours.
Cyphosique-lombo-sacrée.
Bassin vicié. *N'est pas indiqué le diamètre.*
Primipare.
Dernières règles le 10 octobre 1873.
A 8 mois.
Premières douleurs, spontanées, le 23 juin, à 4 heures du soir.
Terminaison naturelle le 24, dans l'après-midi.
Sommet O I D P réduite.
Poids, 3,100 grammes.
Longueur du fœtus, 0m51.
Longueur du cordon, 0m54.
Sortie avec son enfant.

58. — D. M., couturière, 24 ans, entre le 31 mai, à 10 heures du soir.
Lit n° 10.
Menstruée à 15 ans, R. 5 jours.
Rachitique.
Bassin vicié. — Diamètre promonto-pubien, minimum 0m8.

Primipare.
Dernières règles le 15 août 1873.
A terme.
Apportée en travail.
Premières douleurs le 31 mai, à 9 heures du soir.
Terminaison artificielle le 1er juin, à 9 heures dans la soirée.
Application de forceps par Depaul.
Sommet O I D P en voie de réduction.

	Diamètres de la tête fœtale.	
Poids, 3,450 grammes.	B P.	9 1/2
Longueur du fœtus, 0m52.	O F.	pas noté
	O M.	13 1/2
Longueur du cordon, 0m59.	S O B.	10

Sortie bien portante. — Enfant en nourrice.

59. — M. L., domestique, 23 ans, entrée le 6 juin, à 5 heures du matin.
Lit n° 26.
Menstruée à 14 ans, R. 5 jours.
Rachitique.
Bassin vicié. — Diamètre promonto-pubien, minimum 0m8 1/2.
Primipare.
Dernières règles le 20 août 1873.
A terme.
Apportée en travail.
Premières douleurs le 5 juin, à 11 heures du soir.
Terminaison naturelle le 6, à midi 50.
Sommet O I D P non réduite.

	Diamètres de la tête fœtale.	
Poids, 2,500 grammes.	B P.	9
Longueur du fœtus, 0m49.	O F.	12
	O M.	13
Longueur du cordon, 0m63.	S O B.	9 1/2

Décédée le 19 juin. — Enfant mort le jour après sa naissance.

60. — T. M., fleuriste, 18 ans, entrée le 16 juin.
Lit n° 10.
Menstruée à 15 ans, R. 8 jours.
Rachitique, de très petite taille, faible, arrêt de développement des os.
Bassin vicié. — Diamètre promonto-pubien, minimum 0m7 3/4.
Primipare.
Dernières règles le 14 octobre 1873.
A 8 mois 1/2.
Accouchement provoqué par l'éponge préparée le 4 juillet, à 9 heures du matin.
Premières douleurs le 4, à 2 heures de l'après-midi.
Le 6, à 9 heures du matin, rupture artificielle des membranes; le travail marche bien jusqu'à 11 heures. Tout à coup les battements du cœur fœtal cessent.
Terminaison artificielle le même jour à 2 heures du soir.
Cephalotripsie par Depaul.
Sommet O I G A.
Poids, 3,640 grammes, sans cerveau ni sang.

Longueur du cordon, 0^m 68.
Décédée le 15 juillet.

61. — C. B. L., gantière, 29 ans, entre le 23 juin.
Lit n° 25.
Menstruée à 18 ans, R. 3 jours.
Rachitique.
Bassin vicié. — Diamètre promonto-pubien, minimum 0^m8 3/4.
Primipare.
Dernières règles le 18 novembre 1873.
A terme.
Premières douleurs le 13 septembre, à 10 heures du matin.
Terminaison artificielle le 14, à 1 heure de l'après-midi.
Opération faite par Guéniot. — *N'est pas indiqué le genre d'opération.*
Sommet O I D P.

Poids, 3,310 grammes.
Longueur du fœtus, 0^m 52.

Diamètres de la tête fœtale.	
B P.	9 1/2
O F.	12 1/2
D M.	14
S O B.	10

Décédée le 19 septembre. — Enfant né en état de mort apparente.

62. — B. L., blanchisseuse, 27 ans, entre le 6 septembre, à 3 heures du matin.
Lit n° 15.
Menstruée à 13 ans, R. 5 jours.
Rachitique.
Bassin vicié. — *N'est pas indiqué le diamètre.*
Primipare.
Dernières règles le 9 novembre 1873.
A terme.
Apportée en travail.
Premières douleurs le 6 septembre, à 1 heure du matin.
Terminaison le même jour, à 11 heures du matin.
Application de forceps par Mme de Soyre.

Sommet O I G A
Poids, 3,090 grammes.
Longueur du fœtus, 0^m 51.
Longueur du cordon, 0^m 57.

Diamètres de la tête fœtale.	
B P.	8
O F.	12
O M.	14 1/2
S O B.	9

Sortie en bonne santé.
L'enfant portait quelques contusions produites par les cuillers du forceps. — Paralysie faciale droite.
Sorti bien portant.

63. — M., domestique, 18 ans, entre le 30 septembre, à midi.
Lit n° 7.
Bonne constitution.
Bassin vicié (rachitique). *Manque toute autre indication.*
Primipare.
A terme.
Apportée en travail, provenant de la Pitié.

Terminaison artificielle le 30 septembre, à 2 heures de l'après-midi.
Application de forceps par Mme de Soyre.
Sommet — *La variété ni la position ne sont indiquées.*
Poids, 3,340 grammes.
Longueur du fœtus, 0m 52.

Diamètres de la tête fœtale.	
B P.	9 1/2
O P.	11 1/2
O M.	14
S O B.	10 1/2

Sortie bien portante. — Enfant mort-né.

64. — B. J., lingère, 32 ans, entre le 1er décembre, à 5 heures du soir.
Lit n° 34.
Menstruée à 13 ans, R. 2 jours.
Rachitique.
Bassin vicié. — Diamètre promonto-pubien, minimum 0m8 1/2.
Primipare.
Dernières règles le 6 avril 1874.
A 7 mois 1/2.
Accouchement spontané.
Premières douleurs le 1er décembre, à 1 heure du matin.
Terminaison naturelle, le même jour, à 7 heures du soir.

Sommet O I G A.
Poids, 2,640 grammes.
Longueur du fœtus, 0m 43.
Longueur du cordon, 0m 45.

Diamètres de la tête fœtale.	
B P.	8 1/2
O F.	12
O M.	13
S O B.	9

Sortie en bonne santé. — Enfant faible.

65. — B. S., tapissière, 23 ans, entre le 18 décembre.
Lit n° 25.
Menstruée à 17 ans, R. 4 jours.
Rachitique.
Bassin vicié. — Diamètre promonto-pubien, minimum 0m 8.
Primipare.
Dernières règles le 30 mars 1874.
A 8 mois et 1/2.
Accouchement provoqué le 21 décembre par le dilatateur Tarnier et les douches vaginales.
Premières douleurs le 23 décembre, à 10 heures du matin.
Le 24, à 10 heures du matin, rupture spontanée des membranes, — procidence du cordon.
Dans l'après-midi le fœtus cesse de vivre.
Terminaison artificielle le 24, à 4 heures du soir.
Perforation du crâne et application de forceps par Depaul.
Sommet avec procidence du cordon. — *Variété et position inconnues.*
Poids, 2,828 grammes, — sans cerveau ni sang.
Longueur du fœtus, 0m 50.
Longueur du cordon, 0m 60.
Décédée le 7 janvier.

1875

66. — T. F. H., brocheuse, 38 ans, entre e 11 janvier à midi.
Lit nº 11.
Menstruée à 16 ans, R. 5 jours.
Rachitique.
Bassin vicié. — Diamètre promonto-pubien, minimum 0m 7.
Primipare.
Dernières règles le 19 mars 1874.
A terme.
Apportée en travail. — A son entrée on constata dans le vagin un paquet considérable de cordon ombilical, sur lequel on sentait encore les pulsations.
Premières douleurs le 11 janvier, à 2 heures du matin.
Terminaison artificielle le même jour, à 2 heures du soir.
Application infructueuse de forceps et céphalotripsie par Depaul.
Sommet avec procidence du cordon. — *N'est indiqué ni la variété ni la position*
Poids, 2,370 grammes, sans cerveau ni sang.
Sortie bien portante.

67. — C. A., papetière, 29 ans, entre le 26 février, à 10 heures dans la soirée.
Lit nº 2.
Menstruée à 17 ans, R. 4 jours.
Rachitique.
Bassin vicié. — Diamètre promonto-pubien, minimum 0m 8 1/2.
Primipare.
Dernières règles au mois de mai 1874.
A terme.
Apportée en travail.
Premières douleurs le 25 février, à 5 heures du soir.
Terminaison artificielle le 28, à 5 heures, de l'après-midi.
Application de forceps par Depaul. — Cordon très court, rupture au moment de la sortie du fœtus.

Sommet O I G A.
Poids, 3,220 grammes.
Longueur du fœtus, 0m 51.
Décédée le 5 mars.

Diamètres de la tête fœtale.	
B P.	9 1/2
O F.	12 1/2
O M.	13 1/2
S O B.	10

68. — A. H., domestique, 25 ans, entre le 11 avril.
Lit nº 38.
Menstruée à 17 ans et 1/2, irrégulièrement.
Rachitique.
Bassin vicié. — *N'est pas indiqué le diamètre.*
Primipare.
Dernières règles fin de juillet.

A 8 mois.
Premières douleurs le 12 avril, à 10 heures du soir.
Terminaison naturelle le 13, dans l'après-midi à 6 heures.
Deux circulaires autour du cou.

	Diamètres de la tête fœtale.	
Sommet O I D P réduite.	B P.	8 1/2
Poids, 2.450 grammes.	O P.	11
Longueur du fœtus, 0m 47.	O M.	13
Longueur du cordon, 0m 62.	S O B.	9

Sortie en bonne santé avec son enfant.

69. — L. f. T., journalière, 29 ans, entre le 25 juin, à 4 heures du soir.
Lit n° 14.
Menstruée à 13 ans, irrégulièrement, 5 jours.
Rachitique.
Bassin vicié. — Diamètre promonto-pubien, minimum 0m9 1/2.
Primipare.
Dernières règles, époque inconnue.
A 7 mois selon l'apparence des enfants.
Grossesse gémellaire. — Infiltration des membres inférieurs au cinquième mois de la grossesse.
Apportée en travail.
Premières douleurs le 24 juin, à dix heures du soir.
Terminaison artificielle le 26, dans la soirée.
Extraction manuelle des deux enfants par Depaul.
Extrémités pelviennes, — pieds pour les deux enfants.
Poids, 1er enfant 1,670 grammes. Poids, 2e enfant 1550 grammes.
Longueur du fœtus, 0m 42. Longueur du fœtus, 0m 41.

Diamètres des têtes fœtales.

B P.	8	B P.	7 1/2
O F.	10	O F.	9 1/2
O M	11	O M.	10
S O B.	8 1/2	S B O.	8

Femme décédée le 12 juillet.

70. — P., f. R., cuisinière, 38 ans, entre le 19 juillet, à 6 heures du soir.
Lit n° 14.
Menstruée à 14 ans, R. 3 jours.
Bassin vicié. — Diamètre promonto-pubien, minimum 0m7 1/2.
Primipare.
Dernières règles le 10 septembre 1874.
A terme.
Apportée en travail.
Premières douleurs, très faibles, dans la journée du 17 juillet, chez une sage-femme. — Dans la soirée cessèrent et le 18 la malade s'en alla chez ses maîtres où elle fut obligée de servir le déjeuner. Dans l'après-midi retourna chez la sage-femme, qui, pour hâter le travail, rompit le 19 matin les membranes et administra de l'ergot de seigle. Plus tard fut appelé un médecin qui fit des tentatives infructueuses d'application de forceps; il

administra, lui aussi, du seigle ergoté et fit appeler un confrère. Celui-ci appliqua, lui aussi, le forceps, mais il ne put pas faire engager la tête fœtale dans le droit supérieur, au contraire il entraîna au dehors le cordon ombilical qui n'a pas pu être repoussé. Fatigués, les deux médecins, conseillent au mari d'amener la malade à la Clinique.

A son entrée l'état général était bon, mais l'enfant mort.

Terminaison artificielle le 19 juillet, à huit heures du soir.

Céphalotripsie par Depaul.

Sommet avec procidence du cordon. — *Variété et position inconnues.*

Poids, 2870 grammes, sans cerveau ni sang.

71. — B. L., sans profession, 30 ans, entre le 28 septembre.

Lit n° 2.

De taille très petite, 1^m10, elle présente un arrêt de développement de tous les membres; la tête seule a conservé sa dimension ordinaire et contraste beaucoup avec le reste du corps. — Pas de traces de rachitisme.

Bassin vicié, — absolument étroit dans tous ses diamètres. — Diamètre promonto-pubien, minimum $0^m5\ 1/2$.

Primipare.

Dernières règles, époque inconnue.

A 6 mois d'après le volume et le poids de l'enfant.

Dans une consultation tenue le 20 septembre entre Blot, Bailly, Charpentier et Pinard, on écarte l'idée de l'opération césarienne en raison de l'âge incertain de la grossesse, et selon l'avis de Blot, on s'arrête à la céphalotripsie.

Accouchement provoqué par Charpentier, qui se décide à tenter d'abord, dès que le travail sera franchement déclaré, plusieurs applications de forceps, puis de recourir à la céphalotripsie, si cela était nécessaire.

Premières douleurs le 30 septembre, à 4 heures du matin.

Terminaison artificielle le 30, à 6 heures 35 du soir.

Le 30 au soir la dilatation de l'orifice utérin étant suffisamment grande on chloroformise la malade. Charpentier applique les branches du forceps qu'il serre énergiquement. Après des tractions très fortes ayant duré 5 minutes environ, la tête apparaît à la vulve au grand étonnement de l'opérateur, et l'extraction fut facile. — L'enfant respire et vit 12 heures.

	Diamètres de la tête fœtale.
Sommet O I G A.	B P 4 1/2 au moment de la naissance, 8 une demi-heure après.
Poids, 1,520 grammes.	O F. 10
Longueur du fœtus, 0^m38.	O M. 12
Longueur du cordon, 0^m30.	S O B. 8 1/2

Sortie en bonne santé le 21 octobre.

72. — C. J., fleuriste, 18 ans, entre le 12 octobre.

Lit n° 12.

Menstruée à 13 ans, R. 8 jours.

Déviation de la colonne vertébrale.

Bassin vicié au détroit inférieur. — Diamètre bi-ischiatique $0^m8\ 1/2$

Primipare.

Dernières règles le 10 janvier 1875.

A terme.

Premières douleurs le 5 novembre, à 4 heures du matin.

Terminaison naturelle le même jour, dans l'après-midi.

Sommet O I D P réduite.	Diamètres de la tête fœtale.	
Poids 3,400 grammes.	B P.	9 1/2
Longueur du fœtus, 0m51.	O F.	11 1/2
Longueur du cordon, 0m50.	O M.	13 1/4
	S O B.	9 1/4

Sortie pour le Vésinet. — L'enfant en nourrice.

73. — G. M., passementière, 24 ans, entre le 26 octobre.
Lit n° 28.
Menstruée à 22 ans, irrégulièrement tous les deux à trois mois, 1 jour.
Rachitique.
Bassin vicié. Diamètre promonto-pubien, minimum 0m8 3/4.
Primipare.
Dernières règles au mois de janvier 1875.
A terme.
Premières douleurs le 8 novembre, à midi.
Terminaison naturelle le lendemain, à 9 heures du matin.

Sommet O I G T.	Diamètres de la tête fœtale.	
Poids 3,100 grammes.	B P.	8 1/2
Longueur du fœtus, 0m49.	O F.	11
Longueur du cordon, 0m55.	O M.	13
	S O B.	9 1/2

Sortie avec son enfant pour le Vésinet.

74. — S. L., couturière, 25 ans, entre le 5 novembre, à 5 heures du soir.
Lit n° 6.
Menstruée à 13 ans, R. 2 jours.
Rachitique, petite de taille; membres inférieurs grandement déformés.
Bassin vicié. — Diamètre promonto-pubien, minimum 0m7 1/2.
Primipare.
Dernières règles le 27 janvier 1875.
A terme.
Apportée en travail.
Premières douleurs le 5 novembre, à 2 heures du matin.
Terminaison artificielle le même jour, à 6 heures du soir.
Application infructueuse de forceps et céphalotripsie par Charpentier.
Sommet O I D T.
Poids, 2740 grammes, sans cerveau ni sang.
Le lendemain début d'une métro-péritonite assez sérieuse, mais sortie guérie le 13 décembre.

75. — L., f. B., cuisinière, 28 ans, entre le 14 décembre, à 5 heures du soir.
Lit n° 15.
Menstruée à 13 ans, R. 4 jours.
Rachitique.
Bassin vicié. — Diamètre promonto-pubien, minimum 0m8.
Primipare.
Dernières règles le 14 février 1875.

A terme.
Apportée en travail.
Premières douleurs le 13 décembre, à 4 heures du matin.
Terminaison artificielle le 14, à 7 heures du soir.
Céphalotripsie par Depaul.
Sommet O I D P.
Poids, 3,550 grammes, sans cerveau ni sang.
Longueur du cordon, 0^m38.

1876

76. — F., f. B., couturière, 19 ans, entrée le 25 janvier à 4 heures du soir.
Lit n° 11.
Menstruée à 15 ans, R. toutes les trois semaines, 8 jours.
Rachitique.
Bassin vicié. — *N'est pas indiqué le diamètre.*
Primipare.
Dernières règles le 23 mai 1875.
A 7 mois 1/2.
Apportée en travail.
Premières douleurs le 24 janvier, à huit heures du soir.
Terminaison naturelle le 25, dans la soirée à 8 heures.

	Diamètres de la tête fœtale.	
Sommet O I G A.	B P.	8 1/2
Poids, 2,400 grammes.	O F.	11
	O M.	13
Longueur du fœtus, 0^m47.	S O B.	8 1/2

Sortie bien portante.

77. — P. J., couturière, 23 ans, entrée le 15 février.
Lit n° 16.
Menstruée à 16 ans, R. 5 jours.
Bassin vicié. — *N'est pas indiqué le diamètre.*
Primipare.
Dernières règles le 13 juin 1875.
A terme.
Premières douleurs le 27 mars, à 1 heure du matin.
Terminaison naturelle le 27, à 1 heure de l'après midi.

	Diamètres de la tête fœtale.	
Sommet O I G A.	B P.	9 1/2
Poids 3,360 grammes.	O F.	11 1/2
Longueur du fœtus, 0^m51.	O M.	13
Longueur du cordon, 0^m57.	S O B.	9 1/2

Sortie bien portante avec son enfant.

78. — A. M., domestique, 24 ans, entrée le 20 mars à 4 heures du soir.
Lit n° 30.
Menstruée à 17 ans, R. 2 jours.

Rachtique.
Bassin vicié. — Diamètre promonto-pubien, minimum $0^{m}7$ 1/2.
Primipare.
Dernières règles le 30 mai 1875.
A terme.
Apportée en travail.
Premières douleurs le 19 mars, à 10 heures du soir.
Terminaison artificielle le 21 mars à 4 heures de l'après-midi.
Crâniotomie par Depaul.
Face. — *Variété et position inconnues.*
Poids, 2,750 grammes, sans cerveau ni sang.
Longueur du cordon, $0^{m}63$.
Morte d'une metro-péritonite le 9 avril.

79. — X. H., giletière, 27 ans, entre le 24 mars.
Lit n° 3.
Menstruée à 14 ans, R. 3 jours.
Rachitique.
Bassin vicié. — Diamètre promonto-pubien, minimum $0^{m}7$ 1/2.
Primipare.
Dernières règles le 21 août 1875.
A 8 mois.
Accouchement provoqué par le dilatateur Tarnier.
Premières douleurs le 25 avril, à 10 heures du matin.
Terminaison naturelle le 26, à 2 heures du soir. La femme accoucha dans son lit.

	Diamètres de la tête fœtale.	
Sommet O I D P réduite.	B P.	7 1/2
Poids 2,050 grammes.	O F.	10 1/2
Longueur du fœtus, $0^{m}43$.	O M.	11 1/2
Longueur du cordon, $0^{m}44$.	S O B.	8 1/2

Sortie le 11 mai. — Enfant mort d'érysipèle au 10e jour.

80. — S. A. M., domestique, 21 ans, entre le 31 mai.
Lit n° 32.
Menstruée à 18 ans, R. 4 jours.
Bassin vicié. — Diamètre promonto-pubien, minimum $0^{m}8$ 3/4.
Primipare.
Dernières règles le 23 août 1875.
A terme.
Premières douleurs le 8 juin, à 6 heures du soir.
Terminaison artificielle le 9 juin, à 9 heures du matin.
Céphalotripsie par Depaul.
Sommet avec procidence de la main droite et du cordon. — *Variété et position non indiquées.*
Poids, 2,950 grammes, sans cerveau ni sang.
Longueur du cordon, $0^{m}64$.
Sortie pour le Vésinet.

81. — D., f. P., journalière, 26 ans, entre le 4 juin.
Menstruée à 18 ans, R. 8 jours.
Rachitique.

Bassin vicié. — Diamètre promonto-pubien, minimum 0m8.
Primipare.
Dernières règles le 10 août 1875.
A terme.

Apportée en travail après avoir subi chez elle plusieurs tentatives d'application de forceps.
Premières douleurs le 31 mai, à 2 heures du soir.
Terminaison artificielle le 4 juin, à 10 heures du matin.
Céphalotripsie par Depaul.
Sommet. — *Variété et position inconnues.*
Poids, 2,550 grammes, sans cerveau ni sang.
Sortie sur sa demande malgré l'avis du médecin le 9 juin, morte chez elle le jour même dans la soirée.

82. — G. M., domestique, 31 ans, entre le 24 juin, à 9 heures du soir.
Lit n° 11.
Menstruée à 13 ans, R. 8 à 10 jours.
Bassin vicié. — Diamètre promonto-pubien, minimum 0m8 1/4.
Primipare.
Dernières règles le 15 septembre.
A terme.
Apportée en travail depuis fort longtemps.
Premières douleurs le 19 juin, à 3 heures du soir.
Terminaison artificielle le 24 juin, à 10 heures dans la soirée.
Céphalotripsie par Depaul.
Sommet. — *Variété et position inconnues.*
Poids, 3,200 grammes, sans cerveau ni sang.
Sortie bien portante le 11 août.

83. — H. M., domestique, 19 ans, entre le 14 octobre.
Menstruée à 15 ans, R. 8 jours.
Pléthorique.
Bassin vicié. — *Diamètre non indiqué.*
Primipare.
Dernières règles, époque inconnue.
A terme d'après le volume de l'enfant.
Premières douleurs le 18 novembre, à 1 heure du matin.
Terminaison naturelle le même jour, à 11 heures du soir.

Sommet O I D P.
Poids, 4,620 grammes.
Longueur du fœtus, 0m53.
Longueur du cordon, 0m36.

Diamètres de la tête fœtale.	
B P.	9
O F.	12
O M.	14 1/2
S O B.	10

Sortie avec son enfant.

84. — C. E., domestique, 21 ans, entre le 7 novembre.
Lit n° 33.
Menstruée à 17 ans, irrég. 2 jours.

Bassin vicié. — *N'est pas indiqué le diamètre.*
Primipare.
Dernières règles le 10 février 1876.
A terme.
Premières douleurs le 22 novembre, à minuit 1/2.
Terminaison spontanée le même jour, à 8 heures du soir.

	Diamètres de la tête fœtale.	
Sommet O I D P.	B P.	9
Poids, 3,200 grammes.	O F.	11 1/2
Longueur du fœtus, 0m50.	O M.	13 1/2
Longueur du cordon, 0m66.	S O B.	9 1/2
Deux circulaires bien serrés.		

Sortie avec son enfant.

85. — M. M., domestique, 32 ans, entre le 14 novembre.
Lit n° 21.
Menstruée à 18 ans, R. 8 jours.
Rachitique, de très petite taille, 1m35. Os grêles.
Bassin vicié. — *N'est pas indiqué le diamètre.*
Primipare.
Dernières règles le 20 mars 1876.
A 8 mois 1/2.
Accouchement provoqué.
Premières douleurs le 16 décembre, à 10 heures du matin.
Terminaison spontanée le 17 décembre, à 8 heures 45 du matin.

	Diamètres de la tête fœtale.	
Sommet O I G A.	B P.	8 1/2
Poids, 2,110 grammes.	O F	11
Longueur du fœtus, 0m45.	O M.	12
Longueur du cordon, 0m51.	S O B.	8 1/2

Sortie bien portante avec son enfant.

1877

86. — P. M.-L., 36 ans, entre le 24 février.
Lit n° 2.
Menstruée à 20 ans, R. 8 jours.
Rachitique, luxation coxo-fémorale droite, constitution très faible, claudication.
Bassin vicié. — Diamètre promonto-pubien n'offre pas une grande étroitesse.
Le côté droit est aplati dans toute sa hauteur, la symphyse pubienne est déviée du côté opposé.
Primipare.
Dernières règles le 15 juin 1876.
A terme.
Premières douleurs le 15 avril, vers 3 heures du matin.
Terminaison artificielle à minuit 1/4.

Application de forceps par Martel. Insuffisance des contractions utérines.

	Diamètres de la tête fœtale.	
Sommet O I D P réduite.	B P.	9
Poids, 3,000 grammes.	O F.	12
Longueur du fœtus, 0m49.	O M.	13
Longueur du cordon, 0m60.	S O B.	9

Sortie bien portante avec son enfant.

87. — L. A., domestique, 25 ans, entre le 5 mai.
Lit n° 4.
Menstruée à 17 ans, irrégulièrement.
Rachitique.
Bassin vicié. — Diamètre promonto-pubien, minimum 0m9 1/2.
Primipare.
Dernières règles le 6 septembre 1876.
A terme.
Premières douleurs le 13 juin.
Terminaison naturelle le 14, à 11 heures du matin.

	Diamètres de la tête fœtale.	
Sommet O I D P réduite.	B P.	10
Poids, 3,170 grammes.	O F.	12
Longueur du fœtus, 0m50.	O M.	13 1/2
Longueur du cordon 0m44.	S O B.	9 1/2

Décédée d'une péritonite le 26 juin; — Enfant en nourrice.

88. — D. A., fleuriste, 22 ans, entre le 7 juillet.
Lit n° 32.
Menstruée à 17 ans, R. 5 jours.
Rachitique.
Bassin vicié. — Diamètre promonto-pubien, minimum 0m9.
Primipare.
Dernières règles le 18 septembre 1876.
A terme.
Premières douleurs le 30 juillet, à 6 heures du matin.
Terminaison artificielle le 31, à 2 heures 45 du soir.
Application de forceps. Insuffisance des contractions utérines.

	Diamètres de la tête fœtale.	
Sommet O I D P.	B P.	9 1/2
Poids, 2,500 grammes.	O F.	10 1/2
Longueur du fœtus, 0m43.	O M.	13
Longueur du cordon, 0m50.	S O B.	9 1/2

Sortie avec son enfant.

89. — L f. T., couturière, 25 ans, entre le 8 juillet.
Lit n° 10.
Menstruée à 13 ans, R. 8 jours.
Rachitique.

Bassin vicié. — Diamètre promonto-pubien, minimum $0^{m}9$.
Primipare.
Dernières règles le 3 novembre 1876.
A terme.
Premières douleurs le 21 août, à 5 heures du soir.
Terminaison naturelle le lendemain, à 6 heures du matin.

	Diamètres de la tête fœtale.	
Face M. J. G. A.	B P.	9
Poids, 3,120 grammes.	O F.	12
Longueur du fœtus, $0^{m}48$.	O M.	13
Longueur du cordon, $0^{m}52$.	S O B.	9

Sortie avec son enfant pour le Vésinet.

90. — R. P., tapissière, 22 ans, entre le 10 juillet, à 2 heures du soir.
Lit n° 7.
Menstruée à 15 ans, R. 3 jours.
Rachitique, de très petite taille et de constitution très faible.
Bassin vicié. — Diamètre promonto-pubien, minimum $0^{m}7$ à $0^{m}7$ 1/2.
Primipare.
Dernières règles le 8 septembre 1876.
A terme.
Amenée à la Clinique 12 heures après la rupture des membranes.
Premières douleurs le 9 juillet, dans la matinée; on constate à son arrivée présentation de l'épaule gauche. La dilatation à peu près complète. Battements du cœur fœtal très irréguliers et intermittents.
Impossibilité de faire la version ou une application de forceps.
Terminaison artificielle le 10, à 6 heures du soir.
Embryotomie (éviscération), par Depaul.

	Diamètres de la tête fœtale.	
Epaule gauche C. J. D.	B P.	8 1/4
Poids, 3,420 grammes, sans le sang.	O F.	11 1/2
Longueur du fœtus, $0^{m}51$.	O M.	13 1/2
Longueur du cordon, $0^{m}57$.	S O B.	9 1/4

Décédée d'une péritonite le 16 juillet.

91. — C. L., blanchisseuse, 18 ans, entre le 20 décembre
Lit n° 26.
Menstruée à 13 ans, R. 3 jours.
Rachitique.
Bassin vicié. — Diamètre promonto-pubien, minimum $0^{m}8$ 1/2.
Primipare.
Dernières règles le 30 mars 1877.
A 8 mois.
Accouchement provoqué par Chantreuil.
Premières douleurs le 26 décembre, à 4 heures du soir.
Terminaison naturelle le 27, à 6 heures du matin.

	Diamètres de la tête fœtale.	
Sommet O I G T.	B P.	8 1/2
Poids, 2,440 grammes.	O F.	11 1/2
Longueur du fœtus, $0^{m}46$.	O M.	13
Longueur du cordon, $0^{m}44$.	S O B.	9

Sortie avec son enfant.

1878

92. — D. H., couturière, 17 ans, entre le 24 février, à 7 heures du soir. Lit n° 6.
Menstruée à 16 ans, R. 6 jours.
Rachitique.
Bassin vicié. — Diamètre promonto-pubien, minimum 0m9.
Primipare.
Dernières règles le 8 mai 1877.
A terme.
Apportée en travail. Premières douleurs le 24 février, à 4 heures du matin. Eclampsie.
Terminaison artificielle le même jour. — Enfant bien ranimé.
Application de forceps par Martel.

	Diamètres de la tête fœtale.	
Sommet O I D P réduite.	B P.	9
Poids, 2,700 grammes.	O F.	11
Longueur du fœtus, 0m51.	O M	13
Longueur du cordon, 0m59.	S O B.	9

Sortie bien portante. — Enfant mort.

93. — J., blanchisseuse, 33 ans, entre le 11 novembre, à 11 heures du soir.
Lit n° 11.
Bien réglée.
Rachitique.
Bassin vicié. — Diamètre promonto-pubien, minimum 0m8 1/2.
Primipare.
Dernières règles le 2 février 1878.
A terme.
Apportée en travail.
Premières douleurs le 3 novembre, à 5 heures du soir.
Terminaison artificielle le 12, à 10 heures du matin.
Application de forceps par Depaul.

	Diamètres de la tête fœtale.	
Sommet O I D T.	B P.	9
Poids, 3,590 grammes.	O F.	12
Longueur du fœtus, 0m52.	O M	14
Longueur du cordon, 0m56.	S O B.	10,3

Sortie bien portante. — Enfant en nourrice.

1879

94. — L. M., ménagère, 30 ans, entre le 23 janvier.
Menstruée à 16 ans, très irrégulièrement.
Constitution bonne.
Bassin vicié. — Diamètre promonto-pubien, mimimum 0m,8.

Primipare.
Dernières règles le 8 mai 1878.
A 8 mois.
Premières douleurs le 7 février, à 9 heures du matin.
Terminaison naturelle le 8, à 5 heures du matin.

Sommet avec procidence de la main droite O I G A.
Poids, 2,175 grammes.
Longueur du fœtus, 0m45.
Longueur du cordon, 0m40.

Diamètres de la tête fœtale.	
B P.	8
O F.	11
O M.	12
S O B.	8 1/2

Sortie avec son enfant.

95. — P. M., domestique, 29 ans, entre le 17 juin.
Lit n° 21.
Menstruée à 19 ans, R. 8 jours.
Rachitique.
Bassin vicié. — Diamètre promonto-pubien, minimum 0m9 1/2.
Primipare.
Dernières règles le 10 septembre 1878.
A 8 mois 1/2.
Premières douleurs le 23 juin, à 7 heures du soir.
Terminaison naturelle le 24, à 6 heures 45 du matin.

Sommet O I G A.
Poids, 2,890 grammes.
Longueur du fœtus, 0m49.
Longueur du cordon, 0m65.

Diamètres de la tête fœtale.	
B P.	9 1/2
O F.	12
O M.	13 1/2
S O B.	9 1/2

Sortie avec son enfant.

96. — S. f. G., journalière, 25 ans, entre le 29 juin, à 5 heures du soir.
Menstruée à 19 ans, très irrégulièrement.
Constitution bonne.
Bassin vicié. — Diamètre promonto-pubien, minimum 9 1/4.
Primipare.
Dernières règles le 13 septembre 1878.
A terme.
Apportée en travail. — Enfant mort avant la rupture des membranes qui eut lieu artificiellement le 29 juin, à 9 heures du soir.
Premières douleurs le 29 même, à 4 heures du matin.
Terminaison artificielle dans la soirée, à 9 heures.
Application de forceps.
Sommet avec procidence du cordon O I G T.

Poids 3,200 grammes.
Longueur du fœtus, 0m50.
Longueur du cordon, 0m95

Diamètres de la tête fœtale.	
B P.	9
O F.	12
O M.	14
S O B.	9

Sortie bien portante.

97. — M. A., couturière, 23 ans, entre le 1er juillet.
Lit n° 14.
Menstruée à 15 ans, R. 2 jours.
Rachitique.
Bassin vicié. — Diamètre promonto-pubien, minimum 0m7 1/2.
Primipare.
Dernières règles le 3 octobre 1878.
A terme.
Accouchement provoqué.
Premières douleurs le 4 juillet, à 9 heures du matin.
Terminaison naturelle le 5, à midi.

	Diamètres de la tête fœtale.	
Sommet O I G T.	B P.	9
Poids, 3,010 grammes.	O F.	12
Longueur du fœtus, 0m48.	O M.	13 1/2
Longueur du cordon, 0m52.	S O B.	9 1/2

Sortie bien portante. — Enfant mort au 5e jour.

98. — J. H., couturière, 19 ans, entre le 28 juillet.
Lit n° 27.
Menstruée à 15 ans, R. 3 jours.
Rachitique.
Bassin vicié. — Diamètre promonto-pubien, minimum 0m8.
Primipare.
Dernières règles le 20 décembre 1878.
A terme.
Premières douleurs le 29 septembre, à 9 heures du soir.
Terminaison naturelle le 30, à 1 heure de l'après-midi.

	Diamètres de la tête fœtale.	
Sommet O I G A.	B P.	8 1/2
Poids 3,200 grammes.	O F.	11 1/2
Longueur du fœtus, 0m47.	O M.	13 1/2
Longueur du cordon, 0m42.	S O B	9 1/2

Dépression assez notable sur le temporal gauche. — Diamètre bi-temporal 0m 7 1/2. — Sortie avec son enfant.

99. — M., f. V., blanchisseuse, 17 ans, entre le 16 octobre à 10 heures du soir.
Lit n° 12.
Menstruée à 15 ans, R. 4 jours.
Constitution faible.
Bassin vicié. — Diamètre promonto-pubien, minimum 0m 9, avec la mensuration digitale, 0m 7,9, avec l'instrument de Crouzat.
Primipare.
Dernières règles le 10 janvier 1879.
A terme.
Apportée en travail.
Premières douleurs le 16 octobre, à 4 heures du soir.
Terminaison artificielle le 18, à 10 heures du matin; enfant mort.
Cephalotripsie par Charpentier et Budin.
Sommet. — *Variété et position inconnues.*
Poids, 2,830 grammes, sans cerveau ni sang.
Décédée le 23 octobre de métropéritonite.

100. — P., f. H., journalière, 23 ans, entre le 10 novembre, à 10 heures du matin.
Lit n° 26.
Menstruée à 14 ans, R. 8 jours.
Constitution bonne.
Bassin vicié. — *N'est pas indiqué le diamètre.*
Primipare.
Dernières règles le 15 janvrier 1879.
A terme.
Apportée en travail.
Premières douleurs le 7 novembre, dans l'après-midi.
Terminaison naturelle le 11, à 6 heures du matin.

	Diamètres de la tête fœtale.	
Sommet O I D T.	B P.	9
Poids, 3,270 grammes.	O F.	12 1/2
Longueur du fœtus, 0m50.	O M.	14
Longueur du cordon, 0m62.	S O B.	9

Sortie avec son enfant.

1880

101. — T. M., domestique, 20 ans, entre le 8 janvier.
Lit n° 12.
Menstruée à 15 ans, R. 3 jours.
Constitution bonne.
Bassin vicié. — *N'est pas indiqué le diamètre.*
Primipare.
Dernières règles le 15 mars 1879.
A terme.
Apportée en travail depuis la veille au soir.
Terminaison naturelle le 9 janvier, à midi.

	Diamètres de la tête fœtale.	
Sommet O I G A.	B P.	9 1/2
Poids, 3,250 grammes.	O F.	11 1/2
Longueur du fœtus, 0m45.	O M.	13 1/2
Longueur du cordon, 0m49.	S O B.	9 1/2

Sortie avec son enfant.

102. — L. D., journalière, 16 ans et demi, entre le 14 janvier.
Lit n° 13.
Menstruée à 14 ans, R. 5 jours.
Constitution bonne.
Bassin vicié. — Diamètre promonto-pubien, minimum, 0m8 1/4
Primipare.
Dernières règles, le 10 avril 1879.
A terme.
Premières douleurs le 19 février, dans la matinée.
Terminaison artificielle le même jour, à 3 heures du soir.
Application du forceps par Budin.

Sommet O I G T.
Poids, 2,620 grammes.
Longueur du fœtus. 0m49.
Longueur du cordon, 0m40.

Diamètres de la tête fœtale.	
B P.	9
O F.	13
O M.	9
S O B.	9 1/2

Sortie avec son enfant.

103. — V. W., f. D., couturière, 34 ans, entre le 20 mars.
Lit n° 7.
Menstruée à 18 ans, R. 3 jours.
Rachitique.
Bassin vicié — Diamètre promonto-pubien, minimum 0m8 3/4.
Primipare.
Dernières règles le 21 juillet 1879.
A terme.
Premières douleurs le 23 mai, à 4 heures du matin.
Terminaison naturelle 2 heures plus tard.

Sommet O I G A.
Poids, 3,450 grammes.
Longueur du fœtus, 0m50.
Longueur du cordon, 0m81.

Diamètres de la tête fœtale.	
B P.	9
O F.	11
O M.	14
S O B.	10

Sortie avec son enfant.

104. — B. D., couturière, 35 ans, entre le 5 mai.
Lit n° 36.
Menstruée à 17 ans, R. 5 jours.
Constitution faible.
Bassin vicié. — Diamètre promonto-pubien, minimum 0m,7 3/4.
Primipare.
Dernières règles le 4 août 1879.
A 8 mois 1/2.
Premières douleurs le 8 mai, à 5 heures du soir.
Terminaison naturelle le lendemain dans l'après-midi.

Sommet O I G T.
Poids, 2,720 grammes.
Longueur du fœtus, 0m48.
Longueur du cordon, 0m51.

Diamètres de la tête fœtale.	
B P.	8 1/2
O F.	11 1/2
O M.	13
S O B.	9 1/2

Sortie avec son enfant.

105. — V., f. B., blanchisseuse, 18 ans, entre le 7 juin.
Menstruée à 15 ans, R. 15 jours.
Constitution faible.
Bassin vicié. — Diamètre promonto-pubien, minimum, 0m8.
Primipare.
Dernières règles le 23 août 1879.
A terme.
Apportée en travail.

Premières douleurs le 5 juin à midi.
Terminaison artificielle le 7, à 9 heures 45 du matin.
Céphalotripsie par Depaul.
Sommet avec procidence du cordon. — *Ne sont indiquées ni la position ni la variété.*
Poids 3,140 grammes, — sans cerveau ni sang.
Longueur du cordon, 0m62.
Sortie en bonne santé.

106. — K. A., domestique, 23 ans, entre le 21 juillet, à 8 heures du matin.
Menstruée à 17 ans, R. 4 jours.
Constitution bonne.
Bassin vicié. — Diamètre promonto-pubien, minimum 0m8 1/2.
Primipare.
Dernières règles au mois d'octobre 1879.
A terme.
Apportée en travail depuis 3 jours. — Etat général, grave. — Enfant mort.
Terminaison artificielle le 21 juillet à 9 heures du matin.
Perforation du crâne et application de forceps par Depaul.
Sommet; — *Variété et position inconnues.*
Poids, 4,090 grammes; — sans cerveau ni sang.
Longueur du cordon, 0m87.
Décédée le 21 juillet dans la soirée.

107 L., f. M., fleuriste, 25 ans, entre le 27 septembre.
Lit n° 12.
Menstruée à 15 ans, très irrégulièrement.
Constitution bonne.
Bassin vicié. — Diamètre promonto-pubien, minimum 0m8 1/2.
Primipare.
Dernières règles le 4 novembre 1879.
A terme.
Premières douleurs le 28 septembre, à 6 heures du matin.
Terminaison artificielle le même jour, à 10 heures du soir.
Application de forceps par Charpentier. — Insuffisance des contractions utérines.

Sommet O I D P.
Poids, 3,040 grammes.
Longueur du fœtus, 0m50.
Longueur du cordon, 0m98.

Diamètres de la tête fœtale.	
B P.	8 3/4
O F.	12
O M.	13 1/2
S O B.	9

Sortie avec son enfant.

108. — G. L., confectionneuse, 29 ans, entre le 17 octobre.
Lit n° 15.
Menstruée à 13 ans, R. 3 jours.
Rachitique.
Bassin vicié. — Diamètre promonto-pubien, minimum 0m7 3/4.
Primipare.

Dernières règles le 28 décembre 1879.
A terme.
Apportée en travail.
Premières douleurs le 16 octobre, à 3 heures du soir.
Terminaison naturelle le 18, à minuit.

	Diamètres de la tête fœtale.	
Sommet O I G A.	B P.	8
Poids, 3,100 grammes.	O F.	12
Longueur du fœtus, $0^{m}46$.	O M.	13
Longueur du cordon, $0^{m}42$.	S O B.	9

La tête fœtale était petite avec de larges sutures et fontanelles.
Sortie avec son enfant.

109. — C. L., modiste, 28 ans, entrée le 22 octobre.
Lit n° 15.
Menstruée à 19 ans, R. 3 jours.
Rachitique de très petite taille.
Bassin vicié. — Diamètre promonto-pubien, minimum avec le doigt $0^{m}9$, avec l'instrument Crouzat $0^{m}6$.
Primipare.
Dernières règles le 23 mars 1880.
A 7 mois.
Apportée à la Clinique; albuminurique au plus haut degré.
Le 28 octobre, dans l'après-midi, maux de tête très vifs; le 29 à 5 heures du matin, on la trouve dans le coma avec de l'écume sanguinolente dans la bouche, attaque probable d'éclampsie.
Accouchement provoqué le 30 octobre, dans la matinée, par la rupture des membranes.
Premières douleurs dans la soirée, à 9 heures.
Terminaison naturelle le 30 octobre, à 5 heures du matin.

	Diamètres de la tête fœtale.	
Sommet O I G A.	B P.	7 1/2
Poids, 2,040 grammes.	O F.	9
Longueur du fœtus, $0^{m}40$.	O M.	10
Longueur du cordon, $0^{m}43$.	S O B.	7

Sortie bien portante. — Enfant mort.

110. — B. A., couturière, 21 ans, entrée le 4 novembre.
Lit n° 20.
Menstruée à 15 ans. R. 3 jours.
Constitution bonne.
Bassin vicié. — Diamètre promonto-pubien, minimum $0^{m}9$.
Primipare.
Dernières règles le 4 février 1880.
A terme.
Premières douleurs le 6 novembre, à 6 heures du matin.
Terminaison naturelle le même jour, à midi.

	Diamètres de la tête fœtale.	
Sommet, O I G A.	B P.	9 1/2
Poids, 3,400 grammes.	O F.	11 1/2
Longueur du fœtus, $0^{m}52$.	O M.	13
Longueur du cordon, $0^{m}66$.	S O B.	9 1/2

Sortie avec son enfant.

111. — P. L.-M., lingère, 28 ans, entre le 22 novembre.
Lit n° 4.
Menstruée à 15 ans, irrégulièrement jusqu'à 18 ans; depuis, bien.
Constitution faible.
Bassin vicié. — *N'est pas indiqué le diamètre.*
Primipare.
Dernières règles le 13 février 1880.
A terme.
Premières douleurs le 24 novembre, le matin.
Terminaison artificielle le 29, à 2 heures du matin.
Application de forceps par Ribemont. — Insuffisance des contractions utérines.

	Diamètres de la tête fœtale.	
Sommet, O I G A.	B P.	9 1/2
Poids, 3,400 grammes.	D F.	11 1/2
Longueur du cordon, 0m52.	O M.	12 1/2
Longueur du fœtus, 0m66.	S O B.	10

Décédée le 2 décembre. — Enfant en nourrice.

112. — R. P., domestique, 19 ans, entre le 13 décembre.
Lit n° 9.
Menstruée à 13 ans, R. 4 jours.
Rachitique, — petite taille, — tibias courbés, os remarquablement grêles dont les faces internes ne mesurent guère 1 centimètre 1/2 de largeur.
Bassin vicié. — Diamètre promonto-pubien 0m7 1/2.
Primipare.
Dernières règles le 10 avril 1880.
A 8 mois.
Accouchement provoqué le 23 décembre, à 10 heures du matin, par le dilatateur Tarnier.
Premières douleurs une heure après l'introduction du tube.
Terminaison naturelle le 24 décembre, à 2 heures du matin.

	Diamètres de la tête fœtale.	
Sommet, *variété et position non marquées.*	B P	8 1/2
Poids, 1,950 grammes.	O F	10
Longueur du fœtus 0m50.	O M.	12
Longueur du cordon, 0m50.	S O B.	9

Sortie avec son enfant.

113. — L. M., journalière, 25 ans, entre le 22 décembre, à 9 heures du soir.
Lit n° 32.
Menstruée à 14 ans, R. 3 jours.
Rachitique.
Bassin vicié. — Diamètre promonto-pubien, minimum 0m8.
Primipare.
Dernières règles le 10 mars 1880.
A terme.

Apportée en travail.
Premières douleurs le 21 décembre, à 5 heures du matin.
Rupture artificielle des membranes par une sage-femme le 22, à 3 heures du soir et administration à deux reprises de seigle ergoté. — Enfant mort.
Terminaison artificielle le 23 décembre, à 11 heures du soir.
Application de forceps sans succès et cephalotripsie par Depaul.
Sommet. — *Variété et position inconnues.*
Poids, 2,900 grammes, sans cerveau ni sang.
Longueur du cordon, 0^m48.
Décédée le 27 décembre.

1881

114. — D. M., parfumeuse, 16 ans et 1/2, entre le 21 janvier.
Lit n° 18.
Menstruée à 12 ans, R. 2 jours.
Constitution bonne.
Bassin vicié. — Diamètre promonto-pubien, minimum 0^m9 1/4.
Primipare.
Dernières règles le 25 avril 1880.
A 8 mois 1/2.
Premières douleurs le 4 février, à 8 heures du soir.
Terminaison naturelle le 5, dans la soirée.

	Diamètres de la tête fœtale.	
Sommet O I D P.	B P.	9
Poids, 2,620 grammes.	O F.	11
Longueur du fœtus, 0^m45.	O M.	12 1/2
Longueur du cordon, 0^m38.	S O B.	9

Sortie avec son enfant.

115. — K. T., couturière, 22 ans, entre le 22 janvier.
Lit n° 22.
Menstruée à 14 ans, irrégulièrement, 8 jours.
Constitution bonne.
Bassin vicié. — Diamètre promonto-pubien, minimum 0^m9 1/4.
Primipare.
Dernières règles le 15 avril 1880.
A terme.
Premières douleurs le 6 février, à 2 heures du matin.
Terminaison naturelle le 7, à 7 heures du soir.

	Diamètres de la tête fœtale.	
Sommet O I D P réduite.	B P.	9
Poids, 3,110 grammes.	O F.	12 1/2
Longueur du fœtus, 0^m50.	O M.	13 1/2
Longueur du cordon, 0^m45.	S O B.	10

Sortie avec son enfant.

116. — D. J., domestique, 26 ans, entre le 3 février, à 8 heures du soir.
Lit n° 10.

Menstruée à 14 ans, R. 8 jours.
Rachitique.
Bassin vicié. — Diamètre promonto-pubien, minimum 0^m8 1/2 sur le vivant; 0^m8 1/4 à l'autopsie.— Diamètre antéro-postérieur du détroit inférieur 0^m9 ; bi-ischiatique 0^m9.
Primipare.
Dernières règles le 24 avril 1880.
A terme.
Apportée en travail.
Premières douleurs le 1er février dans la nuit ; à son entrée enfant vivant.
Terminaison artificielle le 5, à 10 heures du matin.
Au moment de l'opération on percevait les battements du cœur fœtal, mais peu intenses.
Application de forceps et tractions énergiques sans résultat, céphalotripsie par Depaul.
Sommet O I G A.
Poids, 3,280 grammes, sans cerveau ni sang.
Décédée de péritonite le 13 février.

117. B. M., domestique, 25 ans, entre le 27 juillet.
Lit nº 31.
Menstruée à 16 ans, R. 4 jours.
Constitution forte.
Bassin vicié; on atteint l'angle sacro-vertébral.
Primipare.
Dernières règles le 17 octobre 1880.
A terme.
Premières douleurs le 28 juillet, à 7 heures du matin; — rupture artificielle des membranes, à 8 heures du soir; prolapsus du cordon.
Terminaison artificielle le même jour, à minuit. — Enfant mort.
Application de forceps par Ribemont.
Sommet avec procidence du cordon, O I D P.

	Diamètres de la tête fœtale.	
Poids, 3,030 grammes.	B P.	9 1/2
Longueur du fœtus, 0^m50.	O F.	12
	O M.	13 1/2
Longueur du cordon, 0^m69.	S O B.	10
Sortie en bonne santé.		

118. — S. J., f. J., journalière, 31 ans, entre le 31 juillet, à 8 heures du matin.
Lit nº 39.
Menstruée à 21 ans, très irrégulièrement.
Rachitique.
Bassin vicié. — *N'est pas indiqué le diamètre.*
Primipare.
Dernières règles le 27 octobre 1880.
A terme.
Apportée en travail.

Premières douleurs le 30 juillet, à 7 heures du matin; à son entrée on constata prolapsus du cordon.
Terminaison artificielle le 31, à 9 heures du matin.
Application de forceps par Depaul.
Sommet avec procidence du cordon, O I G A.

Poids, 3,770 grammes.
Longueur du fœtus, 0m53.
Longueur du cordon, 0m68.
Sortie avec son enfant.

Diamètres de la tête fœtale.	
B P.	9 1/2
O F.	12
O M.	14
S O B.	10

119. C., f. P., institutrice, 23 ans, entre le 21 octobre.
Lit n° 9.
Menstruée à 14 ans, R. 4 jours.
Constitution bonne; traces de rachitisme.
Bassin vicié. — Diamètre promonto-pubien, minimum 0m8.
Primipare.
Dernières règles le 2 février 1881.
A 8 mois 1/2.
Accouchement provoqué par Budin, le 28 octobre, au moyen du dilatateur Tarnier et par la sonde.
Premières douleurs le 28 même, à 10 heures du matin.
Terminaison naturelle le 30, à 2 heures de l'après-midi.

Sommet O I D P réduite.
Poids, 2.330 grammes.
Longueur du fœtus, 0m46.
Longueur du cordon, 0m57.
Sortie avec son enfant.

Diamètres de la tête fœtale.	
B P.	8 1/2
O F.	11 1/2
O M.	13
S O B.	8 1/2

120. C. M., domestique, 22 ans, entre le 8 novembre.
Lit n° 18.
Menstruée à 13 ans, R. 5 jours.
Constitution bonne.
Bassin vicié. — Diamètre promonto-pubien, minimum 0m9 3/4.
Primipare.
Dernières règles fin de février 1881.
A terme.
Premières douleurs le 4 décembre, à 1 heure du matin.
Terminaison artificielle le 5, à 6 heures 1/2 du soir.
Application de forceps par Depaul; insuffisance des contractions utérines.

Sommet, O I D P réduite.
Poids, 3,030 grammes.
Longueur du fœtus, 0m48.
Longueur du cordon, 0m55.
Sortie avec son enfant.

Diamètres de la tête fœtale.	
B P.	9 1/2
O F.	11 1/2
O M.	13 1/2
S O B.	9 1/2

121. — R. f. R., blanchisseuse, 21 ans, entre le 24 novembre, à 8 heures du matin.
Lit n° 4.
Menstruée à 17 ans, R. 4 jours.
Constitution bonne
Bassin vicié. — Diamètre promonto-pubien, minimum 0m8 1/2.
Primipare.
Dernières règles le 11 février 1881.
A terme.
Apportée en travail.
Premières douleurs le 21 novembre, à 4 heures de l'après-midi.
Terminaison artificielle le 24 à 5 heures du soir. Enfant mort.
Application de forceps par Depaul.

	Diamètres de la tête fœtale.	
Sommet O I G T.	B P.	9 1/2
Poids 2,950 grammes.	O F.	11 1/2
Longueur du fœtus, 0m50.	O M.	13 1/2
Longueur du cordon, 0m44.	S O B.	10

Sortie en bonne santé.

122. — M. f. D., sans profession, 38 ans, entre le 30 novembre à 5 heures du soir.
Lit n° 41.
Menstruée à 16 ans 1/2, R. 3 jours.
Constitution bonne.
Bassin vicié. — Diamètre promonto-pubien, minimum 0m7 1/2.
Primipare.
Dernières règles le 12 février 1881.
A terme.
Apportée en travail.
Premières douleurs le 28 novembre, à 6 heures du soir; rupture artificielle des membranes par une sage-femme le 30 au matin ; à 2 heures de l'après-midi administration d'ergot de seigle et application de forceps sans succès par un médecin. Enfant mort.
Terminaison artificielle le 30, à 8 heures du soir.
Application de forceps et perforation du crâne par Depaul.
Sommet O I D T.
Poids, 3,325 grammes, sans cerveau ni sang.
Sortie en bonne santé.

123. — B., f. V., journalière, 20 ans, entre le 2 décembre, à 11 heures du soir.
Lit n° 37.
Menstruée à 14 ans, R. 8 jours.
Constitution bonne.
Bassin vicié. — Diamètre promonto-pubien, minimum 0m8 1/2.
Primipare.
Dernières règles le 22 février 1881.
A terme.
Apportée en travail après avoir subi chez elle de nombreuses manœuvres faites par plusieurs médecins (expression utérine) pour aider l'expulsion du fœtus.

Premières douleurs le 2 décembre à 5 heures du matin. A son entrée on constata état général très grave, un liquide verdâtre d'odeur infecte s'écoulait de la vulve; fœtus vivant, mais souffrant.

Terminaison artificielle le 3 à 1 heure et 40 du matin.

Application de forceps et tractions énergiques et longues par Ribemont. Enfant mort pendant ces tractions.

	Diamètres de la tête fœtale.	
Sommet O I G T.	B P.	10
Poids 3,240 grammes.	O F.	11 1/2
Longueur du fœtus, 0m53.	O M.	13
Longueur du cordon 0m57.	S O B.	12

Sortie en bonne santé.

124. — R. B., domestique, 19 ans, entre le 13 décembre, à 7 heures du soir.

Lit n° 30.

Menstruée à 16 ans, R. 3 jours.

Rachitique.

Bassin vicié. — Diamètre promonto-pubien, minimum 0m8.

Primipare.

Dernières règles au commencement de mars 1881.

A terme.

Apportée en travail.

Premières douleurs, le 12 décembre, à 6 heures du soir.

Rupture artificielle des membranes par une sage-femme le 13, dans l'après-midi. — A son arrivée à la clinique il y avait de la fièvre.

Terminaison artificielle le 13 même à 9 heures du soir.

Application de forceps par Depaul; — il a fallu de très longues et énergiques tractions pour amener la tête au dehors et plus longues et fortes tractions pour dégager les épaules et le siège; — tout le corps du fœtus est passé à frottement dur

Enfant en état de mort apparente, mais bien ranimé.

	Diamètres de la tête fœtale.	
Sommet O I G A.	B P.	10
Poids, 3,920 grammes.	O F.	12
Longueur du fœtus 0m53.	O M.	14 1/2
	S O B.	10 1/2

Sortie avec son enfant.

1882

125. — V. L., coucheuse d'or, 22 ans, entre le 7 janvier.

Menstruée à 17 ans, R. 4 jours.

Rachitique; scoliosi à convexité latérale gauche.

Bassin vicié. — Diamètre promonto-pubien, minimum 0m8 1/4.

Primipare.

Dernières règles le 15 mai 1881.

A 8 mois.

Accouchement provoqué le 24 janvier par le dilatateur Tarnier.

Premières douleurs le 26, à 4 heures du soir.

Terminaison naturelle le 27, à 1 heure du matin.

Sommet. — *Variété et position non indiquées.*

Poids, 2,200 grammes.
Longueur du fœtus, $0^{m}44$
Longueur du cordon, $0^{m}49$.

Diamètres de la tête fœtale.	
B P.	9
O P.	12
O M.	12 1/2
S O B.	9

Sortie avec son enfant.

126. — M. R., domestique, 21 ans, entre le 22 février.
Lit nº 8.
Menstruée à 13 ans, R. 5 jours.
Rachitique.
Bassin vicié. — Diamètre promonto-pubien minimum $0^{m}8$.
Primipare.
Dernières règles le 15 mai 1881.
A 8 mois 1/2.
Apportée en travail depuis deux jours.
Terminaison artificielle le 22 février, à 5 heures du soir.
Plusieurs applications de forceps par Depaul.

Sommet, O I D P.
Poids, 2,520 grammes.
Longueur du fœtus, $0^{m}48$.
Longueur du cordon $0^{m}52$.

Diamètres de la tête fœtale.	
B P.	9
O F.	11
O M.	13 1/2
S O B.	9

Sortie avec son enfant.

127. — B. L., domestique, 33 ans, entre le 22 avril.
Lit nº 32.
Menstruée à 11 ans, R. 4 jours.
Rachitique.
Bassin vicié. — Diamètre promonto-pubien, minimum 0^{m} 7 1/2.
Primipare.
Dernières règles le 9 juillet 1881.
A terme.
Premières douleurs le 25 avril, à 4 heures du matin.
Terminaison artificielle le 25, dans la matinée. — Enfant mort.
Plusieurs applications de forceps par Depaul.

Sommet O I G A.
Poids 3,370 grammes.
Longueur du fœtus, $0^{m}53$.
Longueur du cordon, $0^{m}51$.

Diamètres de la tête fœtale.	
B P.	9 1/2
O F.	11
O M.	14
S O B.	9 1/2

Sortie pour le Vésinet.

128. — S. J., peintre en porcelaine, 25 ans, entre le 6 juin.
Lit nº 32.
Bassin vicié. — Diamètre promonto-pubien, minimum $0^{m}9$ 1/2.
Primipare.
Dernières règles le 5 septembre 1881.
A terme.
Premières douleurs le 29 juin, à 10 heures du matin.
Terminaison naturelle le lendemain dans la matinée, à sept heures.

Sommet, O I G A.	Diamètres de la tête fœtale.	
Poids, 4,150 grammes.	B P.	10
Longueur du fœtus, 0m52.	O F.	13
Longueur du cordon 0m72.	O M.	14
	S O B.	11 1/2

Sortie avec son enfant.

129. — D. A., couturière, 19 ans, entre le 8 juin.
Lit n° 29
Menstruée à 15 ans, R. 4 jours.
Rachitique.
Bassin vicié. — *N'est pas indiqué le diamètre.*
Primipare.
Dernières règles vers la fin d'août.
A terme.
Apportée en travail.
Premières douleurs le 8 juin, à 1 heure du matin.
Terminaison naturelle le 9, à midi.

Sommet O I D P.	Diamètres de la tête fœtale,	
Poids, 3,130 grammes.	B P.	9
Longueur du fœtus, 0m48.	O F.	12
Longueur du cordon, 0m68.	O M.	14
	S O B.	10

Sortie avec son enfant.

130. — S. E., blanchisseuse, 21 ans, entre le 19 juin.
Menstruée à 16 ans, R. 4 jours.
Rachitique.
Bassin vicié. — Diamètre promonto-pubien, minimum 0m8 1/2.
Primipare.
Dernières règles le 16 octobre 1881.
A 8 mois.
Apportée en travail.
Premières douleurs le 18 juin, à 4 heures du matin.
Terminaison artificielle le 19, dans la soirée.
Céphalotripsie par Depaul.
Sommet avec procidence de la main droite et du cordon. — *Variété et position inconnues.*
Poids, 2,260 grammes, sans cerveau ni sang.
Longueur du cordon, 0m61.
Sortie en bonne santé.

131. — L. L., couturière, 20 ans, entre le 21 juin.
Lit n° 12.
Menstruée à 13 ans, R. 8 jours.
Rachitique.
Bassin vicié. — *N'est pas indiqué le diamètre.*
Primipare.
Dernières règles le 28 septembre 1881.
A 8 mois 1/2.
Apportée en travail.

Premières douleurs, le 21 juin, à 4 heures du soir.
Terminaison naturelle, le 22, à 11 heures 45 du matin.

	Diamètres de la tête fœtale.	
Sommet O I G A.	B P.	9 1/2
Poids, 2,650 grammes.	O F.	11 1/2
Longueur du fœtus, 0m48.	O M	13
Longueur du cordon, 0m21.	S O B.	9 1/2

Sortie avec son enfant.

132. — A. A., blanchisseuse, 19 ans, entre le 23 juin.
Lit n° 9.
Menstruée à 16 ans, R. 8 jours.
Bassin vicié. — Diamètre promonto-pubien, minimum 0m9
Primipare.
Dernières règles le 5 octobre 1881.
A 8 mois 1/2.
Premières douleurs le 1er juillet, à 5 heures du soir.
Terminaison naturelle le 2, à 6 heures du matin.

	Diamètres de la tête fœtale.	
Sommet O I G A.	B P.	8
Poids, 2,260 grammes.	O F.	11
Longueur du fœtus, 0m45.	O M.	11 1/2
Longueur du cordon, 0,49.	S O B.	9 1/2

Sortie avec son enfant.

133. — S. M., institutrice, 33 ans, entre le 27 juin.
Lit n° 2.
Menstruée à 15 ans, R. 6 jours.
Rachitique.
Bassin vicié. — *N'est pas indiqué le diamètre.*
Primipare.
Dernières règles le 15 septembre 1881.
A terme.
Premières douleurs le 28 juin, à 1 heure du matin.
Terminaison artificielle à 6 heures du soir. — Enfant vivant.
Applications de forceps par Ribemont.

	Diamètres de la tête fœtale.	
Sommet O I D P.	B P.	9
Poids, 2,790 grammes.	O F.	12 1/2
Longueur du fœtus, 0m 49.	O M.	14
Longueur du cordon, 0m61.	S O B.	9 1/4

Décédée le 6 juillet. — Enfant mort.

134. — M. V., couturière, 27 ans, entre le 16 juillet, à 11 heures du matin.
Lit n° 41.
Menstruée à 16 ans, très irrégulièrement.
Rachitique.
Bassin vicié. — Diamètre promonto-pubien, minimum 0m8.
Primipare.

Dernières règles le 4 octobre 1881.
A terme.
Apportée en travail.
Premières douleurs le 15 juillet, à 8 heures du matin. — A son entrée les membranes étaient rompues depuis 15 heures. L'état de la malade était grave, elle présentait une surexcitation considérable. Enfant vivant mais souffrant. Porack constate présentation du sommet et procidence du cordon. Tentatives de version sans succès, impossibilité d'introduire la main et le forceps. Utérus fortement contracturé. Enfant mort pendant ces manœuvres.
Terminaison artificielle le 16 juillet, à 2 heures du soir.
Céphalotripsie par Porack.
Sommet avec procidence du cordon. — *Variété et position non indiquées.*
Poids, 2,550 grammes, sans cerveau ni sang.
Longueur du cordon, 0m90.
Décédée de péritonite le 18 juillet.

135. — G. A., domestique, 27 ans, entre le 4 septembre.
Lit n° 13.
Menstruée à 16 ans, R. 4 à 5 jours.
Bassin vicié. — Diamètre promonto-pubien, minimum 0m7.
Primipare.
Dernières règles le 28 novembre 1881.
A terme.
Premières douleurs le 22 septembre, dans la soirée.
Terminaison artificielle le 24, à 9 heures du matin.
Plusieurs applications de forceps sans succès, et céphalotripsie par Charpentier.
Sommet O I D P.
Poids, 3,030 grammes, sans cerveau ni sang.
Sortie pour le Vésinet.

136. — D. M., journalière, 21 ans, entre le 2 octobre.
Lit n° 31.
Menstruée à 15 ans, R. 5 jours.
Bassin vicié. — *N'est pas indiqué le diamètre.*
Primipare.
Dernières règles le 1er janvier 1882.
A 8 mois 1/2.
Premières douleurs le 9 octobre, à 11 heures du soir.
Terminaison naturelle le lendemain, à midi.

	Diamètres de la tête fœtale.	
Sommet O I D P.	B P.	8
Poids, 2,780 grammes.	O F.	11
Longueur du fœtus, 0m49.	O M.	12
Longueur du cordon, 0m55.	S O B.	8 1/2

Mère et enfant sortis en bonne santé.

137. — G. E. A., journalière, 39 ans, entre le 30 octobre.
Lit n° 12.
Menstruée à 12 ans, R. 2 jours.

Rachitique.

Bassin vicié. — Diamètre promonto-pubien, minimum 0^m6 1/2, hauteur de la symphyse des pubis, 0^m7 à 0^m8.

Primipare.

Dernières règles le 31 mai 1882.

A 7 mois 1/2.

Accouchement provoqué par le dilatateur Tarnier et les douches vaginales.

Premières douleurs le 23 janvier 1883, à 10 heures du matin.

Terminaison artificielle le 27 janvier, à 4 heures de l'après-midi.

Détroncation.

Extrémité pelvienne. — *N'est pas indiquée la variété ;* un genou.

Poids du corps sans la tête, 1,570 grammes.
Poids de la tête. . . . . . 610 grammes.
Total 2,180 grammes sans le sang.

Longueur du cordon, 0^m46.

Sortie bien portante le 24 février.

138. — B. M., domestique, 26 ans, entre le 7 novembre.

Lit n° 15.

Menstruée à 16 ans, très irrégulièrement.

Rachitique; scoliose dorsale.

Bassin vicié. — Diamètre promonto-pubien, minimum 0^m8 1/2.

Primipare.

Dernières règles le 15 mars 1882.

A 8 mois.

Accouchement provoqué le 27 novembre, à 9 heures du matin, par le dilatateur Tarnier. Rupture du ballon et placement de l'éponge préparée dans le col utérin.

Premières douleurs le 28, à 5 heures du soir.

Terminaison naturelle le lendemain, dans l'après-midi.

	Diamètres de la tête fœtale.	
Sommet O I G A.	B P.	8
Poids, 2,100 grammes.	O F.	11
Longueur du fœtus, 0^m45.	O M.	13
Longueur du cordon, 0^m50.	S O B.	9

Sortie en bonne santé avec son enfant.

139. — S. G., repasseuse, 28 ans, entre le 22 novembre.

Lit n° 3.

Menstruée à 18 ans, R. 3 jours.

Rachitique.

Bassin vicié. — Diamètre promonto-pubien, minimum 0^m8 1/2.

Primipare.

Dernières règles le 15 février 1882.

A 8 mois 1/2.

Premières douleurs le 23 novembre, à 1 heure du matin.

Terminaison artificielle le 25, dans la matinée.

Application de forceps par Depaul.

Sommet O I D P, réduite pendant l'application de l'instrument.

Poids 2,720 grammes.
Longueur du fœtus, 0m47.
Longueur du cordon, 0m55.
Sortie avec son enfant.

Diamètres de la tête fœtale.	
B P.	8 1/2
O F.	12
O M.	14
S O B.	9 1/2

140. — B. M., domestique, 23 ans, entre le 2 décembre.
Lit n° 19.
Menstruée à 17 ans, R. 3 jours.
Bassin vicié. — Diamètre promonto-pubien, minimum 0m8.
Primipare.
Dernières règles le 2 mars 1882.
A terme.
Premières douleurs le 29 décembre, à 9 heures du matin.
Terminaison dans la soirée, à 8 heures 1/2.

Sommet O I D P.
Poids, 3,560 grammes.
Longueur du fœtus, 0m51.
Longueur du cordon, 0m68.
Sortie avec son enfant.

Diamètres de la tête fœtale.	
B P.	9 1/2
O F.	12
O M.	13 1/2
S O B.	10

141. — P. E. V., passementière, 20 ans, entre le 2 décembre.
Première apparition des règles, époque inconnue, régulièrement menstruée tous les mois 8 à 15 jours.
Cyphotique; cyphose lombo-sacrée par mal de Pott.
Bassin vicié au détroit inférieur. — Diamètre bi-ischiatique, 0m7.
Primipare.
Dernières règles, époque inconnue, mais la malade affirme n'avoir pu devenir enceinte avant le 25 mars, par conséquent on peut évaluer la grossesse
A 8 mois 1/2.
Accouchement provoqué le 11 décembre par le dilatateur Tarnier.
Premières douleurs le 13, à 10 heures du matin.
Terminaison naturelle le 14, à 1 heure 1/2 du soir.

Sommet O I G A.
Poids 2,970 grammes.
Longueur du fœtus, 0m46.
Longueur du cordon, 0m60.
Sortie avec son enfant.

Diamètres de la tête fœtale.	
B P.	9 1/2
O F.	12
O M.	13
S O B.	9

1883

142. — A., journalière, 19 ans, entre le 16 janvier, à minuit.
Lit n° 16.
Menstruée à 16 ans, R. 5 jours.
Rachitique.

Bassin vicié. — Diamètre promonto-pubien, minimum 0m8 3/4.
Primipare.
Dernières règles le 2 avril 1882.
A terme.
Apportée en travail.
Premières douleurs le 15 janvier, à 2 heures du matin. Le 17 dans la matinée, rupture artificielle des membranes par Depaul; — à 5 heures du soir procidence du cordon faisant hernie à la vulve.
Terminaison naturelle dans la soirée. Enfant né mort.

Sommet avec procidence du cordon O I G A.	Diamètres de la tête fœtale.	
Poids 2,320 grammes.	B P.	8
Longueur du fœtus, 0m48.	O F.	12
Longueur du cordon, 0m72.	O M.	13
	S O B.	8 1/2

Sortie pour le Vésinet.

143. — D. B., blanchisseuse, 23 ans, entre le 5 février.
Lit n° 33.
Menstruée à 11 ans, R. 3 jours.
Rachitique.
Bassin vicié. — Diamètre promonto-pubien, minimum 0m8 1/2.
Primipare.
Dernières règles le 14 mai 1882.
A 8 mois.
Accouchement provoqué le 11 février par Maygrier, avec le dilatateur Tarnier.
Premières douleurs le soir même, à 11 heures et 1/2.
Terminaison naturelle le 12 février, à 5 heures 45 du soir.

Sommet O I D P réduite.	Diamètres de la tête fœtale.	
Poids 2,420 grammes.	B P.	8
Longueur du fœtus, 0m46.	O F.	11
Longueur du cordon, 0m34.	O M.	13
	S O B.	8 1/2

Sortie avec son enfant.

144. — P. A., cartonnière, 19 ans, entre le 7 février, à 9 heures 1/2 du soir.
Lit n° 12.
Menstruée à 12 ans, R. 8 jours.
Constitution bonne.
Bassin vicié. — *N'est pas indiqué le diamètre.*
Primipare.
Dernières règles le 16 mai 1882.
A 8 mois 1/2.
Apportée en travail.
Premières douleurs le 7 février, à 2 heures du matin.
Terminaison naturelle dans la soirée, à 11 heures.

	Diamètres de la tête fœtale.
Sommet O I D P réduite.	B P. 8 1/2
Poids 2,700 grammes.	O F. 12
Longueur du fœtus, 0m48.	O M. 14
Longueur du cordon, 0m40.	S O B. 8 1/2

Sortie avec son enfant.

145. — L. L., couturière, 38 ans, entre le 2 mars.
Lit n° 3.
Menstruée à 18 ans, R. 4 jours.
Rachitique. Boiteuse de la jambe gauche.
Bassin vicié. — Diamètre promonto-pubien, minimum 9 1/4.
Primipare.
Dernières règles le 7 juin 1882.
A 8 mois.
Premières douleurs dans la matinée du 6 mars.
Terminaison naturelle le 7, à 8 heures du matin.

	Diamètres de la tête fœtale.
Sommet O I G A.	B P. 8
Poids 2,490 grammes.	O F. 12
Longueur du fœtus, 0m46.	O M. 13
Longueur du cordon, 0m40.	S O B. 9 1/4

Sortie avec son enfant.

146. — B. M., employée de commerce, 22 ans, entre le 9 août.
Lit n° 32.
Menstruée à 14 ans, irrégulièrement, 3 jours.
Rachitique.
Bassin vicié. — *N'est pas indiqué le diamètre.*
Primipare.
Dernières règles le 20 novembre 1882.
A terme.
Premières douleurs le 26 août, à 4 heures du soir.
Terminaison artificielle le 27, à 9 heures du matin.
Application de forceps par Doléris. Insuffisance des contractions utérines et résistance du périnée.

	Diamètres de la tête fœtale.
Sommet O I G A.	B P. 9 1/4
Poids 3.730 grammes.	O F. 12
Longueur du fœtus, 0m52.	O M. 14 1/2
Longueur du cordon, 0m62.	S O B. 9 1/2

Sortie avec son enfant.

147. — E. L., domestique, 35 ans, entre le 14 août, à 7 heures 1/2 du matin.
Lit n° 32.
Menstruée à 18 ans, R. 4 jours.
Constitution bonne.
Bassin vicié. — Sacrum accessible. — *N'est pas indiqué le diamètre.*
Primipare.

Dernières règles le 10 novembre 1882.
A terme.
Apportée en travail.
Premières douleurs le 13 août, à 5 heures du soir.
Terminaison naturelle le 14, à midi et 15.

Sommet O I D P réduite.
Poids, 3,100 grammes.
Longueur du fœtus, 0m49.
Longueur du cordon, 0m48.

Diamètres de la tête fœtale.	
B P.	9
O F.	10 1/2
O M.	13
S O B.	8 3/4

Sortie avec son enfant.

148. — A. P., lingère, 17 ans, entre le 15 août.
Lit n° 4.
Menstruée à 15 ans, R. 2 jours.
Rachitique.
Bassin vicié. — Diamètre promonto-pubien, minimum 0m9.
Primipare.
Dernières règles dans le courant de novembre.
A terme.
Premières douleurs le 17 août, à 6 heures du matin.
Terminaison artificielle le même jour, à 10 heures du soir.
Extraction manuelle par Doléris.

Extrémité pelvienne S I G.
Poids, 2,930 grammes.
Longueur du fœtus, 0m47.
Longueur du cordon, 0m50.

Diamètres de la tête fœtale.	
B P.	9 1/4
O F.	11
O M	13
S O B	9 1/2

Sortie avec son enfant.

149. — R., couturière, 25 ans, entre le 21 décembre.
Menstruée à 16 ans. R. 3 jours.
Rachitique.
Bassin vicié. — *N'est pas indiqué le diamètre.*
Primipare.
Dernières règles le 30 avril 1883.
A 8 mois 1/2.
Accouchement provoqué par les douches vaginales et la sonde.
Premières douleurs le 21 janvier 1884, à 7 heures du soir.
Terminaison artificielle le 24, à 4 heures du matin.
Application de forceps par Doléris.

Sommet O I G A.
Poids 3,200 grammes.
Longueur du fœtus, 0m 51.
Longueur du cordon, 0m 62.
Poids du placenta, 580.

Diamètres de la tête fœtale.	
B P.	9 1/2
O F.	12 3/4
O M.	14
S O B.	10 1/4

Sortie avec son enfant.

150. — S. J., domestique, 26 ans, entre le 29 décembre.
Lit n° 30.
Menstruée à 15 ans, R. 1 jour.
Constitution faible.
Bassin vicié. — Diamètre promonto-pubien, minimum 0m 9.
Primipare.
Dernières règles le 1er mai 1883.
A 8 mois.
Apportée en travail.
Premières douleurs le 29 décembre, à 3 heures du soir.
Terminaison naturelle le 30, à 3 heures de l'après-midi.

Sommet O I G A.
Poids 2,150 grammes.
Longueur du fœtus, 0m 46.
Longueur du cordon, 0m 41.
Poids du placenta, 350.
Sortie avec son enfant.

Diamètres de la tête fœtale.	
B P.	8 1/2
O F.	11
O M.	13
S O B.	8 3/4

1884

151. — C., f. L., domestique, 23 ans, entre le 4 janvier.
Lit n° 21.
Menstruée à 17 ans, R. 4 jours.
Bassin vicié. — *N'est pas indiqué le diamètre.*
Primipare.
Dernières règles, fin d'avril 1883.
A terme.
Apportée en travail.
Premières douleurs le 3 mars, à 5 heures de l'après-midi.
Terminaison artificielle le 5, à 7 heures du soir.
Céphalotripsie par Doléris.
Sommet O I G A.
Poids, 4,350 grammes, sans cerveau ni sang.
Longueur du cordon, 0m36.
Poids du placenta, 620 grammes.
Sortie en bonne santé.

152. — D. M., femme de chambre, 22 ans, entre le 23 février.
Lit n° 25.
Menstruée à 15 ans, — R. 3 jours.
Bassin vicié. — *N'est pas indiqué le diamètre.*
Primipare.
Dernières règles le 2 juin 1883.
A terme.
Premières douleurs le 20 mars, à 5 heures du matin.
Terminaison naturelle le 26, à 3 heures du matin.

Sommet O I G A.
Poids, 4,130 grammes.
Longueur du fœtus, 0m51.
Longueur du cordon, 0m62.
Poids du placenta, 620 grammes.
Sortie avec son enfant.

Diamètres de la tête fœtale.	
B P.	10
O F.	12 1/2
O M.	14 1/2
S O B.	9 1/2

153. — L. A., couturière, 18 ans, entre le 23 octobre, à 2 heures du matin.
Lit n° 12.
Menstruée à 16 ans, R. 4 jours.
Rachitique.
Bassin vicié. — *N'est pas indiqué le diamètre.*
Primipare.
Dernières règles le 12 janvier 1884.
A terme.
Apportée en travail.
Premières douleurs le 22 octobre, à 3 heures de l'après-midi.
Terminaison artificielle le 23, à 6 heures du soir. — Enfant mort.
Application de forceps par Pinard.
Sommet O I D P.
Poids, 3,600 grammes.
Longueur du cordon, 0m49.
Poids du placenta, 630 grammes.
Ne sont pas marqués les diamètres de la tête fœtale.
Sortie en bonne santé.

154. — C. B., sacquetière, entre le 7 novembre.
Lit n° 8.
Menstruée à 17 ans, R. 8 jours.
Constitution bonne.
Bassin vicié. — Diamètre promonto-pubien, minimum 0m8 3/4.
Primipare.
Dernières règles le 3 février 1884.
A terme.
Premières douleurs le 10 novembre à 11 heures du soir.
Terminaison naturelle le 12 novembre à 2 heures du matin.
Enfant mort pendant la seconde période du travail.

Sommet O I G A.
Poids, 3,150 grammes.
Longueur du fœtus, 0m52.
Longueur du cordon, 0m75.
Poids du placenta, 690 grammes.

Diamètres de la tête fœtale.	
B P.	9 1/2
O F.	10
O M.	14
S O B.	9 1/2

Sortie en bonne santé.

155. — V. R., fleuriste, 26 ans, entre le 23 décembre 1884.
Lit n° 5.
Menstruée à 17 ans, régulièrement.
Rachitique; constitution bonne.
Bassin irrégulièrement vicié, surtout au détroit inférieur. — Diamètre bi-ischiatique 0m4; — symphyse des pubis très haute.
Primipare.
Dernières règles le 20 mars 1884.
A terme.
On décida de faire l'opération césarienne.
Premières douleurs le 12 janvier 1885, à 4 heures du soir; dilatation complète de l'orifice utérin le 13, à 5 heures du matin. A ce moment M. Pajot commença l'opération; nous y assistions. L'opération a bien marché.

Après l'extraction du fœtus et du délivre on eut une hémorrhagie épouvantable. L'énorme hauteur de la symphyse empêcha l'opérateur de terminer par l'opération de Porro; ce qui d'ailleurs, avait été discuté et rejeté au préalable, précisément à cause de la grande hauteur de la symphyse.

Décédée d'hémorrhagie 2 heures après l'opération.

Poids 2,515 grammes.
Longueur du fœtus, 0m44.
Longueur du cordon, 0m87.
Poids du placenta, 430 grammes.

Enfant sorti bien portant.

Diamètres de la tête fœtale.	
B P.	8 1/2
B T.	11
O F.	12
O M.	8 1/2

1885

156. — B., f. P., cuisinière, 33 ans, entre le 14 janvier, à 7 heures du matin.

Lit n° 18.
Menstruée à 10 ans, R. 10 jours.
Rachitique.
Bassin vicié. — *N'est pas indiqué le diamètre.*
Primipare.
Dernières règles le 1er avril 1884.
A terme.
Apportée en travail.
Premières douleurs le 13 janvier, à 3 heures du matin.
Terminaison naturelle le 14, à 7 heures du matin. Enfant mort.

Sommet O I G A.
Poids, 3,000 grammes.
Longueur du fœtus, 0m52.
Longueur du cordon, 0m45.
Poids du placenta, 450 grammes.

Sortie bien portante.

Diamètres de la tête fœtale.	
B P.	9
O P.	10
O M.	13 1/2
S O B.	9 1/2

157. — B. H., apprêteuse en chaussures, entre le 16 février.

Lit n° 23.
Menstruée à 15 ans, R. 4 jours.
Rachitique; cyphotique.
Bassin vicié au détroit inférieur. — Diamètre bi-ischiatique 0m6; coccyx-pubien 0m7.
Primipare.
Dernières règles le 25 avril 1884.
A terme.
Premières douleurs le 16 février, à 8 heures du matin.
Terminaison artificielle le même jour, 2 heures plus tard.
Application de forceps par Doléris.
Sommet. — La tête fléchie au début du travail s'est défléchie dans l'excavation en raison de la résistance des branches ischio-pubiennes, en occipito-sacrée.

Poids, 3,070 grammes.
Longueur du fœtus, 0^m49.
Longueur du cordon, 0^m55.
Poids du placenta, 600 grammes.

Diamètres de la tête fœtale.	
B P.	9 1/4
O F.	10 1/4
O M.	12
S O B.	10 1/4

Sortie avec son enfant.

158. C A., domestique, 27 ans, entre le 27 février.
Lit n° 17.
Menstruée à 19 ans, R. 5 jours.
Constitution bonne; traces de rachitisme.
Bassin vicié. — Diamètre promonto-pubien, minimum 0^m7 3/4.
Primipare.
Dernières règles le 19 mai 1884.
A 8 mois et 1/2.
Accouchement provoqué par la sonde.
Premières douleurs le 24 février, à 6 heures du soir.
Terminaison naturelle le 25, à 5 heures de l'après-midi.
Sommet O I G A.

Poids, 2,625 grammes.
Longueur du fœtus, 0^m46.
Longueur du cordon, 0^m52.
Poids du placenta, 390.

Diamètres de la tête fœtale.	
B P.	9
O F.	11 1/4
O M.	13 1/4
S O B.	9 1/4

Sortie avec son enfant pour le Vésinet.

159. — D. B., domestique, 21 ans, entre le 18 mars.
Lit n° 22.
Menstruée à 17 ans, R. 6 jours.
Rachitique.
Bassin vicié. — Diamètre promonto-pubien, minimum 0^m,8.
Primipare.
Dernières règles le 12 juillet 1884.
A 8 mois.
Accouchement provoqué par la sonde.
Premières douleurs le 27 mars, à 4 heures du soir, cinq heures après l'introduction de la sonde.
Terminaison artificielle le 28, à 9 heures 45 du matin. — Enfant mort.
Application de forceps sans succès et céphalotripsie par Doléris.
Sommet O I D T.
Poids, 2,730 grammes, sans cerveau ni sang.
Longueur du fœtus, 0^m52.
Longueur du cordon, 0^m48.
Poids du placenta, 500 grammes.
Sortie bien portante.

160. — H., f. B., couturière, 24 ans, entre le 21 avril.
Lit n° 8.
Menstruée à 14 ans, R. 4 jours.
Rachitique.

Bassin vicié. — *N'est pas indiqué le diamètre.*
Primipare.
Dernières règles le 15 juillet 1884.
A terme.
Premières douleurs le 1er mai, à 7 heures du soir.
Terminaison naturelle le 2, à 8 heures du matin.
Sommet O I D P réduite.

	Diamètres de la tête fœtale.	
Poids, 3,120 grammes.	B P.	8
Longueur du fœtus, 0m49.	O F.	11
Longueur du cordon, 0m68.	O M.	13
Poids du placenta, 640 grammes.	S O B.	8 1/2

Sortie avec son enfant.

161. — P. J., domestique, 22 ans, entre le 19 mai, à 9 heures du soir.
Lit n° 1.
Menstruée à 18 ans, R. 8 jours.
Rachitique.
Bassin vicié. — *N'est pas indiqué le diamètre.*
Primipare.
Dernières règles, le 15 août 1884.
A terme.
Apportée en travail. On constata à son arrivée procidence du cordon.
Premières douleurs le 19 mai, à 1 heure du soir.
Terminaison artificielle le 20, à 9 heures du matin.
Application de forceps par Pajot.
Sommet avec procidence du cordon; — O I D P.

	Diamètres de la tête fœtale.	
Poids, 3,120 grammes.	B P.	8
Longueur du fœtus, 0m49.	O F.	11
Longueur du cordon, 0m68.	O M.	13 1/2
Poids du placenta, 640 grammes.	S O B.	8 1/2

Sortie bien portante. — Enfant mort le 5e jour.

162. — F. f. P., couturière, 33 ans, entre le 6 août, à 3 heures du matin.
Lit n° 11.
Menstruée à 21 ans.
Rachitique.
Bassin vicié, justo-minor. — *N'est pas indiqué le diamètre.*
Primipare.
Dernières règles le 28 octobre 1884.
A 8 mois 1/2.
Apportée en travail.
Premières douleurs le 5 août, à 8 heures du soir.
Terminaison artificielle le 6, dans la matinée.
Application de forceps par défaut de contractions utérines par Doléris.

	Diamètres de la tête fœtale.	
Poids, 2,875 grammes.	B P.	8
Longueur du fœtus, 0m48.	O F.	10
Longueur du cordon, 0m58.	O M.	13
Poids du placenta, 465 grammes.	S O B.	9 1/2

Sortie avec son enfant.

163. — R. f. G., caissière, 26 ans, entre le 15 novembre, à 1 heure du matin.
Lit n° 41.
Rachitique.
Bassin vicié. — *N'est pas indiqué le diamètre.*
Primipare.
Dernières règles le 31 janvier 1885.
A terme.
Apportée en travail après avoir subi chez elle tentatives infructueuses d'application de forceps. Enfant mort.
Premières douleurs le 13 novembre, à 11 heures du soir.
Terminaison artificielle le 15, à midi.
Céphalotripsie par Pajot.
Sommet O I D P.
Poids, 2,450 grammes, sans cerveau ni sang.
Longueur du cordon, 0^m75.
Poids du placenta, 650 grammes.
Sortie bien portante.

1886

164. — L. T., couturière, 18 ans, entre le 9 janvier.
Salle Dubois, lit n° 2.
Menstruée à 12 ans, R. 5 jours.
Constitution bonne; traces de rachitisme.
Bassin vicié. — Promontoire accessible.
Primipare.
Dernières règles le 10 avril 1885.
A terme.
Premières douleurs le 29 janvier, dans la matinée.
Terminaison naturelle le 30, à 1 heure du matin.
Sommet O I G A.
Poids, 3,170 grammes.
Longueur du fœtus, 0^m50.
Longueur du cordon, 0^m48.
Poids du placenta, 480 grammes.

Diamètres de la tête fœtale.	
B P	8 1/4
O F	11 1/2
O M.	13 1/2
S O B.	9

Sortie avec son enfant.
Père de l'enfant, taille moyenne mais forte, bien portant.

165. — L. C., ménagère, 33 ans, entre le 13 janvier.
Salle Depaul, lit n° 9.
Rachitique au plus haut degré; — aurait marché à 5 ans. Membres inférieurs énormément déformés ; cyphose, scoliose ; — colonne vertébrale en S; — gibbosité considérable sur le torax en avant; — taille 1^m14 ; arrêt de développement des os
Bassin vicié, canaliculé ; — Diamètre promonto-pubien, minimum 0^m6 1/2 — bi-ischiatique 0^m8. Compensation probable entre le rachitisme et la cyphose.
Primipare.
Dernières règles, époque inconnue.
On présume grossesse de 5 mois.

Avortement provoqué par Loviot le 16 janvier avec la sonde et le douches vaginales.
Premières douleurs le 19, dans la soirée.
Terminaison naturelle le 20, à 11 heures du soir.
Extrémité pelvienne; *variété et position inconnues.*

	Diamètres de la tête fœtale.	
Poids, 550 grammes.	B P.	5 3/4
Longueur du fœtus, 0m33.	O F.	6 3/4
Longueur du cordon, 0m42.	O M.	9 1/2
Poids du placenta, 190 grammes.	S O B.	6

Sortie bien portante. — Enfant mort pendant l'extraction.
Le père de l'enfant est âgé de 30 ans, grand, fort et bien portant.

166. — M. M., fleuriste, 20 ans, entrée le 14 janvier.
Salle Depaul, lit nº 13.
Menstruée à 15 ans, R. 5 jours.
Constitution faible; — arrêt de développement des os; cyphose considérable dorso-lombaire avec une légère scoliose; — membres inférieurs longs relativement au tronc; — branches des pubis très rapprochées; — symphyse 0m5 1/2 de hauteur; taille 1m 10.
Bassin vicié, en entonnoir, extrêmement et irrégulièrement rétréci.
Primipare.
Dernières règles à la mi-septembre 1885.
A 4 mois.
Avortement provoqué par Loviot à l'aide de la sonde et des douches vaginales.
Premières douleurs le 10 mars, dans la soirée.
Terminaison naturelle le 12, dans la matinée.
Extrémité pelvienne; *variété et position inconnues.*

	Diamètres de la tête fœtale.	
	B P.	3 1/4
Poids, 150 grammes.	O F.	4 1/4
Longueur du fœtus, 0m20.	O M.	5
	S O B.	4

Sortie bien portante. — Enfant mort.
Le père de l'enfant, âgé de 26 ans, est grand, fort et bien portant.

167. — C., blanchisseuse, 21 ans, entrée le 7 avril.
Salle P. Dubois, lit nº 8.
Menstruée à 12 ans 1/2, R. 2 jours.
Rachitique; constitution bonne.
Bassin vicié. — Diamètre promonto-pubien minimum 0m9.
Primipare.
Dernières règles le 27 juin 1885.
A terme.
Premières douleurs le 21 avril, à 4 heures du soir.
Terminaison naturelle le même jour, à 10 heures.

	Diamètres de la tête fœtale.	
Sommet O I G A.	B P.	8 3/4
Poids. 3,000 grammes.	B T.	7
Longueur du fœtus, 0m49.	O F.	11 1/2
Longueur du cordon, 0m46.	O M.	13
Poids du placenta, 420 grammes.	S O B.	9

Sortie avec son enfant.
Le père de l'enfant est de taille moyenne et bien portant.

168. — G. f. L., domestique, 39 ans, entre le 16 avril.
Salle Dubois, lit n° 3.
Menstruée à 15 ans, R. 3 jours.
Rachitique.
Bassin vicié. — Diamètre promonto-pubien, minimum 0m7 3/4.
Primipare.
Dernières règles le 1er août 1885.
A 8 mois et 1/2.
Accouchement provoqué le 16 avril par Loviot au moyen de la sonde.
Premières douleurs, le 18, dans la soirée.
Terminaison le 19, dans l'après-midi.
Version interne par Loviot. — Enfant mort pendant l'opération.
Epaule droite avec procidence du cordon; — C. J. D.

	Diamètres de la tête fœtale.	
Poids. 2,820 grammes.	B P.	9
Longueur du fœtus, 0m50.	O F.	11
Longueur du cordon, 0m60.	O M	12
Poids du placenta, 410 grammes.	S O B.	7 1/4

Sortie bien portante.
Le père de l'enfant, âgé de 33 ans, est de taille moyenne, fort, alcoolique.

169. — B. F., f. L., couturière, 22 ans, entre le 30 mai, à 5 heures du soir.
Lit n° 18.
Menstruée à 15 ans, R. 3 jours.
Rachitique de très petite taille, 1m30, arrêt de développement des os.
Bassin vicié; — Diamètre promonto-pubien minimum 0m9 1/2.
Primipare.
Dernières règles fin d'août 1885.
A terme.
Apportée en travail.
Application de forceps par Loviot à cause de l'étroitesse de la vulve.

	Diamètres de la tête fœtale.	
Sommet O I G A.	B P.	9
Poids, 3,500 grammes.	B T.	7
Longueur du fœtus, 0m51.	O F.	11
Longueur du cordon, 0m48.	O M.	13 1/4
Poids du placenta, 650 grammes.	S O B.	9 1/4

Sortie avec son enfant.
Le père de l'enfant est grand, à épaules carrées, bien portant.

HOPITAL DE LA CHARITÉ. — PRIMIPARES.

1883

170. — C. J., domestique, 23 ans, entre le 1er mai, à 7 heures du matin.
Lit nº 15.
Bien réglée.
Constitution bonne.
Bassin vicié. — Diamètre promonto-pubien, minimum 0m 9
Primipare.
Dernières règles au mois d'août 1882.
A 8 mois 1/2.
Apportée en travail.
Premières douleurs le 30 avril, à 11 heures du soir.
Terminaison naturelle le 1er mai, dans l'après-midi.

	Diamètres de la tête fœtale.	
Sommet O I D P. réduite.	B P.	8 1/4
Poids, 2,320 grammes.	B T.	8
Longueur du fœtus, 0m 47.	O F.	11
Longueur du cordon, 0m 57.	O M.	13 1/4
Poids du placenta, 370 grammes.	S O B.	9

Sortie avec son enfant.

171. — M. M., couturière, 17 ans, entre le 14 mai, à 10 heures 1/2 du soir.
Lit nº 14.
Bien réglée.
Constitution bonne.
Bassin vicié. — Diamètre promonto-pubien, minimum 0m 9 1/2.
Primipare.
Dernières règles le 30 août 1882.
A 8 mois
Albuminurique. *Provenance de l'asile Sainte-Madeleine.*
Apportée en travail.
Premières douleurs le 11 mai, à 3 heures du matin.
Terminaison naturelle le 15 dans la matinée.

	Diamètres de la tête fœtale.	
Sommet O I G A.	B P.	8
Poids, 2,100 grammes.	B T.	6 1/2
Longueur du fœtus, 0m 44.	O F.	10
	O M.	11
Poids du placenta, 360 grammes.	S O B.	1/2

Sortie avec son enfant.

172. — R. J., brocheuse, 19 ans, entre le 20 juillet, à 8 heures 1/2 du matin.
Lit nº 3.
Bien réglée.
Constitution faible.

Bassin vicié. — Angle sacro-vertébral un peu abaissé. Diamètre promonto-pubien, minimum 0m 9.
Primipare.
Dernières règles le 14 septembre 1882.
A terme.
Apportée en travail.
Premières douleurs le 19 juillet, à 10 heures du soir.
Terminaison naturelle le 20, à 6 heures de l'après-midi.

	Diamètres de la tête fœtale.	
Sommet O I G A.	B P.	9
Poids, 3,480 grammes.	B T.	8 1/2
Longueur du fœtus, 0m 49.	O F.	11
Longueur du cordon, 0m 60.	O M.	13
Poids du placenta, 500 grammes.	S O B.	9 1/2

Sortie en bonne santé — Enfant mort au 3e jour.

173. — U. M., ouvrière, 26 ans, entrée le 10 septembre, à 10 heures du matin.
Chambre A.
Menstruée à 16 ans, R.
Constitution bonne.
Bassin vicié. — Diamètre promonto-pubien, minimum 0m 9 1/2.
Primipare.
Dernières règles au mois de décembre 1882.
A 8 mois 1/2.
Apportée en travail.
Premières douleurs le 9 septembre, à 11 heures dans la soirée.
Terminaison artificielle le 10, à 11 heures du soir.
Application de forceps par ralentissement des bruits du cœur fœtal.

	Diamètres de la tête fœtale.	
Sommet O I G A.	B P.	8 1/2
Poids, 2,850 grammes.	B T.	8
Longueur du fœtus, 0m 49.	O F.	11 1/2
Poids du placenta, 600 grammes.	O M.	13 1/2
	S O B.	9

Sortie avec son enfant.

174. — C., domestique, 21 ans, entrée le 25 septembre.
Lit n° 8.
Menstruée à 14 ans, R.
Constitution bonne.
Bassin vicié. — Angle sacro-vertébral saillant. Diamètre promonto-pubien, minimum 0m 9.
Primipare.
Dernières règles le 15 décembre 1882.
A terme.
Premières douleurs le 26 septembre, à 8 heures du matin.
Terminaison artificielle le même jour, à 8 heures du soir.
Application de forceps par Maygrier ; inertie utérine.

Sommet O I G A.	Diamètres de la tête fœtale.	
Poids, 3,400 grammes.	B P.	9 1/2
Longueur du fœtus, 0m 50.	B T.	9
Longueur du cordon, 0m 55.	O F.	12 1/2
Poids du placenta, 420 grammes.	O M.	13 1/2
	S O B.	11 1/2

Sortie avec son enfant.

175. — P. F., domestique, 18 ans, entre le 2 octobre, à 9 heures du matin.
Lit n° 11.
Menstruée à 14 ans, R.
Constitution bonne.
Bassin-vicié. — Diamètre promonto-pubien, minimum 0m 8 1/2.
Primipare.
Dernières règles, époque ignorée.
A 8 mois, d'après le volume de l'enfant.
Apportée en travail.
Premières douleurs le 2 octobre, à 2 heures du matin.
Terminaison naturelle à 5 heures du soir, même jour.

Sommet O I G A.	Diamètres de la tête fœtale.	
Poids, 2,240 grammes.	B P.	8
Longueur du fœtus, 0m 48.	B T.	7 1/2
Longueur du cordon, 0m 33.	O F.	10 1/2
Poids du placenta, 500 grammes.	O M.	11
	S O B.	9

Sortie avec son enfant.

176. — V. A., couturière, 21 ans, entre le 18 octobre, à 5 heures 1/2 du soir.
Lit n° 5.
Menstruée à 15 ans, R.
Rachitique.
Bassin vicié. — Diamètre promonto-pubien, minimum 0m10.
Primipare.
Dernières règles le 14 janvier 1883.
A terme.
Apportée en travail.
Premières douleurs le 18 octobre, à midi.
Terminaison naturelle le 20, à 10 heures 1/2 du soir.

Sommet O I G A.	Diamètres de la tête fœtale.	
Poids, 3,100 grammes.	B P.	9
Longueur du fœtus, 0m49.	B T.	8 1/2
Longueur du cordon, 0m48.	O F.	11
Poids du placenta, 500 grammes.	O M.	13
	S O B.	9 1/2

Sortie avec son enfant.

177. — G. A., couturière, 23 ans, entre le 19 octobre, à 1 heure du matin.
Lit n° 10.
Menstruée à 15 ans, R.

Constitution faible ; — traces de rachitisme.
Bassin vicié. — Diamètre promonto-pubien, minimum $0^{m}9$ 1/2.
Primipare.
Dernières règles le 27 décembre 1882.
A terme.
Apportée en travail.
Premières douleurs le 18 octobre, à 5 heures du soir.
Terminaison naturelle, à 1 heure de l'après-midi.
Sommet O I G A.
Poids, 3,240 grammes,
Longueur du fœtus, $0^{m}48$.
Longueur du cordon, $0^{m}60$.
Poids du placenta, 450 grammes.

Sortie avec son enfant.

178. — C. M., cuisinière, 24 ans, entre le 22 novembre, à 4 heures du matin.
Lit n° 14.
Menstruée à 15 ans, irrégulièrement.
Constitution bonne ; — traces de rachitisme.
Bassin vicié. — Diamètre promonto-pubien, minimum $0^{m}9$.
Primipare.
Dernières règles le 24 février 1883.
A 8 mois 1/2.
Apportée en travail.
Premières douleurs le 14 novembre, à 2 heures du matin.
Terminaison artificielle le même jour, à 4 heures du soir.
Extraction manuelle. Un circulaire autour du cou qu'on ne parvient à défaire qu'après le dégagement du tronc. Perte abondante de méconium.

	Diamètres de la tête fœtale.	
Sommet O I D A.	B B.	9
Poids, 3,240 grammes.	B T.	8
Longueur du fœtus, $0^{m}48$.	O F.	11
Longueur du cordon, $0^{m}65$.	O M	12 1/2
Poids du placenta, 538 grammes.	S O B.	9

Sortie bien portante. — Enfant mort de convulsions au 3e jour.

1884

179. — P. A., f. W., couturière, 26 ans, entre le 19 février, à 7 heures du matin.
Chambre C. 11.
Rachitique.
Bassin vicié. — Bassin plat ; angle sacro-vertébral accessible.
Primipare.
Dernières règles, époque ignorée.
A terme d'après le volume de l'enfant.
Apportée en travail.
Premières douleurs le 19 février, à 2 heures du matin.

Terminaison artificielle le 20, à 1 heure de l'après-midi.
Application de forceps par ralentissement des bruits du cœur fœtal.

	Diamètres de la tête fœtale.	
Sommet O I G A.	B P.	9
Poids, 3,450 grammes.	B T.	8
Longueur du fœtus, 0m56.	O F.	11
Longueur du cordon, 0m60.	O M	13 1/2
Poids du placenta, 650 grammes.	S O B.	9 1/2

Sortie avec son enfant.

180. — M., domestique, 27 ans, entrée le 2 juin, à 3 heures du matin.
Chambre A.
Bien réglée.
Bassin vicié. — On atteint les premières vertèbres sacrées.
Primipare.
Dernières règles au mois d'août 1883.
A terme.
Apportée en travail.
Premières douleurs, époque ignorée.
Terminaison artificielle le 2 juin, à 1 heure du soir.
Rigidité de l'orifice utérin ; application de forceps avant que la dilatation soit complète.

	Diamètres de la tête fœtale.	
	B P.	8 1/2
Sommet O I D P non réduite.	B T.	8
Poids, 3,200 grammes.	O F.	11
Longueur du cordon, 0m80.	O M	13
	S O B.	9 1/2

181. — V., domestique, 25 ans, entrée le 27 juin, à 5 heures 1/2 du matin.
Chambre B.
Bien réglée.
Constitution bonne ; — traces de rachitisme.
Bassin vicié. — Diamètre promonto-pubien, minimum 0m7 3/4.
Primipare.
Dernières règles au mois de septembre 1883.
A terme.
Apportée en travail après avoir subi chez elle tentatives de version ; — enfant mort.
Premières douleurs le 27 juin, à 10 heures du matin.
Terminaison artificielle le même jour, à 11 heures du soir.
Embryotomie par Champetier de Ribes.

	Diamètres de la tête fœtale.	
Epaule droite C. I. D.	B P.	9
Poids, 2,000 gr., sans le sang.	B T.	8 1/2
Longueur du fœtus, 0m47.	O F.	11
Longueur du cordon, 0m60.	O M	12 1/2
Poids du placenta, 500 grammes.	S O B.	9

Sortie en bonne santé.

182. — C., domestique, 23 ans, entre le 1er septembre, à 11 heures 1/2 du soir.
Lit nº 7.
Bien réglée.
Constitution faible ; — rachitique.
Bassin vicié. — Diamètre promonto-pubien, minimum 0m8 1/2.
Primipare.
Dernières règles au mois de décembre 1883.
A terme d'après le volume de l'enfant.
Apportée en travail.
Premières douleurs le 1er septembre, à 8 heures du soir.
Terminaison artificielle le 2, à 1 heure de l'après-midi.
Application de forceps par Champetier de Ribes.

	Diamètres de la tête fœtale.	
Sommet O I G A.	B P.	9
Poids, 3,320 grammes.	B T.	8 1/2
Longueur du fœtus, 0m52.	O F.	11
Longueur du cordon, 0m70.	O M	13
Poids du placenta, 530 grammes.	S O B.	9 1/2

Sortie avec son enfant.

183. — M. A., domestique, 22 ans, entre le 10 septembre.
Lit nº 12.
Bien réglée.
Constitution bonne.
Bassin vicié. — Diamètre promonto-pubien, minimum 0m8 1/2.
Primipare.
Dernières règles le 25 décembre 1883.
A terme.
Premières douleurs le 23 octobre, à 7 heures du matin.
Terminaison naturelle le 25, à 11 heures du matin.

	Diamètres de la tête fœtale.	
Poids, 3,250 grammes.	B P.	8 1/2
Longueur du fœtus, 0m55.	B T.	7
Longueur du cordon, 0m75.	O F.	12 1/2
Poids du placenta, 650 grammes.	O M	14
	S O B.	9 1/2

Pour la mère « suites de couches normales » ; — rien pour l'enfant.

1885

184. — G., domestique, 26 ans, entre le 31 janvier, à 4 heures du soir.
Bien réglée.
Constitution bonne.
Bassin vicié. — Diamètre promonto-pubien, minimum 0m9.
Primipare.
Dernières règles le 4 mars 1884
A terme

Apportée en travail.
Premières douleurs le 31 janvier, à 3 heures du soir.
Terminaison naturelle le même jour, dans la soirée.

	Diamètres de la tête fœtale.	
Extrémité pelvienne S J D P.	B P.	9
Poids, 3,050 grammes.	B T.	8 1/2
Longueur du fœtus, 0^m48.	O F.	11
Longueur du cordon, 0^m65.	O M	12
Poids du placenta, 430 grammes.	S O B.	9

Sortie avec son enfant.

185. — S., domestique, 19 ans, entre le 13 février, à 3 heures du soir.
Bien réglée.
Constitution bonne.
Bassin vicié. — Diamètre promonto-pubien, minimum, 0^m9.
Primipare.
Dernières règles au mois de mai 1884.
A 8 mois 1/2.
Apportée en travail.
Premières douleurs le 13 février, à 3 heures du soir.
Terminaison naturelle le 14, dans la matinée.

	Diamètres de la tête fœtale.	
Sommet O I G A.	B P.	9
Poids, 2,610 grammes.	B T.	8
Longueur du fœtus, 0^m50.	O F.	11
Longueur du cordon, 0^m70.	O M.	12 1/2
Poids du placenta, 320 grammes.	S O B.	9

Sortie avec son enfant.

186. — A., couturiere, 23 ans, entre le 1er octobre, à 7 heures du soir.
Bien réglée.
Constitution bonne.
Bassin vicié. — Diamètre promonto-pubien, minimum 0^m9 1/4.
Primipare.
Dernières règles le 15 décembre 1884.
A terme.
Apportée en travail.
Premières douleurs le 1er octobre, à 6 heures du soir.
Terminaison artificielle le 2, dans la matinée.
Basiotripsie.
Sommet O I D P.
Poids, 2,930 grammes, sans cerveau ni sang.
Longueur du fœtus, 0^m51.
Longueur du cordon, 0^m80.
Poids du placenta, 370 grammes.
Sortie en bonne santé.

187 — B., f. H., polisseuse, 25 ans, entre le 12 octobre, à 4 heures du soir.
Bien réglée.
Constitution bonne.

Bassin vicié. — Diamètre promonto-pubien, minimum 0m7 1/2.
Primipare.
Dernières règles le 2 janvier 1885.
A terme.
Apportée en travail. — A son entrée enfant mort.
Premières douleurs le 8 octobre, à 8 heures du soir.
Terminaison artificielle le 12, dans la soirée.
Basiotripsie.
Sommet O I G P.
Poids, 2,950 grammes, sans cerveau ni sang.
Longueur du cordon, 0m68.
Poids du placenta, 430 grammes.
Sortie bien portante.

188. — M., domestique, 23 ans, entre le 23 octobre, à 9 heures du matin.
Bien réglée.
Constitution faible, — Traces de rachitisme.
Bassin vicié. — Diamètre promonto-pubien, minimum 0m7.
Primipare.
Dernières règles, mois de janvier 1885.
A 8 mois 1/2.
Accouchement provoqué.
Premières douleurs le 25 octobre, à midi.
Terminaison naturelle.

Sommet O I G A.
Poids, 2,720 grammes.
Longueur du cordon, 0m35.
Poids du placenta, 540 grammes.

Diamètres de la tête fœtale.	
B P.	8 1/2
B T.	8
O F.	11 1/2
O M.	12
S O B.	7

Sortie avec son enfant.

189.—S., couturière, 32 ans, entre le 21 novembre, à 8 heures du soir.
Bien réglée.
Constitution bonne.
Bassin vicié. — *N'est pas indiqué le diamètre.*
Primipare.
Dernières règles le 15 mars 1885.
A 8 mois.
Apportée en travail.
Premières douleurs le 20 novembre, à midi.
Terminaison naturelle le même jour, dans la soirée.

Sommet O I G A.
Poids, 2,770 grammes.
Longueur du fœtus, 0m50.
Longueur du cordon, 0m60.
Poids du placenta, 490 grammes.

Diamètres de la tête fœtale.	
B P.	9
B T.	8
O F.	12
O M.	13
S O B.	10

Sortie avec son enfant.

1886

190. — K., modiste, 21 ans, entre le 19 avril.
Bien réglée.
Constitution bonne.
Bassin vicié. — Diamètre promonto-pubien, minimum $0^{m}9$ 1/2.
Primipare.
Dernières règles le 17 juillet 1885.
A terme.
Premières douleurs le 10 mai, à 10 heures du soir.
Terminaison naturelle, le 11 dans l'après-midi.

	Diamètres de la tête fœtale.	
Sommet O I D P.	B P.	9
Poids, 3,340 grammes.	B T.	7 1/2
Longueur du fœtus, $0^{m}47$.	O F.	11
Longueur du cordon, $0^{m}57$.	O M.	13
Poids du placenta, 540 grammes.	S O B.	9

Sortie avec son enfant.
Le père de l'enfant est de forte taille, bien portant.

CLINIQUE D'ACCOUCHEMENTS. — MULTIPARES.

1867

1. — R. C., couturière, 36 ans, entre le 5 janvier.
Lit n° 27.
Menstruée à 13 ans, R. 3 jours.
Constitution bonne, traces de rachitisme
Bassin vicié. — Diamètre promonto-pubien, minimum 0^m9.
Multipare.
Trois accouchements à terme spontanés.
Dernière grossesse; D. R. le 10 avril 1866.
A terme.
Premières douleurs le 28 janvier, à 11 heures du soir.
Terminaison naturelle le 29, à 5 heures du matin.

	Diamètres de la tête fœtale.	
Sommet O I G A.	B P.	10
Poids, 4,400 grammes.	O F.	13
Longueur du fœtus, 0^m50.	O M.	13
Longueur du cordon, 0^m74.	S O B	10 1/2

Sortie avec son enfant. Celui-ci portait encore au moment de sa sortie de l'hôpital une dépression notable du coronal droit.

2. — B. A., brossière, 24 ans, entre le 15 janvier.
Lit n° 3.
Menstruée à 14 ans, R. 8 jours.
Rachitique.
Bassin vicié. — Diamètre promonto-pubien, minimum 0^m7.
Multipare.
Un accouchement provoquée à 8 mois.
Dernière grossesse; D. R. le 26 mai 1866.
A 8 mois.
Accouchement provoqué le 29 janvier 1867 par le dilatateur Tarnier.
Premières douleurs dans la journée du 29.
Terminaison artificielle le 31, à 10 heures du matin.
Application de forceps par Depaul.

	Diamètres de la tête fœtale.	
Sommet. — *Variété et position non indiquées.*	B P.	7 1/2
Poids, 2,050 grammes.	O F.	10 1/2
	O M.	11 1/2
	S O B.	8

Sortie avec son enfant.

3. — H. C , piqueuse de bottines, 27 ans, entre le 15 janvier à 11 heures du matin.
Lit n° 35.
Menstruée à 14 ans, R. 8 jours.
Constitution bonne.
Bassin vicié. — Diamètre promonto-pubien, minimum 0m8 1/2.
Multipare.
Un accouchement spontané à 8 mois à la Clinique en 1866; — enfant pesant 2,380 grammes, longueur du fœtus 0m48, du cordon 0m47, sort vivant.
Dernière grossesse; — cette femme est redevenue enceinte sans avoir revu ses règles.
A terme, d'après le volume de l'enfant.
Premières douleurs le 8 février, à minuit.
Terminaison naturelle le 9, à 8 heures du matin.

Sommet O I G A.
Poids, 3,200 grammes.
Longueur du fœtus, 0m48.
Longueur du cordon, 0m50.

Diamètres de la tête fœtale.	
B P.	10
O F.	11
O M.	13
S O B.	10

Sortie avec son enfant.

4. — G. F., f. G., journalière, 41 ans, entre le 30 janvier, à 5 heures du soir.
Lit n° 30.
Menstruée à 20 ans, R. 4 jours.
Constitution bonne; rachitique.
Bassin vicié. — Diamètre promonto-pubien, minimum 0m8 1/2.
Multipare.
Trois accouchements à terme.
Dernière grossesse; D. R. le 19 avril 1866.
A terme.
Apportée en travail.
Premières douleurs le 28 janvier, dans l'après-midi. Le 30, dans la journée, on administra deux grammes d'ergot de seigle. A son entrée, battements du cœur fœtal très ralentis.
Terminaison artificielle le 30, à 8 heures du soir.
Application de forceps par Bailly. — Enfant mort.

Face M I G A.
Poids, 3,500 grammes.
Longueur du fœtus, 0m51.

Diamètres de la tête fœtale.	
B P.	9
O F.	13
O M.	14
S O B.	9 1/2

Décédée le 6 mars d'infection purulente.

5. — R. M., journalière, 22 ans, entre le 22 février.
Lit n° 31.
Menstruée à 15 ans, R. 4 jours.
Constitution faible; traces de rachitisme.
Bassin vicié. — Diamètre promonto-pubien, minimum 0m8 1/4.
Multipare.

Un accouchement à 8 mois 1/2.
Dernière grossesse; D. R le 5 juillet 1866.
A 8 mois 1/2.
Premières douleurs spontanées le 30 mars, à 6 heures du matin.
Terminaison naturelle le même jour, à 5 heures du soir.

	Diamètres de la tête fœtale.	
Sommet O I G A.	B P.	8 3/4
Poids, 2,600 grammes.	O F.	11
Longueur du fœtus, 0m49.	O M.	14
Longueur du cordon, 0m60.	S O B.	9 3/4

Sortie avec son enfant.

6. — G. M., cuisinière, 31 ans, entre le 25 février, à 3 heures du matin.
Lit n° 11.
Menstruée à 12 ans 1/2, R. 4 jours.
Constitution bonne; traces de rachitisme.
Bassin vicié. — Diamètre promonto-pubien, minimum 0m8 1/2.
Multipare.
Trois accouchements; 1 avant terme; 2 à terme.
Dernière grossesse; D. R. le 14 mars 1866.
A terme.
Apportée en travail.
Premières douleurs le 24 février, à 7 heures du soir.
Terminaison artificielle le 25, dans l'après-midi.
Application de forceps par Depaul.

	Diamètres de la tête fœtale.	
Sommet O I D P, réduite.	B P.	10 1/4
Poids, 3,900 grammes.	O F.	12 1/2
Longueur du fœtus, 0m52.	O M.	14 1/2
Longueur du cordon 0m93 (3 circulaires).	S O B.	10

Sortie avec son enfant.

7. — L., f. D., cartonnière, 30 ans, entre le 13 mars, à 5 heures du soir.
Lit n° 16.
Menstruée à 17 ans, R. 3 jours.
Constitution délicate; traces de rachitisme.
Bassin vicié. — Diamètre promonto-pubien, minimum 0m8.
Multipare.
Deux accouchements à terme; le dernier à la Clinique en 1866. Forceps. Enfant pesant 3,220 grammes, longueur du fœtus, 0m50; — du cordon, 0m51. — Sorti vivant.
Dernière grossesse; D. R., époque ignorée.
A terme d'après le volume de l'enfant.
Apportée en travail.
Premières douleurs régulières le 14, à 2 heures du matin.
Terminaison artificielle le même jour, dans la matinée.
Application de forceps.

Sommet O I G A.
Poids, 3,050 grammes.
Longueur du fœtus, 0m50.
Longueur du cordon, 0m48.

Diamètres de la tête fœtale.	
B P.	9 1/2
O F.	13
O M.	15 1/2
S O B.	10 1/2

Sortie avec son enfant.

8. — P., f. B., lingère, 34 ans, entre le 9 juin à 9 heures du matin.
Lit n° 7.
Menstruée à 13 ans, irrégulièrement.
Constitution bonne; traces de rachitisme.
Bassin vicié. Diamètre promonto-pubien, minimum 0m8.
Multipare
Trois accouchements à terme.
Dernière grossesse; D. R. le 12 août 1866.
A terme.
Apportée en travail après avoir subi chez elle plusieurs tentatives infructueuses à plusieurs reprises pour l'accoucher, ce qui rendit difficile le diagnostic de la présentation.
Premières douleurs le 6 juin, à 8 heures du matin. A son entrée, malade très souffrante, état général grave. — Enfant mort. Gaz très fétides s'échappaient du vagin.
Terminaison artificielle le 9, à 1 heure de l'après-midi.
Extraction du fœtus à l'aide des crochets mousse et aigu et céphalotripsie, tête dernière, par Depaul; délivrance artificielle par Bailly.
Extrémité pelvienne, S. I. D.
Poids, 4,000 grammes, sans cerveau ni sang.
Décédée le 12 juin.

9. — D. J., fleuriste, 27 ans, entre le 23 juin, à 6 heures du matin.
Lit n° 6.
Menstruée à 16 ans, R. 8 jours.
Constitution faible.
Bassin vicié. — Diamètre promonto-pubien, minimum 0m8 1/2.
Multipare.
Un accouchement à terme spontané.
Dernière grossesse; D. R. le 4 septembre 1866.
A terme.
Apportée en travail.
Premières douleurs le 22 juin, à 11 heures du soir, rupture artificielle des membranes le 23, à 9 heures du matin, aussitôt après prolapsus du cordon.
Terminaison le même jour, dans la matinée.
Application de forceps par Bailly.

Sommet avec procidence du cordon
O I G A.
Poids, 2,670 grammes.
Longueur du fœtus, 0m45.
Longueur du cordon, 0m50.

Diamètres de la tête fœtale.	
B P.	9.
O F.	12
O M.	13 1/2
S O B.	10

Sortie avec son enfant.

10. — P. J., f. P., ouvrière, 41 ans, entre le 23 juin, à 5 heures du matin.
Lit nº 25.
Menstruée à 16 ans, R. 3 jours.
Constitution bonne.
Bassin vicié. — Diamètre promonto-pubien, minimum 0m9.
Multipare.
Cinq accouchements à terme dont quelques-uns laborieux : 1 à l'Hôtel-Dieu, 2 à la Clinique, le premier de ces deux en 1861 ; enfant pesant 3,200 grammes. Longueur, 0m49 ; sorti vivant.
Dernière grossesse ; D. R. le 24 septembre 1866.
A 8 mois 1/2.
Apportée en travail.
Premières douleurs le 22 juin, à 11 heures du soir.
Terminaison artificielle le 23, à 10 heures du matin.
Application de forceps par Bailly.

	Diamètres de la tête fœtale.	
	B P.	10
Sommet O I G A.	(mesuré une demi-heure après l'accouchement.)	
Poids, 3,040 grammes.		
Longueur du fœtus, 0m50.	O F.	12
Longueur du cordon, 0m43.	O M.	15
	S O M.	9 1/2

Sortie avec son enfant.

11. — S., f. V., sans profession, 27 ans, entre le 23 août.
Lit nº 24.
Menstruée à 18 ans, R. 3 jours.
Constitution bonne.
Bassin vicié. — Diamètre promonto-pubien, minimum 0m7 1/2.
Multipare.
Cinq accouchements : une fausse-couche de 5 mois, 2 à 7 mois, 2 à terme.
Dernière grossesse; D. R. le 25 décembre 1866.
A 8 mois.
Accouchement provoqué par le dilatateur Tarnier.
Premières douleurs le 28 juillet, à 11 heures du matin.
Terminaison artificielle le même jour, dans la soirée.
Extraction de la tête par Bailly. Enfant asphyxié.
On notait un enfoncement remarquable sur le pariétal droit.

	Diamètres de la tête fœtale.	
Extrémité pelvienne, les deux pieds, S. I. G.	B P.	8 3/4
	(d'une bosse pariétale au fond de la dépression.)	
Poids, 2,090 grammes.	O F.	10 1/2
Longueur du fœtus, 0m46.	O M.	12
Longueur du cordon, 0m36.	S O B.	9

12. — B. V., frangeuse, 23 ans, entre le 30 novembre, à 10 heures du matin.
Lit nº 2.
Menstruée à 16 ans, irrégulièrement.

Rachitique
Bassin vicié. — Diamètre promonto-pubien, minimum 0m7 1/2.
Multipare.
Un accouchement à terme, siège; embryotomie à la Maternité.
Dernière grossesse; D. R. le 27 mai 1867.
A 6 mois.
Apportée en travail.
Premières douleurs le 22 novembre, à 3 heures du matin, depuis tous les jours régulièrement; rupture spontanée des membranes le même jour, dans la matinée.
Terminaison naturelle le 30, à 10 heures du matin.
Enfant putréfié, tête macérée.
Siège. — *Variété et position inconnues.*
Poids, 1,320 grammes.
Longueur du fœtus, 0m33.
Longueur du cordon, 0m29.
Sortie bien portante.

13. — L. A., f. D., couturière, 28 ans, entre le 19 décembre.
Lit n° 22.
Menstruée à 13 ans 1/2, R. 4 jours.
Constitution bonne.
Bassin vicié. — Diamètre promonto-pubien, minimum 0m9 1/2.
Multipare.
Deux accouchements à terme; forceps.
Dernière grossesse; D. R. le 1er avril 1867.
A terme.
Premières douleurs le 8 janvier 1868, à 8 heures du soir.
Terminaison naturelle le 9, dans la soirée. — Enfant né asphyxié par un circulaire autour du cou.

	Diamètres de la tête fœtale.	
Sommet O I D P.	B P.	9 1/2
Poids, 3,405 grammes.	O F.	12
Longueur du fœtus, 0m50.	O M.	14 1/2
Longueur du cordon, 0m72.	S O B.	9 1/2

Décédée le 10 janvier.

1868

14. — B. E., f. B., sans profession, 35 ans, entre le 18 janvier, à 1 heure du matin.
Menstruée irrégulièrement.
Constitution bonne.
Bassin vicié. — Diamètre promonto-pubien, minimum 0m8 1/2; à l'autopsie, 0m7 1/2.
Multipare.
Cinq accouchements à terme.
Dernière grossesse; D. R., époque inconnue.
A terme d'après le volume de l'enfant.
Apportée en travail après avoir subi chez elle de nombreuses tentatives de version.

Premières douleurs le 17 janvier, à 7 heures du matin.
Terminaison artificielle le lendemain matin, à 5 heures.
Détroncation et céphalotripsie répétée sur la tête restée seule dans l'utérus. Grande difficulté pour extraire le tronc et la tête.
Epaule gauche C. J. D.
Poids, 2,760 grammes, sans cerveau ni sang.
Décédée le 21 janvier.

15. — F. A., fleuriste, 30 ans, entre le 9 mars.
Menstruée à 12 ans, R. 4 jours.
Constitution bonne.
Bassin vicié. — Diamètre promonto-pubien, minimum 0^m7 1/2.
Multipare.
Quatre accouchements : 3 avant terme, à 6, 7 et 7 mois 1/2, le dernier provoqué à la Clinique, enfant pesant 2,200 grammes, 1 à terme, à l'Hôtel-Dieu ; forceps.
Dernière grossesse ; D. R., le 29 août 1867.
A 7 mois 1/2.
Accouchement provoqué le 30 avril, à 9 heures du matin par le dilatateur Tarnier.
Premières douleurs le même jour, à 11 heures dans la matinée.
Terminaison artificielle le 1er mai, à 3 heures de l'après-midi.
Application de forceps par Depaul.

Sommet O I G A.
Poids, 1,990 grammes.
Longueur du fœtus, 0^m46.

Diamètres de la tête fœtale.	
B P.	8 1/2
O F.	11 1/2
O M.	12 1/2
S O B.	9 1/2

Décédée le 5 mai. — Enfant mort quelques heures après la naissance.

16. — A. J., f. C., couturière, 20 ans, entre le 13 mai, à 9 heures du matin.
Lit n° 27.
Menstruée à 15 ans, R. 5 jours.
Constitution faible. Luxation double coxo-fémorale congénitale.
Bassin vicié. — *N'est pas indiqué le diamètre.*
Multipare.
Un accouchement spontané à 7 mois 1/2.
Dernière grossesse ; D. R. le 5 septembre 1867.
A 8 mois.
Apportée en travail.
Premières douleurs le 13 mai, à 8 heures du matin.
Terminaison naturelle le même jour, à 6 heures du soir.

Sommet O I G A.
Poids, 2,010 grammes.
Longueur du fœtus, $0^m4..$
Longueur du cordon, 0^m51.

Diamètres de la tête fœtale.	
B P.	8 1/2
O F.	12
O M.	13
S O B.	9 1/2

Sortie avec son enfant

17. — D. A., modiste, 29 ans, entre le 3 juillet, à 3 heures du soir.
Lit n° 31.
Menstruée à 15 ans, R. 7 jours.
Constitution faible. — Gibbosité.
Bassin vicié. — Diamètre promonto-pubien, minimum 0m8.
Multipare.
Un accouchement à 7 mois.
Dernière grossesse; D. R. le 12 septembre 1867.
A terme.
Apportée en travail.
Premières douleurs le 2 juillet, à 11 heures du soir.
Terminaison naturelle le 3, à 5 heures de l'après-midi.

	Diamètres de la tête fœtale.	
Sommet O I G A.	B P.	9
Poids, 2,200 grammes.	O F.	12 1/2
Longueur du fœtus, 0m43.	O M.	14
Longueur du cordon, 0m53.	S O B.	9

Sortie avec son enfant

18. — B. f. D., femme de ménage, 23 ans, entre le 4 juillet, à 8 heures du matin.
Lit n° 1.
Menstruée à 13 ans, R. 3 jours.
Constitution faible.
Bassin vicié. — Diamètre promonto-pubien, minimum 0m 8.
Multipare.
Deux accouchements à terme; forceps.
Dernière grossesse; D. R. le 9 octobre 1867.
A terme, d'après la date des règles.
Apportée en travail.
Premières douleurs le 4 juillet, à 7 heures du matin.
Terminaison naturelle le lendemain matin, à 7 heures.

	Diamètres de la tête fœtale.	
Extrémité pelvienne : pied droit. S. I. G. A.	B P.	9
Poids, 2,190 grammes.	O F.	11 1/2
Longueur du fœtus, 0m44.	O M.	12 1/2
Longueur du cordon, 0m65.	S O B.	9 1/2

Sortie avec son enfant.

19. — D. B., femme de ménage, 25 ans, entre le 7 juillet.
Lit n° 15.
Menstruée irrégulièrement.
Constitution faible; rachitique; taille très petite.
Bassin vicié. — Diamètre promonto-pubien, minimum 0m8.
Multipare.
Trois accouchements : une fausse couche; deux à terme; forceps. — Enfants morts.
Dernière grossesse; D. R. le 8 novembre 1867.
A 8 mois.

Accouchement provoqué le 20 juillet, à 9 heures du matin, avec le dilatateur Tarnier.
Premières douleurs le 20 juillet, à 2 heures de l'après-midi.
Terminaison artificielle le 21, à 5 heures du soir.
Version par Depaul. — Enfant mort pendant l'extraction de la tête qui a été très longue et difficile. — Enfoncement remarquable sur le pariétal gauche.

	Diamètres de la tête fœtale.	
Epaule droite, C. J. G.	B P.	9
Poids, 2,460 grammes.	8 au niveau de l'enfoncement.	
Longueur du fœtus, 0m49.	O F.	11 1/2
Longueur du cordon, 0m57.	O M.	13
	S O B.	10

Décédée le 27 juillet.

20. — M. H., f. R., femme de ménage, 39 ans, entre le 24 août, à 4 heures du soir.
Lit nº 6.
Menstruée à 14 ans, R. 2 jours.
Constitution bonne.
Bassin vicié, irrégulièrement et fortement rétréci dans tous ses diamètres par ostéomalacie :
1º Rapprochement considérable des tubérosités ischiatiques et des branches ischio-pubiennes; — 2º Rapprochement des pubis dont l'intervalle admet à peine l'introduction du doigt ; — Enfin, avancement du sacrum en avant de façon à laisser entre lui et la symphyse du pubis un espace de 0m3.
La malade n'a pas toujours eu le bassin déformé, car elle a déjà accouché cinq fois spontanément. C'est seulement à partir de sa cinquième grossesse, vers le troisième mois, qu'elle éprouva des douleurs continuelles, dans les régions pelviennes accompagnées de grande faiblesse dans la région lombaire. Bientôt après, elle ne put marcher qu'à l'aide de béquilles, et elle continua ainsi à se traîner jusqu'au terme de sa grossesse qui se termina néanmoins heureusement comme les précédentes.
A partir de cette époque, elle dût toujours conserver ses béquilles, et c'est dans ce même état et avec ces précédents, qu'elle est entrée à la Clinique.
Multipare.
Cinq accouchements à terme spontanés ; le dernier le 13 avril 1866.
Dernière grossesse; D. R., époque inconnue.
A terme d'après le volume de l'enfant.
Apportée en travail.
Premières douleurs le 23 août, à 10 heures du matin. — Rupture prématurée spontanée des membranes le 23, à 8 heures du soir.
Terminaison artificielle le 24, à 4 heures de l'après-midi, immédiatement après son entrée. — Enfant vivant.
Opération césarienne par Tarnier.

	Diamètres de la tête fœtale.	
Présentation pas indiquée.	B P.	10
Poids, 3,040 grammes.	O F.	12 1/2
Longueur du fœtus, 0m47.	O M.	13 1/2
Longueur du cordon, 0m49.	S O B.	10 1/2

Décédée le 30 août.

A l'autopsie on constata : pas de sang dans le péritoine : nombreuses adhérences de la séreuse ; pas d'adhérences de la plaie à elle-même ; gangrène localisée aux bords de cette plaie.

21. — R., f. D., fleuriste, 27 ans, entre le 26 novembre, à 6 heures du soir.

Lit n° 14.

Menstruée à 15 ans, R. 7 jours.

Constitution bonne.

Bassin vicié. — Diamètre promonto-pubien, minimum 0m8 1/2.

Multipare.

Quatre accouchements : une fausse couche de 2 mois, trois à terme ; pour le premier, forceps.

Dernière grossesse ; D. R., époque inconnue.

A terme d'après le volume de l'enfant.

Apportée en travail.

Premières douleurs le 25 novembre, à 5 heures du matin.

Terminaison naturelle le 27, à midi.

	Diamètres de la tête fœtale.	
Sommet O I G A.	B P.	10
Poids, 2,900 grammes.	O F.	12
Longueur du fœtus, 0m47.	O M.	13 1/2
Longueur du cordon, 0m59.	S O B.	10

Sortie avec son enfant.

22. — B. M., charbonnière, 30 ans, entre le 20 décembre, à 9 heures du matin.

Lit n° 6.

Bien réglée.

Constitution bonne.

Bassin vicié. — Diamètre promonto-pubien, minimum 0m8.

Multipare.

Deux accouchements à terme : le premier spontané après 5 jours de travail, enfant mort-né ; le second, céphalotripsie.

Dernière grossesse ; D. R. le 10 avril 1868.

A 7 mois 1/2.

Accouchement provoqué le 8 décembre, à 9 heures 1/2 du matin par le dilatateur Tarnier.

Premières douleurs le 8, à 6 heures du soir.

Terminaison artificielle le 9, à 7 heures de l'après-midi.

Application de forceps et tractions énergiques par Depaul.

	Diamètres de la tête fœtale.	
Sommet O I G A.	B P.	8 1/2
Poids, 2,270 grammes.	O F.	11 1/2
Longueur du fœtus, 0m44.	O M.	13 1/2
Longueur du cordon, 0m57.	S O B.	10

Les diamètres ont été immédiatement mesurés après l'extraction.

1869

23. — R. S., confectionneuse, 23 ans, entre le 4 janvier.

Lit n° 10.

Menstruée à 18 ans, R. 8 jours.

Rachitique.

Bassin vicié. — Diamètre promonto-pubien, minimum 0m7 3/4.

Multipare.

Deux accouchements : un avant terme à 7 mois, un à terme à la Clinique en 1868 ; forceps ; enfant pesant 2,820 gr. Longueur du fœtus 0m47 ; — du cordon 0m31 ; sorti vivant.

Dernière grossesse ; D. R. le 5 mai 1868.

A 8 mois.

Accouchement spontané. — M. Depaul voulait provoquer l'accouchement à 8 mois de la grossesse, vers le 1er ou le 2 février, lorsque le 29 janvier il se fit une rupture spontanée prématurée des membranes.

Premières douleurs le 30, à 11 heures du matin.

Terminaison naturelle, dans son lit même, le 30 janvier, à 3 heures de l'après-midi.

	Diamètres de la tête fœtale.	
Sommet O I G A.	B P.	8
Poids, 2,150 grammes.	O F.	10 1/2
Longueur du fœtus, 0m45.	O M.	12 1/2
Longueur du cordon, 0m41.	S O B.	8 1/2

Sortie avec son enfant.

24. — D. f. B., papetière, 41 ans, entre le 14 février, à 10 heures du matin.

Menstruée à 14 ans, R. 4 jours.

Constitution bonne.

Bassin vicié. — Diamètre promonto-pubien, minimum 0m9 1/2.

Multipare.

Huit accouchements : deux fausses couches à 2 mois 1/2, six à terme dont un, par le siège, très laborieux.

Dernière grossesse; D. R. le 28 avril 1868.

A terme.

Apportée en travail après avoir subi chez elle des applications de forceps par deux médecins.

Premières douleurs le 13 février, à 5 heures du matin.

A son entrée, tête un peu engagée dans le détroit supérieur. — Enfant mort.

Terminaison artificielle le 14 février, à 10 heures du matin.

Application de forceps par Depaul.

	Diamètres de la tête fœtale.	
Sommet O I G A.	B P.	10
Poids, 3,340 grammes.	O F.	13
Longueur du fœtus, 0m51.	O M.	15
Longueur du cordon, 0m56.	S O B.	10

Sortie en bonne santé.

25. — M. C., f. B., couturière, 26 ans, entre le 4 février.
Lit n° 25.
Menstruée à 19 ans, R. 4 jours.
Rachitique, marcha à 5 ans.
Bassin vicié. — Diamètre promonto-pubien, minimum 0m6 3/4.
Multipare.
Deux accouchements à terme laborieux, enfants mort-nés.
Dernière grossesse ; D. R. le 15 juillet 1868.
A 8 mois. — D'après le volume du fœtus à 7 mois.
Accouchement spontané. — On voulait provoquer l'accouchement lorsque l'avant-veille du jour fixé, le 13 mars, il se fit une rupture spontanée prématurée des membranes.
Premières douleurs le 15 mars, à 6 heures du matin.
Terminaison naturelle le 15, à 6 heures du soir.

	Diamètres de la tête fœtale.	
Extrémité pelvienne S I D.	B P.	7 1/2
Poids, 1,110 grammes.	O F.	9
Longueur du fœtus, 0m35.	O M.	10
Longueur du cordon, 0m52.	S O B.	8

Sortie en bonne santé. — Enfant mort.

26. — C., f. P., couturière, 28 ans, entre le 16 mars, à 3 heures du soir.
Lit n° 7.
Menstruée à 14 ans, R. 2 jours.
Rachitique.
Bassin vicié. — Diamètre promonto-pubien, minimum 0m7 1/2.
Multipare.
Un accouchement à terme à Bruxelles. — Enfant mort-né.
Dernière grossesse ; D. R. le 24 mai 1868.
A terme.
Apportée en travail.
Premières douleurs le 15 mars, à 4 heures du matin. — A son entrée à la Clinique on constata l'oblitération presque complète de l'orifice utérin ; on sentait à la place de l'orifice une petite dépression entourée de brides et de tissu cicatriciel très résistant. — Enfant mort.
Terminaison artificielle le 16 mars, à 6 heures du soir.
Dilatation forcée avec le bout du doigt. — Incision sur les côtés de l'orifice et céphalotripsie répétée par Depaul.
Sommet. — *Variété et position non indiquées.*
Poids, 2,410 grammes, sans cerveau ni sang.
Longueur du cordon, 0m66.
Sortie en bonne santé.

27. — B. P., marchande de vins, entre le 24 août, à 8 heures et 1/4 du matin.
Lit n° 2.
Menstruée à 16 ans, R. 2 jours.
Constitution bonne.
Bassin vicié. — Diamètre promonto-pubien, minimum 0m9.
Multipare
Deux accouchements à terme ; forceps.

Dernière grossesse; D. R., époque inconnue.
A terme, d'après le volume de l'enfant.
Apportée en travail.
Premières douleurs, le 23 août, à 5 heures du matin.
Terminaison artificielle le 24, à 1 heure du soir.
Application de forceps sans succès et perforation du crâne par Bailly; tractions très énergiques.
Sommet O I G A.
Poids, 3,885 grammes.
Longueur du fœtus, 0m52.
Longueur du cordon, 0m 55.
Décédée le 25 août, de métro-péritonite.

28. — D., f. R., lingère, 31 ans, entre le 28 août, à 6 heures du matin.
Lit n° 14.
Menstruée à 16 ans, R. 5 jours.
Constitution bonne.
Bassin vicié. — Diamètre promonto-pubien, minimum 0m 8 1/2.
Multipare.
Deux accouchements; 1 fausse-couche de 4 mois, 1 à terme; forceps.
Dernière grossesse; D. R., époque inconnue.
A terme d'après le volume de l'enfant.
Apportée en travail.
Premières douleurs le 28 août, à 4 heures du matin. — A son arrivée on trouve qu'un bras du fœtus sort de la vulve.
Terminaison artificielle le même jour, à 9 heures du matin.
Version par Bailly, dégagement de la tête assez difficile.

Epaule droite C. J. D.
Poids, 4,120 grammes.
Longueur du fœtus, 0m52.
Longueur du cordon, 0m68.

Diamètres de la tête fœtale.	
B P.	10 1/2
O F.	12 1/2
O M.	14 1/2
S O B.	10 1/2

Sortie avec son enfant.

29. — P. E , couturière, 22 ans, entre le 9 septembre.
Lit n° 25.
Menstruée à 13 ans, R. 2 jours.
Constitution bonne.
Bassin vicié. — Diamètre promonto-pubien, minimum, 0m8 1/2.
Multipare.
Un accouchement à terme.
Dernière grossesse; D. R. le 23 décembre 1868.
A terme
Premières douleurs le 5 octobre, à 11 heures du soir.
Terminaison naturelle le 6, à 4 heures 45 du matin.

Sommet O I G A.
Poids 2,670 grammes.
Longueur du fœtus, 0m47.
Longueur du cordon, 0m47.

Diamètres de la tête fœtale.	
B P.	8 1/2
O F.	11
O M.	13
S O B.	9

Sortie avec son enfant.

30. — L. M., brocheuse, 22 ans, entre le 20 octobre.
Lit nº 1.
Menstruée assez irrégulièrement.
Constitution faible; cyphose dorso-lombaire par mal de Pott.
Bassin vicié au détroit inférieur. — Diamètre bi-ischiatique 0^m8 1/2.
Multipare
Un accouchement avant terme, 7 mois.
Dernière grossesse; D. R., le 18 janvier 1869 (retour de couches).
A 8 mois d'après le volume de l'enfant.
Cette malade était atteinte de congestion pulmonaire avec dyspnée et anasarque.
Premières douleurs le 23 novembre, à 1 heure du soir.
Terminaison naturelle à 3 heures. — Enfant faible.
Extrémité pelvienne. — *Variété inconnue*.

Poids, 1,740 grammes.
Longueur du fœtus, 0^m40.
Longueur du cordon, 0^m54.

Diamètres de la tête fœtale.	
B P.	7 1/2
O F.	10 1/2
O M.	14 1/2
S O B.	9

Décédée le 25 novembre.

31. — N., f. L., blanchisseuse, 22 ans; entre le 3 novembre.
Lit nº 15.
Menstruée à 13 ans, R. 5 jours.
Rachitique.
Bassin vicié. — Diamètre promonto-pubien, minimum 0^m7 1/2.
Multipare.
Un accouchement à terme.
Dernière grossesse; D. R. le 22 janvier 1869.
A terme.
Apportée en travail.
Premières douleurs le 31 octobre, à minuit.
Rupture prématurée des membranes le 27, dans la nuit.
Le 2 novembre, dans la soirée, un médecin avait administré 4 grammes d'ergot de seigle pour hâter l'accouchement.
A son entrée l'utérus était contracturé, l'enfant mort.
Terminaison artificielle le 3 novembre à 9 heures du matin.
Cephalotripsie par Depaul.
L'enfant devait être mort depuis plusieurs jours car l'épiderme se détachait facilement. A la sortie du fœtus, écoulement de liquide fétide.
Sommet. — *Variété et position inconnues*.
Poids, 3,250 grammes, sans cerveau ni sang.
Longueur du fœtus, 0^m52.
Longueur du cordon, 0^m56.
Sortie sur sa demande le 11 novembre.

32. — V., f. J., femme de ménage, 38 ans, entre le 8 novembre à 8 heures du matin.
Lit nº 19.
Menstruée à 16 ans, R. 2 jours.
Rachitique; constitution forte.
Bassin vicié. — Diamètre promonto-pubien, minimum 0^m8.

Multipare.
Trois accouchements à terme, dont 1 par le forceps.
Dernière grossesse; D. R., à la fin de janvier 1869.
A terme.
Apportée en travail.
Premières douleurs le 7 novembre à 3 heures du matin.
A son entrée fœtus vivant mais souffrant perdait le méconium.
Terminaison artificielle le 8, à 9 heures et 1/2 du matin.
Application de forceps par Depaul. Enfant asphyxié.

	Diamètres de la tête fœtale.	
Sommet O I D P.	B P.	9
Poids, 3,620 grammes.	O F.	13
Longueur du fœtus, 0m54.	O M.	14
Longueur du cordon, 0m70.	S O B.	10 1/2
Sortie bien portante.		

1870

33. — L. A., f. C., plumassière, 28 ans, entre le 1er janvier.
Lit n° 13.
Menstruée à 18 ans, R. 3 jours.
Constitution bonne.
Bassin vicié. — Diamètre promonto-pubien, minimum 0m7.
Multipare.
Trois accouchements : une fausse-couche à 3 mois, deux à terme. Le 1er spontanément, enfant vivant, le 2e à la Clinique en 1866; céphalotripsie, enfant pesant 2,700 grammes, sans cerveau ni sang, longueur du fœtus, 0m47, du cordon 0m52.
Dernière grossesse; D. R. le 15 juin 1869.
A 7 mois 1/2.
Accouchement provoqué le 17 février, dans la matinée, par le dilatateur Tarnier.
Premières douleurs le 17 même, dans l'après-midi, à 1 heure.
Terminaison artificielle le 19 février, à 10 heures du matin.
Plusieurs applications de forceps sans succès et céphalotripsie par Depaul.
Sommet O I G A.
Poids, 2,080 grammes, sans cerveau ni sang.
Longueur du fœtus, 0m44.
Longueur du cordon, 0m55.
Décédée le 23 février.

34. — P. C., domestique, 32 ans, entre le 1er février.
Lit n° 26.
Menstruée à 19 ans 1/2, R. 3 jours.
Constitution faible.
Bassin vicié. — Diamètre promonto-pubien, minimum 0m8.
Multipare.
Un accouchement à terme à la Clinique en 1866 spontané; enfant vivant pesant 2,900 grammes; longueur du fœtus 0m46 ; du cordon 0m75.

Dernière grossesse; D. R. le 12 juillet 1869.
A 7 mois 1/2.
Premières douleurs le 9 mars, à 4 heures du soir.
Terminaison naturelle le 12, à minuit. — Enfant mort.

	Diamètres de la tête fœtale.	
Extrémité pelvienne S. I. D. P.	B P.	9
Poids, 2,160 grammes.	O F.	11
Longueur du fœtus, 0m44.	O M.	12 1/2
Longueur du cordon, 0m56.	S O B.	9 1/2

Sortie bien portante.

35. — P. M., f. D., confectionneuse, 26 ans, entre le 28 mars.
Lit n° 3.
Menstruée à 16 ans, R. 4 jours.
Rachitique.
Bassin vicié. — Diamètre promonto-pubien, minimun 0m7 1/2.
Multipare.
Trois accouchements: un provoqué à 7 mois, enfant vivant; deux à terme, le 1er à la Clinique, en 1866; céphalotripsie. Enfant pesant 3,070 grammes, sans cerveau ni sang. Le 2e en 1869; céphalotripsie. Enfant pesant 3,100 grammes, sans cerveau ni sang.
Dernière grossesse; D. R. le 12 août 1869.
A 8 mois.
Accouchement provoqué, le 11 avril, par les douches vaginales.
Premières douleurs régulières le 14, à 9 heures du matin.
Terminaison artificielle le 14 avril, à 8 heures du soir.
Tractions manuelles surtout pour dégager la tête. Enfant mort.
Extrémité pelvienne. — *Variété et position inconnues.*

	Diamètres de la tête fœtale.	
	B P.	8 1/2
Poids 2,340 grammes.	O F.	10 1/2
Longueur du fœtus, 0m45.	O M.	12
Longueur du cordon, 0m53.	S O B.	9

Sortie en bonne santé.

36. — B. M., dévideuse, 24 ans, entre le 20 avril, à 7 heures du soir.
Lit n° 7.
Menstruée à 18 ans, R. 8 jours.
Constitution bonne. Traces de rachitisme.
Bassin vicié. — *N'est pas indiqué le diamètre.*
Multipare.
Un accouchement provoqué à 8 mois 1/2 à la Clinique en 1867; forceps, enfant pesant 3,110 grammes. Longueur, 0m50; cordon, 0m56; sorti vivant.
Dernière grossesse; D. R. le 20 août 1869.
A 8 mois.
Apportée en travail.
Premières douleurs régulières le 1er mai, à 9 heures dans la matinée.
Terminaison naturelle le 2 mai, à 4 heures du matin.

	Diamètres de la tête fœtale	
Sommet O I G A.	B P.	8 1/2
Poids, 2,830 grammes.	O F.	12
Longueur du fœtus, 0^m48.	O M.	14
Longueur du cordon, 0^m40.	S O B.	9

Sortie avec son enfant.

37. — D., f. M., couturière, 31 ans, entre le 1er mai, à 8 heures du matin.
Lit n° 4.
Menstruée à 14 ans, R. 8 jours.
Rachitique.
Bassin vicié. — Diamètre promonto-pubien, minimum 0^m8 1/2.
Multipare.
Six accouchements : trois fausses couches, à 5, 3 et 2 mois; deux à terme, un à 8 mois 1/2, ce dernier à la Clinique, en 1869; forceps, enfant mort pesant 2,550 grammes. Longueur du fœtus, 0^m40; du cordon, 0^m66.
Dernière grossesse; D. R. le 10 août 1869.
A 8 mois 1/2.
Apportée en couche.
Premières douleurs le 1er mai, à 6 heures du matin.
Terminaison naturelle, en voiture, le 1er mai à 8 heures du matin.

	Diamètres de la tête fœtale.	
Sommet O I G A.	B P.	9
Poids, 2,870 grammes.	O F.	11
Longueur du fœtus, 0^m45.	O M.	13
Longueur du cordon, 0^m57.	S O B.	9

Sortie avec son enfant.

38. — H. J., f. B., lingère, 28 ans, entre le 23 juillet, à 9 heures du matin.
Lit n° 3.
Menstruée à 16 ans 1/2, R. 4 jours.
Rachitique.
Bassin vicié. — Diamètre promonto-pubien, minimum 0^m8.
Multipare.
Un accouchement, grossesse gémellaire, spontané, à 8 mois, à la Clinique en 1867. 1er enfant pesant 1,550; longueur 0^m42. 2e enfant pesant 1,750 grammes, longueur 0^m42.
Dernière grossesse; D. R. le 6 décembre 1869.
A 8 mois.
Accouchement provoqué le 16 août par le dilatateur Tarnier.
Premières douleurs le 17, à 9 heures du matin.
Rupture des membranes le 18, à 9 heures du matin, procidence du pied droit. Enfant mort.
Terminaison artificielle le 19 août, à 2 heures de l'après-midi.
Application de forceps sans succès et céphalotripsie par Depaul.
Sommet avec procidence du pied droit, O I G A.
Poids, 2,650 grammes, sans cerveau ni sang.
Longueur du cordon, 0^m66.
Sortie en bonne santé.

39. — P., f. G., couturière, 34 ans, entre le 16 novembre, à 8 heures du soir.
Menstruée à 10 ans, R. 3 jours.
Rachitique.
Bassin vicié. — Diamètre promonto-pubien, minimum 0^m6.
Multipare.
Huit accouchements : deux avant terme, à 6 et 8 mois; six à terme, dont 3 spontanés et 3 laborieux.
Dernière grossesse; D. R. fin de janvier 1870.
A terme.
Apportée en travail souffrante depuis 3 jours.
Premières douleurs le 13 novembre dans la matinée.
A son entrée à la Clinique le bras gauche de l'enfant sortait hors de la vulve. Enfant vivant.
Terminaison artificielle le 16 novembre, à 10 heures du soir.
Version très difficile à cause de l'angle sacro-vertébral qui empêchait de sortir avec la main serrée sur le pied fœtal.
Impossibilité d'accrocher la bouche. Enfant mort pendant ces manœuvres. Crâniotomie par Depaul.
Epaule gauche C. I. D.
Poids, 2,950 grammes, sans cerveau ni sang.
Longueur du fœtus, 0^m48.
Longueur du cordon, 0^m50.
Sotie en bonne santé.

1871

40. — I. E., évantailliste, 34 ans, entre le 3 mai.
Lit n° 31.
Menstruée à 15 ans, R. 6 jours.
Constitution bonne. Traces de rachitisme sur les tibias.
Bassin vicié. — Diamètre promonto-pubien, minimum $0^m7\ 1/2$.
Multipare.
Trois accouchements : une fausse-couche de six semaines; un provoqué à 8 mois; forceps; procidence du cordon; enfant mort; un à terme; forceps; enfant mort.
Dernière grossesse; D. R. le 16 septembre 1870.
A 8 mois.
Accouchement provoqué par le dilatateur Tarnier le 24 mai, dans la matinée.
Premières douleurs le 24 même, dans la soirée.
Rupture des membranes le 29, prolapsus du cordon.
Terminaison artificielle le 1er juin, à 11 heures du matin.
Application de forceps par Chantreuil; mort du fœtus pendant les manœuvres.
Sommet avec procidence du cordon O I G A.

Poids, 2,470 grammes.
Longueur du fœtus, 0^m48.
Longueur du cordon, 0^m46.

Diamètres de la tête fœtale.	
B P.	8
O F.	11
O M.	13
S O B	9

Sortie bien portante.

41. — B. A., f. L., lingère, 38 ans, entre le 14 juin, à 9 heures du soir.
Lit n° 15.
Menstruée à 14 ans, R. 2 jours.
Rachitique. Luxation coxo-fémorale droite en dehors.
Bassin vicié. — Diamètre promonto-pubien, minimum 0m8.
Multipare.
Deux accouchements à terme, le dernier à la Clinique en 1870; forceps. Enfant vivant pesant 2,860 grammes. Longueur du fœtus, 0m43; du cordon, 0m43.
Dernière grossesse; D. R. le 7 septembre 1870.
A 8 mois 1/2.
Apportée en travail.
Premières douleurs le 13 juin, dans la matinée.
Terminaison naturelle le 16, à 8 heures du matin.

	Diamètres de la tête fœtale.	
Sommet O I D P.	B P.	8 1/2
Poids, 2,615 grammes.	O F.	12
Longueur du fœtus, 0m48.	O M.	13
Longueur du cordon, 0m45.	S O B.	9

Sortie avec son enfant.

42. — B. A., f. L., repasseuse, 30 ans, entre le 7 août.
Lit n° 7.
Menstruée à 17 ans, R. 2 jours.
Rachitique.
Bassin vicié. — Diamètre promonto-pubien, minimum 0m7 1/2.
Multipare.
Un accouchement à terme spontané. Enfant très petit.
Dernière grossesse gémellaire; D. R. le 12 janvier.
A 7 mois et une semaine.
Accouchement provoqué par le dilatateur Tarnier le 28 août, à huit heures du matin.
Premières douleurs le 28 août aussitôt après l'application du dilatateur. Rupture artificielle des membranes.
Terminaison artificielle pour le second enfant le 28, à trois heures du soir.
Extraction manuelle par Depaul.
Extrémité pelvienne pour tous les deux. 1er S. I. D. 2e S. I. G.
Poids, 1er enfant, 1,760 grammes. 2e enfant, 1,800 grammes.
Longueur du fœtus, 0m43 — 0m42
Longueur du cordon, 0m42 — 0m29

Diamètres des têtes fœtales.

1er	B P.	8 1/2	2e	B P.	9
	O F.	11		O F.	11
	O M.	11 1/2		O M.	12
	S O B.	9		S O B.	9

Sortie bien portante avec ses deux enfants.

43. — M. C., journalière, 30 ans, entre le 25 septembre, à 5 heures du matin.
Lit n° 6.

Menstruée à 18 ans, R. 3 jours.
Constitution bonne.
Bassin vicié. — Diamètre promonto-pubien, minimum, 0m9.
Multipare.
Un accouchement à terme spontanément; enfant petit.
Dernière grossesse; D. R. le 15 décembre 1870.
A terme.
Apportée en travail après avoir subi chez elle des manœuvres obstétricales.
Premières douleurs le 23 septembre, à 11 heures du soir.
Terminaison artificielle le 25, dans la soirée.
Application de forceps sans succès et crâniotomie répétée par Bailly.
Sommet variété et position inconnues.
Poids, 3,230 grammes, sans cerveau ni sang.
Longueur du fœtus, 0m52.
Longueur du cordon, 0m58.
Sortie en bonne santé.

44. — S. J., giletière, 31 ans, entre le 27 septembre, à 11 heures 1/2 du soir.
Lit n° 3.
Menstruée à 16 ans 1/2, R. 3 jours.
Constitution bonne.
Bassin vicié. — *N'est pas indiqué le diamètre.*
Multipare.
Trois accouchements à terme.
Dernière grossesse; D. R. le 12 février 1871.
A 7 mois 1/2.
Apportée en travail.
Premières douleurs le 27 septembre, à 1 heure du soir.
Terminaison naturelle le 28, à 3 heures du matin. Enfant né mort.

	Diamètres de la tête fœtale.	
Sommet O I G A.	B P.	8
Poids, 1,720 grammes.	O F.	9 1/2
Longueur du fœtus, 0m43.	O M.	11
Longueur du cordon, 0m36.	S O B	8 1/2

Sortie en bonne santé.

45. — L. E., modiste, 27 ans, entre le 13 octobre.
Lit n° 34.
Menstruée à 15 ans, R. 3 jours.
Rachitique.
Bassin vicié. — *N'est pas indiqué le diamètre.*
Multipare.
Un accouchement à terme à la Clinique en 1868; céphalotripsie. Enfant pesant 3,290 grammes, sans cerveau ni sang. Longueur du cordon, 0m59.
Dernière grossesse; D. R. le 10 février 1871.
A 8 mois.
Accouchement provoqué avec la sonde-bougie par Bailly.
Premières douleurs le 19 octobre, à 8 heures du soir.
Terminaison le 19 même jour, à 10 heures.

	Diamètres de la tête fœtale.	
Sommet O I D P réduite.	B P.	8
Poids, 2,480 grammes.	O F.	11
Longueur du fœtus, 0m49.	O M.	12
	S O B.	8 1/2

Décédée le 30 octobre. Enfant bien portant.

1872

46. — R. R., f. A. couturière, 27 ans, entre le 4 février.
Lit n° 1.
Menstruée à 14 ans, R. 3 jours.
Rachitique.
Bassin vicié. — Diamètre promonto-pubien, minimum 0m8.
Multipare.
Sept accouchements : 3 avant terme à 7 et 8 mois ; 4 à terme ; forceps, Les deux derniers à la Clinique, un en 1868, enfant pesant 3,120 grammes. sorti vivant, l'autre en 1871, enfant pesant 2,810 grammes, sorti vivant.
Dernière grossesse ; D. R. le 8 juillet 1871.
A 6 mois 1/2.
Apportée en travail.
Premières douleurs le 2 février, dans la matinée.
Terminaison naturelle le 6, à 4 heures du matin.

	Diamètres de la tête fœtale.	
Extrémité pelvienne. S I G A.	B P.	8 1/2
Poids, 1,300 grammes.	O F.	10
Longueur du fœtus, 0m41.	O M.	10
Longueur du cordon, 0m43.	I O B.	8

Sortie en bonne santé. Enfant mort.

47. — C., f. D., crémière, 24 ans, entre le 11 février, à 2 heures du soir.
Lit n° 15.
Menstruée à 12 ans, irrégulièrement, 2 jours.
Rachitique.
Bassin vicié. — Diamètre promonto-pubien, minimum 0m8 3/4.
Multipare.
Un accouchement à terme.
Dernière grossesse ; D. R. le 10 mars 1871.
A terme.
Apportée en travail après avoir subi chez elle plusieurs applications de forceps sans succès ; on a administré du seigle ergoté.
Premières douleurs le 11 février, à 6 heures du matin.
A son arrivée à la Clinique enfant mort.
Terminaison artificielle le même jour, à 3 heures et 1/2 du soir.
Application du forceps sans succès et perforation du crâne par Depaul
Face M I D P.
Poids, 3,450 grammes, sans cerveau ni sang.
Longueur du fœtus, 0m49.
Longueur du cordon, 0m50.
Sortie en bonne santé.

48. — T., f. S., dévideuse de coton, 35 ans, entre le 21 février, à 8 heures du matin.
Lit n° 16.
Menstruée à 16 ans, R. 3 jours.
Rachitique.
Bassin vicié. — Diamètre promonto-pubien, minimum 0m8 1/2.
Multipare.
Cinq accouchements à terme, une seule application de forceps.
Dernière grossesse; D. R., le 10 mai 1871.
A terme.
Apportée en travail.
Premières douleurs le 20 février, à 8 heures du soir.
Terminaison artificielle le 21, à 6 heures de l'après-midi.
Application de forceps par Depaul.

	Diamètres de la tête fœtale.	
Face M I G A.	B P.	9 1/2
Poids, 3,560 grammes.	O F.	12 1/2
Longueur du fœtus, 0m52.	O M.	13 1/2
Longueur du cordon, 0m75.	S O B	9 1/2

Sortie avec son enfant.

49. — L., f, S., marchande de café, 38 ans, entre le 11 août, à 3 heures du soir.
Lit n° 31.
Menstruée à 11 ans, R. 3 jours.
Bassin vicié. — Diamètre promonto-pubien, minimum 0m9.
Multipare.
Huit accouchements à terme.
Dernière grossesse ; D. R. le 4 novembre 1871.
A terme.
Apportée en travail après avoir subi chez elle plusieurs manœuvres obstétricales.
Premières douleurs le 11 août, à 2 heures du matin.
A son entrée on constate procidence du cordon, fœtus mort.
Terminaison artificielle le 11, dans la soirée.
Application de forceps, version et céphalotripsie par Guéniot.
Sommet avec procidence du cordon O I G P.
Poids, 3,720 grammes. sans cerveau ni sang.
Longueur du fœtus, 0m52.
Longueur du cordon, 0m67.
Décédée le 13 août de péritonite généralisée.

50. — D. F., blanchisseuse, 29 ans, entre le 2 octobre, à 10 heures du matin.
Lit n° 21.
Menstruée à 14 ans, R. 4 jours,
Rachitique.
Bassin vicié. — *N'est pas indiqué le diamètre.*
Multipare.
Dix accouchements ; huit fausses-couches de 4 mois. Deux provoqués à 8 mois.
Dernière grossesse ; D. R. le 14 mai 1872.

A 4 mois et 1/2.

Apportée en travail qui se déclara spontanément.

Premières douleurs le 1er octobre, à la suite de la rupture spontanée des membranes. — La malade a perdu du sang depuis la rupture des membranes (insertion vicieuse du placenta, à qui on doit attribuer la rupture des membranes?)

Terminaison naturelle le 3 octobre, à 11 heures 45 du matin.

Epaule droite C I D dos en arrière (évolution spontanée).

	Diamètres de la tête fœtale.	
Poids, 1,150 grammes.	B P.	6 1/2
Longueur du fœtus, 0m38.	O F.	8
	O M.	10
Longueur du cordon, 0m40.	S O B.	7

Sortie en bonne santé. — Enfant né mort.

51. — V.D., f. T., couturière, 31 ans, entre le 31 octobre.

Lit n° 14.

Menstruée à 16 ans, R. 4 jours.

Bassin vicié. — Diamètre promonto-pubien, minimum 0m8 1/2.

Multipare.

Un accouchement à terme, céphalotripsie à la Clinique en 1871; — enfant pesant 2,690 grammes, sans cerveau ni sang. Longueur du fœtus, 0m51, du cordon, 0m46.

Dernière grossesse; D. R. le 24 février 1872.

A 8 mois et 1/2.

Accouchement provoqué par le dilatateur Tarnier, le 14 novembre, à la visite du matin.

Première douleurs quelques instants après l'introduction du dilatateur.

Terminaison naturelle le 16 novembre, à 6 heures et 1/2 du soir.

L'enfant vint sans que le dernier temps de l'accouchement s'exécutât; un circulaire autour du cou l'avait presque étranglé pendant le travail. — L'enfant fit quelques mouvements sans faire aucun acte respiratoire.

	Diamètres de la tête fœtale.	
Sommet O I D P.	B P.	9 1/2
Poids, 2,850 grammes.	O F.	12
Longueur du fœtus, 0m51.	O M.	14
Longueur du cordon, 0m63	S O B.	10 1/2

Sortie en bonne santé.

52. — B., f. S., frangeuse, 30 ans, entre le 5 novembre.

Lit n° 9.

Menstruée à 19 ans, R. 4 jours.

Rachitique, de très petite taille, membres inférieurs courbés.

Bassin vicié. — Diamètre promonto-pubien, minimum 0m6 1/2.

Multipare.

Trois accouchements; 2 avant termes, à 6 et 8 mois; 1 à terme; céphalotripsie à la Clinique en 1871; enfant pesant 2,480 grammes, sans cerveau ni sang. Longueur du fœtus, 0m49; Longueur du cordon, 0m56.

Dernière grossesse; D. R. le 23 mars 1872.

A 7 mois 1/2.

Accouchement provoqué le 21 novembre, dans la matinée, avec l'éponge préparée.
Premières douleurs le 21, à 3 heures du soir.
Terminaison artificielle le 23 novembre, à 5 heures 1/2 du soir.
Application de forceps par Depaul.

	Diamètres de la tête fœtale.	
Sommet O I G A.	B P.	9
Poids, 2,350 grammes.	O F.	11
Longueur du fœtus, 0m47.	O M.	12 1/2
Longueur du cordon, 0m50.	S O B.	9

Décédée le 28 novembre de péritonite. — Enfant mort quelques instants après sa naissance.

53. — S. J., brocheuse, entre le 2 novembre.
Lit n° 15.
Menstruée à 14 ans, très irrégulièment; 10 jours.
De faible constitution.
Bassin vicié. — Diamètre promonto-pubien, minimum 0m7 1/2.
Multipare.
Trois accouchements; 2 provoqués à 7 mois 1/2; — pour le premier, forceps; enfant mort; — pour le second à la Clinique en 1871 : enfant pesant 2,600 grammes. Longueur du fœtus, 0m47, sorti bien portant. 1 à terme; céphalotripsie en ville.
Dernière grossesse; D. R. le 20 mars 1872.
A 8 mois.
Accouchement provoqué par les douches vaginales le 26 novembre, — 7 douches.
Premières douleurs le 29, dans la matinée.
Rupture artificielle des membranes et procidence du cordon. — Tête fœtale au-dessus du détroit supérieur.
Terminaison artificielle le même jour, 29 novembre, à 3 heures du soir.
Plusieurs applications de forceps et tractions énergiques par Depaul. — Enfant mort pendant les tractions.

	Diamètres de la tête fœtale.	
Sommet avec procidence du cordon O I G A.	B P.	9
Poids, 2,350 grammes.	O F.	10 1/2
Longueur du fœtus, 0m47.	O M.	13
Longueur du cordon, 0m60.	S O B.	10

Décédée le 3 décembre.

54. S. C., passementière, 36 ans, entre le 9 novembre, à 7 heures du matin.
Lit n° 27.
Menstruée à 11 ans, R. 8 jours.
Bonne constitution.
Bassin vicié. — *N'est pas indiqué le diamètre.*
Multipare.
Trois accouchements à terme; 2 par le forceps, un par le siège; tractions.
Dernière grossesse; D. R. le 4 février 1872.

A terme.
Apportée en travail.
Premières douleurs le 8 novembre à 8 heures du soir.
Terminaison naturelle le 9, à 8 heures 45 dans la soirée.

	Diamètres de la tête fœtale.	
Sommet O I D P réduite.	B. P.	9 1/2
Poids, 3,400 grammes.	O F.	12
Longueur du fœtus, 0^m52.	O M.	13 1/2
Longueur du cordon, 0^m74.	S O B.	10

Sortie avec son enfant.

55. — C. f. D., domestique, 36 ans, entre le 9 décembre.
Lit n° 15.
Menstruée à 16 ans, R 2. jours.
Rachitique.
Bassin vicié. — Diamètre promonto-pubien, minimum 0^m8 1/2.
Multipare.
Deux accouchements à terme.
Dernière grossesse ; D. R., époque inconnue.
A terme d'après le volume de l'enfant.
Premières douleurs le 13 décembre, à 5 heures du matin.
Terminaison artificielle le 14, à 9 heures 1/2 dans la matinée.
Application de forceps par Mme de Soyre.

	Diamètres de la tête fœtale.	
Sommet O I G A.	B P.	9 1/2
Poids, 3,650 grammes.	O F.	11 1/2
Longueur du fœtus, 0^m51.	O M.	14
Longueur du cordon, 0^m53.	S O B.	10

Sortie avec son enfant.

56. — D., plumassière, 27 ans, entre le 25 décembre, à 7 heures 1/2 du soir.
Lit n° 34.
Menstruée à 14 ans, très irrégulièrement, 2 jours.
Constitution faible.
Bassin vicié. — Diamètre promonto-pubien, minimum 0^m8.
Multipare.
Deux accouchements à la Clinique ; 1 à 8 mois 1/2 en 1868 ; forceps : enfant pesant 2,630 grammes. Longueur du fœtus, 0^m48 ; — du cordon, 0^m60. — 1 à terme spontané en 1870 ; enfant pesant 2,940 grammes. Longueur du fœtus, 0^m49 ; longueur du cordon, 0^m60 ; sorti vivant.
Dernière grossesse— gemellaire ; — D. R. le 15 mars 1872.
A terme.
Apportée en travail.
Premières douleurs le 25 décembre, à 1 heure du matin.
Dans la matinée on administra 2 grammes d'ergot de seigle.
Terminaison artificielle pour un enfant le 25, à 10 heures du soir.
Extraction manuelle et céphalotripsie par Depaul pour le 2e enfant, mort, depuis longtemps, car l'épiderme des membres se détachait.

1er enfant.

Sommet O I G A.
Poids, 2,450 grammes.
Longueur du fœtus, 0m45.
Longueur du cordon, 0m41.

Diamètres de la tête fœtale.

B P.	9 1/2
O F.	11 1/2
O M.	13 1/2
S O B.	9

2e enfant.

Siège, pied, F I L P.
Poids, 1,900 grammes, sans cerveau ni sang.
Longueur du fœtus, 0m47.
Longueur du cordon, 0m52.

Sortie bien portante. — Enfant mis en nourrice.

1873

57. — M., f. P., blanchisseuse, 29 ans, entre le 16 janvier.
Lit n° 11.
Menstruée à 15 ans, R. 3 jours.
Rachitique.
Bassin vicié. — Diamètre promonto-pubien, minimum 0m8 1/4.
Multipare.
Deux accouchements; 1 fausse-couche de 5 mois 1/2; 1 à terme; forceps, à la Clinique en 1871; enfant pesant 3,080 grammes. Longueur du fœtus, 0m49; longueur du cordon, 0m70.
Dernère grossesse; D. R. le 18 juin 1872.
A 8 mois.
Accouchement provoqué par le dilatateur Tarnier le 1er mars.
Premières douleurs aussitôt après l'introduction du dilatateur.
Terminaison le 1er mars même, à 9 heures du soir.

Sommet O I G A.
Poids, 2,420 grammes.
Longueur du fœtus, 0m46.
Longueur du cordon, 0m54.

Diamètres de la tête fœtale.

B P.	8 1/2
O F.	11
O M.	13
S O B.	9

Sortie avec son enfant.

58. — G., f. L., couturière, 26 ans, entre le 11 mars, à 1 heure du soir.
Lit n° 11.
Menstruée à 18 ans, R. 8 jours.
Rachitique.
Bassin vicié. — Diamètre promonto-pubien, minimum 0m7 1/2.
Multipare.
Deux accouchemements à terme : 1 en 1866 à la Pitié, très laborieux ; 1 autre en 1869 à la Clinique. Amenée avec son enfant pendant dans les jambes, la tête dans la matrice, il nécessita une céphalotripsie pour la délivrer. — Enfant pesant 2,480 grammes, sans cerveau ni sang. Longueur du fœtus, 0m50; longueur du cordon, 0m77
Dernière grossesse; D. R. le 12 septembre 1872.
A 6 mois.
On soupçonne un accouchement provoqué en ville.

Apportée en travail.

Premières douleurs le 11 mars, à 5 heures du matin. On constate à son entrée un petit trou dans les membranes correspondant au centre de l'orifice utérin.

Terminaison artificielle le même jour, à 6 heures du soir.

Extraction par Depaul.

	Diamètres de la tête fœtale.	
Extrémité pelvienne, pieds.	B P.	8 1/2
Poids, 1,140 grammes.	O F.	11
Longueur du fœtus, 0m33.	O M. . . .	13
Longueur du cordon, 0m43.	S O B. . . .	9

Sortie bien portante. — Enfant mort le 2e jour.

59. — B. A., marchande de lingerie, 26 ans, entre le 5 avril, à 7 heures du soir.

Menstruée à 16 ans, R. 8 jours.

Bonne constitution.

Bassin vicié. — Diamètre promonto-pubien, minimum 0m9 1/2.

Multipare.

Deux accouchements : 1 à 6 mois, 1 à terme.

Dernière grossesse; D. R. dans les premiers jours de juillet 1872.

A 8 mois 1/2.

Apportée en travail ; on constate à son entrée un bras dans le vagin et au-dessus du détroit supérieur la tête fœtale. Contraction presque nulles.

Premières douleurs le 5 avril, à 2 heures du matin.

Terminaison artificielle le même jour, à 10 heures du soir.

Rétropulsion du bras et application de forceps par Depaul.

	Diamètres de la tête fœtale.	
Sommet avec procidence du bras gauche O I D P.	B P.	9 1/2
Poids, 2,960 grammes.	O F.	11 1/2
Longueur du fœtus, 0m49.	O M	13 1/2
Longueur du cordon, 0m49.	S O B. . . .	10

Décédée le 28 avril. — Enfant faible.

60. — R , f. C., cuisinière, 36 ans, entre le 28 avril.

Lit no 3.

Menstruée à 13 ans, R. 3 jours.

Rachitique.

Bassin vicié.— Diamètre promonto-pubien, minimum 0m7 1/2.

Multipare.

Deux accouchements : un à 7 mois, un à terme à la Clinique, en 1869; forceps ; enfant pesant 3,660 grammes sorti vivant. Longueur du fœtus, 0m49; — du cordon, 0m64.

Dernière grossesse; D. R. le 28 août 1872.

A 8 mois.

Accouchement provoqué.

Premières douleurs le 15 mai, à 9 heures du matin.

Terminaison naturelle le 17, à 5 heures 50 du soir.

Sommet O I D P réduite.

Poids, 2,130 grammes.

(*Manque dans le bulletin toute autre indication.*)
Sortie le 10 juin. — Enfant mort-né.

61. — G. J., blanchisseuse, 34 ans, entre le 6 juin, à 3 heures de l'après-midi.
Lit n° 27.
Menstruée à 14 ans, R. 5 jours.
Rachitique.
Bassin vicié. — Diamètre promonto-pubien, minimum 0m8 1/2.
Multipare.
Cinq accouchements: trois fausses-couches de 4 mois, un à 7 mois 1/2, un à terme à la Clinique en 1868; forceps. Enfant portant une dépression considérable sur le pariétal gauche, et pesant 3,200 grammes. Longueur du fœtus, 0m51 ; du cordon, 0m51.
Dernière grossesse; D. R. le 20 août 1872.
A terme.
Apportée en travail.
Premières douleurs le 5 juin, à 10 heures du matin.
Terminaison artificielle le 7, dans la matinée.
Application de forceps par Depaul.
Dépression considérable de la bosse frontale droite de l'enfant.

	Diamètres de la tête fœtale.	
Sommet O I G A.	B P.	10
Poids, 2,940 grammes.	O F.	11 1/2
Longueur du fœtus, 0m49.	O M.	14
Longueur du cordon, 0m50.	S O B.	9 1/2

Sortie avec son enfant.

62. — R. A., lingère, 33 ans, entre le 15 juillet.
Menstruée à 15 ans, R. 4 jours.
Rachitique.
Bassin vicié. — Diamètre promonto-pubien, minimum 0m6 3/4.
Multipare.
Deux accouchements, tous deux provoqués à 8 mois, à la Clinique, par le dilatateur Tarnier. Le premier en 1865; cephalotripsie; enfant pesant 1,650 grammes, sans cerveau ni sang. Longueur du fœtus, 0m45; — du cordon, 0m60. Le deuxième en 1868 ; forceps, enfant pesant 1,800 grammes. Longueur du fœtus, 0m43 : — du cordon, 0m49. Sorti vivant.
Dernière grossesse; D. R. le 24 novembre 1872.
A 7 mois 1/2.
Accouchement provoqué par le dilatateur Tarnier, le 22 juillet, à 9 heures 1/2 du matin.
Premières douleurs une demi-heure après l'introduction du dilatateur.
Terminaison naturelle le 23 juillet, à minuit et demi.

	Diamètres de la tête fœtale.	
Sommet O I D P.	B P.	8
Poids, 1,850 grammes.	O F.	10 1/2
Longueur du fœtus, 0m45.	O M.	12
Longueur du cordon, 0m58.	S O B.	8

Sortie avec son enfant.

63. — B., f. B., couturière, 41 ans, entre le 2 septembre, à 3 heures du soir.

Lit n° 15.

Menstruée à 18 ans, R. 5 jours.

Rachitique.

Bassin vicié. — Diamètre promonto-pubien, minimum 0m8 1/2.

Multipare.

Cinq accouchements : deux fausses-couches à 5 mois, deux à 7 et 8 mois, un à terme.

Dernière grossesse ; D. R. le 5 décembre 1872.

A mois 1/2.

Apportée en travail.

Premières douleurs le 1er septembre, à 2 heures du matin.

Terminaison artificielle le 2, à 4 heures de l'après-midi.

Céphalotripsie par Bailly.

Sommet O I G A.

Poids, 2,720 grammes, sans cerveau ni sang.

Longueur du fœtus, 0m51.

Longueur du cordon, 0m74.

64. — M. f. R., piqueuse de bottines, 43 ans, entre le 18 septembre, à 9 heures du soir.

Lit n° 33.

Menstruée à 17 ans, R. 5 jours.

Rachitique.

Bassin vicié. — Diamètre promonto-pubien, minimum 0m8 1/2.

Multipare.

Deux accouchements : un à terme, un spontané à 8 mois, à la Clinique en 1869 ; céphalotripsie. Enfant pesant 2,360 grammes, sans cerveau ni sang. Cordon, 0m60.

Dernière grossesse ; D. R. le 24 décembre 1872.

A 8 mois 1/2.

Premières douleurs le 25 septembre, à 4 heures 1/2 du matin.

Terminaison naturelle le 26, à 4 heures 1/2 du matin.

	Diamètres de la tête fœtale.	
Sommet O I D P.	B P.	9
Poids, 2,970 grammes.	O F.	12
Longueur du fœtus, 0m51.	O M.	14
Longueur du cordon, 0m70.	S O B.	9 1/2

Sortie avec son enfant.

65. — G., f. L., culottière, 30 ans, entre le 30 septembre, à 3 heures du soir.

Menstruée à 16 ans, R. 2 jours.

Rachitique.

Bassin vicié. — Diamètre promonto-pubien, minimum 0m8 1/2.

Multipare.

Un accouchement à terme ; forceps.

Dernière grossesse ; D. R. le 6 décembre 1872.

A terme.

Apportée en travail.

Premières douleurs le 28 septembre, à 11 heures du soir.

Terminaison artificielle le 30 dans la soirée, à 10 heures 45.
Céphalotripsie par Bailly.
Sommet O I G A.
Poids, 3,510 grammes, sans cerveau ni sang.
Longueur du cordon, $0^{m}70$.
Sortie en bonne santé.

66. — G., f. C., couturière, 25 ans, entre le 6 décembre, à 1 heure du soir.
Lit n° 30.
Menstruée à 15 ans, R. 8 jours.
Rachitique.
Bassin vicié. — Diamètre promonto-pubien, minimum $0^{m}9$.
Multipare.
Un accouchement à 7 mois 1/2.
Dernière grossesse; D. R. premiers jours de février 1873.
A terme.
Apportée en travail.
Premières douleurs le 5 décembre, à 10 heures du soir. La sage-femme qui l'assistait ayant constaté une présentation de la face fit appeler un médecin qui essaya plusieurs fois d'appliquer le forceps, mais sans succès. Après lui deux autres médecins firent ces mêmes manœuvres, après quoi, ils conseillèrent d'amener la malade à la Clinique.
A son entrée enfant mort et femme bien fatiguée.
Terminaison artificielle le 6, à 3 heures du soir.
Céphalotripsie par Depaul.
Face M. I. D. P.
Poids, 3,060 grammes, sans cerveau ni sang.
Décédée le 27 décembre.

67. — D. H., f. F., blanchisseuse, 35 ans, entre le 29 décembre.
Lit n° 30.
Rachitique, bien déformée sur les membres inférieurs.
Bassin vicié. — Diamètre promonto-pubien, minimum $0^{m}7$ 1/2 à $0^{m}7$ 3/4.
Multipare.
Deux accouchements a terme : le 1er en 1870, très laborieux; forceps; — enfant mort; le 2e en 1872; forceps, grande difficulté pour extraire l'enfant qui naît mort.
Dernière grossesse; D. R. le 4 mai 1873.
A 8 mois.
Accouchement provoqué par l'éponge préparée le 6 janvier 1874.
Premières douleurs le 6, dans la soirée.
Terminaison artificielle le 7, à 11 heures du soir.
Tentatives infructueuses d'application de forceps, version.
Sommet avec procidence d'une main. — *Variété et position non indiquées.*

Poids, 2,730 grammes.
Longueur du fœtus, $0^{m}49$.
Longueur du cordon, $0^{m}70$.

Diamètres de la tête fœtale.	
B P	9 1/2
O F	11
O M	12
S O B	9 1/2

Décédée le 14 janvier de péritonite généralisée.

1874

68. — P., f. B., casquetière, 38 ans, entre le 30 janvier, à 8 heures du soir.

Lit nº 12.

Menstruée à 18 ans, R. 3 jours.

Rachitique.

Bassin vicié. — Diamètre promonto-pubien, minimum 0m8 3/4.

Multipare.

Quatre accouchements : un à 7 mois, — trois à terme; forceps, dont deux à la clinique. Le 1er en 1865, enfant pesant 3,360 grammes; longueur du fœtus, 0m51 ; du Cordon, 0m71.

Dernière grossesse; D. R. le 14 avril 1873.

A terme.

Apportée en travail.

Premières douleurs le 30 janvier, à 2 heures du matin.

Terminaison artificielle le 31, à 9 heures 45 du matin.

Traction sur le fœtus et sortie facile du tronc, impossibilité de dégager la tête; céphalotripsie par Depaul.

Extrémité pelvienne. S. J. D.

Poids, 3,640 grammes, sans cerveau ni sang.

Longueur du cordon, 0m71.

Sortie bien portante.

69. — R., f. R., journalière, 41 ans, entre le 10 février à 8 heures du soir.

Lit nº 10.

Menstruée à 16 ans, R. 2 jours.

Rachitique.

Bassin vicié. — Diamètre promonto-pubien, minimum 0m7 1/4.

Multipare.

Un accouchement avant terme qui nécessita pour être terminé une application de forceps.

Dernière grossesse ; Dernières règles le 27 avril 1873.

A terme.

Apportée en travail. — Le médecin qui l'assistait chez elle administra de l'ergot de seigle et fit plusieurs applications de forceps, faisant chaque fois des tractions énergiques avec l'aide du mari. Il n'a rien obtenu. On amène la malade à la Clinique. — Enfant mort.

Premières douleurs le 9 février, à 10 heures du soir.

Terminaison artificielle le 10, à 10 heures dans la soirée.

Céphalotripsie par Depaul.

Sommet. — *Variété et position inconnues*

Poids, 3,320 grammes, sans cerveau ni sang.

Longueur du cordon, 0m 60.

Sortie bien portante.

70. — L., f. B., sans profession, 35 ans, entre le 28 février.

Lit nº 23.

Menstruée à 15 ans, R. 4 jours.
Rachitique.
Bassin vicié — Diamètre promonto-pubien, minimum 0m7 1/4.
Multipare.
Quatre accouchements : 3 fausses-couches, un à 8 mois.
Dernière grossesse ; D. R. le 23 juillet.
A 7 mois.
Il y a eu rétroversion de l'utérus au 3e mois de la grossesse.
Premières douleurs le 1er mars, à 8 heures du soir.
Terminaison naturelle le 2, à 5 heures et 1/2 du matin.

Siège S I G A.
Poids, 1770 grammes.
Longueur du fœtus, 0m45.
Longueur du cordon, 0m44.

Diamètres de la tête fœtale.	
B P	9
O F	10
O M	11
S O B	8 1/2

Sortie bien portante. — Enfant mort-né.

71. — B., f. R., couturière, 32 ans, entre le 8 novembre.
Menstruée à 17 ans, R.
Rachitique.
Bassin vicié. — *N'est pas indiqué le diamètre.*
Multipare.
Une fausse-couche de deux mois au mois de janvier 1874.
Dernière grossesse ; D. R. à la fin de juin.
A 4 mois 1/2.
Avortement provoqué.
Premières douleurs le 13 novembre, à 8 heures du soir.
Terminaison naturelle le 16, à 4 heures du matin.
Extrémité pelvienne.
Poids 730 grammes
Longueur du fœtus 0m44.
Sortie bien portante.

72. — L., f. B., couturière, 40 ans, entre le 10 décembre, à 6 heures du soir.
Menstruée à 18 ans, — R. 4 jours.
Bassin vicié. — Diamètre promonto-pubien, minimum 0m 8 1/2.
Multipare.
Quatre accouchements à terme.
Dernière grossesse ; D. R., le 3 février 1874.
A terme.
Apportée en travail.
Premières douleurs le 7 décembre à 9 heures du soir.
Terminaison artificielle le 10, dans la soirée.
Perforation du crâne par Depaul.
Sommet O I D P.
Poids, 2,920 grammes, sans cerveau ni sang.
Décédée le 14 décembre.

1875

73. — L. J., journalière, 34 ans, entre le 18 janvier, à deux heures du soir.
Menstruée à 18 ans, R. 3 jours.
Rachitique.
Bassin vicié. — Diamètre promonto-pubien, minimum 0^m8.
Multipare.
Deux accouchements à terme.
Dernière grossesse; D. R. premiers jours d'avril 1874.
A terme.
Apportée en travail.
Premières douleurs le 17 janvier, à 8 heures du soir.
Terminaison naturelle le 18 janvier dans la soirée, à 7 heures.

	Diamètres de la tête fœtale.	
Sommet O I D P réduite.		
Poids, 2,810 grammes.	B P.	9
Longueur du fœtus 0^m48.	O F.	11 1/2
Longueur du cordon, 0^m56. — Deux circulaires très serrés autour du cou.	O M.	13
	S O B.	9 1/2

Sortie avec son enfant.

74. — P., f. C., cartonnière, 29 ans, entre le 12 avril.
Lit n° 23.
Menstruée à 17 ans et 1/2, irrégulièrement, 7 jours.
Bassin vicié. — Diamètre promonto-pubien, minimum 0^m8 1/2 à 0^m8 3/4.
Multipare.
Un accouchement à 7 mois 1/2.
Dernière grossesse; D. R. le 5 août 1874.
A terme.
Accouchement provoqué par l'éponge préparée quelques jours d'avance.
Premières douleurs le 18 mai, à 2 heures de l'après-midi.
Terminaison naturelle le 20, à minuit 1/2.

	Diamètres de la tête fœtale.	
Extrémité pelvienne S J D P.	B P.	9 1/2
Poids, 3,360 grammes.	O F.	12
Longueur du fœtus, 0^m50.	O M.	13
Longueur du cordon 0^m64.	S O B.	10

Sortie avec son enfant.

75. —R., f. C., fleuriste, 32 ans, entre le 2 mai, à 8 heures du soir.
Lit n° 3.
Menstruée à 18 ans, R. 4 jours.
Rachitique.
Bassin vicié. — Diamètre promonto-pubien, minimum 0^m7 3/4.
Multipare.

Un accouchement à terme.
Dernière grossesse; D. R. le 14 juillet 1874.
A terme.
Apportée en travail avec une procidence du cordon.
Premières douleurs le 1er mai, à 9 heures du soir.
Terminaison artificielle le 2, à 9 heures du matin.
Céphalotripsie par Depaul.
Sommet avec procidence du cordon. O. I. G. A.
Poids, 2,730 grammes, sans cerveau ni sang.
Longueur du fœtus, 0m49.
Longueur du cordon, 0m69.
Sortie en bonne santé.

76. — L. L., journalière, 27 ans, entre le 27 juin, à 10 heures 1/2 du matin.
Lit n° 22.
Menstruée à 16 ans, R. 5 jours.
Bassin vicié. — Diamètre promonto-pubien, minimum 0m9 1/4.
Multipare.
Trois accouchements : une fausse-couche à trois mois ; deux à terme.
Dernière grossesse, D. R. dans le courant de septembre 1874.
A terme.
Apportée en travail.
Premières douleurs le 26 juin, à midi.
Terminaison artificielle le 27, à une heure de l'après-midi.
Application de forceps par Depaul.

	Diamètres de la tête fœtale.	
Sommet O I G T.	B P.	9 1/2
Poids, 3,320 grammes.	O F.	12
Longueur du fœtus, 0m51.	O M.	13
Longueur du cordon, 0m46.	S O B.	10 1/2

Sortie en bonne santé avec son enfant.

77. — G. M., f. M., repasseuse, 29 ans, entre le 2 août.
Lit n° 11.
Régulièrement menstruée 5 jours par mois.
Bassin vicié. — Diamètre promonto-pubien, minimum 0m9 1/2.
Multipare.
Deux accouchements : un à 7 mois 1/2; un à terme. Céphalotripsie.
Dernière grossesse; D. R. le 15 novembre 1874.
A 8 mois 1/2.
Premières douleurs le 5 août, à 8 heures du soir.
Terminaison artificielle le 6, à 9 heures du matin.
Application de forceps sans succès et céphalotripsie par Depaul.
Sommet O I D P non réduite.
Poids, 2,720 grammes, sans cerveau ni sang.
Longueur du fœtus, 0m50.
Longueur du cordon, 0m77.
Femme sortie malade le 19 août, malgré l'avis du médecin.

78. — N., f. D., journalière, 28 ans, entre le 24 octobre.
Lit n° 25.
Menstruée à 13 ans, R. 2 jours.
Rachitique.
Bassin vicié. — Diamètre promonto-pubien, minimum 8 3/4.
Multipare.
Deux accouchements à terme spontanément.
Dernière grossesse; D. R. le 8 janvier 1875.
A terme.
Apportée en travail depuis trois jours et après avoir subi chez elle plusieurs *manœuvres*. Tête au-dessus du détroit supérieur. — Enfant mort.
Premières douleurs le 21 octobre, à 8 heures du matin.
Terminaison artificielle le 29 octobre, à 3 heures 1/4 du matin.
Céphalotripsie par Charpentier.
Sommet. — *Variété et position inconnues.*
Poids, 3,880 grammes, sans cerveau ni sang.
Longueur du cordon, 0m63.
Sortie bien portante le 5 novembre, sur sa demande.

79. — D. R., f. T., couturière, 40 ans, entre le 3 novembre.
Lit n° 2.
Menstruée à 17 ans, R. 2 jours.
Rachitique de très petite taille; déformation exagérée des membres inférieurs. Elle avait été nouée. La colonne vertébrale n'est pas d'une rectitude parfaite.
Bassin vicié. — Diamètre promonto-pubien, minimum 0m7.
Multipare.
Trois accouchements : deux à terme. Toujours céphalotripsie par Tarnier et Depaul; un provoqué à 7 mois 1/2; forceps. — Enfant vivant.
Dernière grossesse; D. R. le 12 mars 1875.
A 7 mois 1/2.
Accouchement provoqué le 4 novembre par Charpentier avec une sonde-bougie.
Premières douleurs le 4, à 10 heures du matin.
Terminaison artificielle le 4 novembre, à 9 heures 45 du matin.
Plusieurs applications de forceps sans succès et céphalotripsie par Charpentier.
Sommet O I D T.
Poids, 2,220 grammes.
Longueur du cordon, 0m45.
Décédée le 8 novembre, de péritonite.
A l'autopsie on trouve quelques petites déchirures de l'orifice utérin; injection du péritoine. Rien ailleurs.

80. — V. A., repasseuse, 30 ans, entre le 27 novembre, à 11 heures du matin.
Lit n° 11.
Menstruée à 16 ans, R. 8 jours.
Bassin vicié. — Diamètre promonto-pubien, minimum 0m8 1/2.
Multipare.
Six accouchements : deux avant terme, 2 mois, 6 mois; quatre à terme.
Dernière grossesse; D. R., le 14 mars 1885.
A 8 mois.

Apportée en travail. Femme très fatiguée; langue un peu sèche; peau chaude. Plusieurs tentatives infructueuses de version en ville. Utérus distendu par des gaz très fétides qui de temps en temps sortent avec bruit par le vagin.

Premières douleurs le 26 novembre, à 6 heures du matin.

Terminaison artificielle le 27, à 2 heures de l'après-midi.

Version par Charpentier. — Enfant macéré.

Epaule droite, C. I. G.

Poids, 2,280 grammes.

Longueur du cordon, 0m50.

Sortie bien portante.

81. — K. J., f. L., blanchisseuse, 35 ans, entre le 14 décembre.

Lit n° 36.

Menstruation régulière et normale.

Rachitique.

Bassin vicié. — Diamètre promonto-pubien, minimum 0m8.

Multipare.

Un accouchement à terme; forceps à la Clinique (1874).

Dernière grossesse; D. R. le 12 mars 1875.

A terme.

Premières douleurs le 18 décembre, à minuit.

Terminaison artificielle le 19, à 9 heures 1/2 du matin.

Application du forceps par Depaul.

	Diamètres de la tête fœtale.	
Sommet O I G A.	B P.	9
Poids, 2,900 grammes.	O F.	11 1/2
Longueur du fœtus, 0m49.	O M.	13 1/2
Longueur du cordon, 0m73.	S O B.	9 1/2

Sortie avec son enfant.

82. — B.-M.-C., f. A., couturière, 30 ans, entre le 15 décembre.

Lit n° 20.

Menstruée à 15 ans 1/2, R. 4 jours.

Rachitique; taille 1m45; arrêt de développement des os.

Bassin vicié. — Diamètre promonto-pubien, minimum 0m6 1/2.

Multipare.

Un accouchement à terme; éclampsie; céphalotripsie à l'hôpital Beaujon, en novembre 1874. L'enfant pesait environ 8 livres (4,000 grammes).

Dernière grossesse; D. R. le 15 mai 1875.

A 7 mois 1/2.

Accouchement provoqué par l'éponge préparée qui est placée dans le co utérin le 11 janvier 1876.

Premières douleurs le 11 janvier, à 9 heures du matin, une demi-heure après l'introduction de l'éponge.

Terminaison artificielle le 12, à 9 heures du matin.

Application de forceps par Depaul.

	Diamètres de la tête fœtale.	
Sommet O I D T.	B P.	8
Poids, 1,830 grammes.	O F.	10
Longueur du fœtus, 0m43.	O M.	11 1/2
Longueur du cordon, 0m4 0.	S O B.	9

Sortie bien portante. — Enfant mort quelques instants après la naissance.

83. C C., lingère, 35 ans, entre le 31 décembre, à 11 heures du matin
Lit n° 32.
Menstruée à 13 ans, R. 3 jours.
Rachitique; très petite taille.
Bassin vicié. — Diamètre promonto-pubien, minimum 0m6.
Multipare.
Une fausse-couche de 6 semaines, il y a 8 ans.
Dernière grossesse; D. R. le 23 mars 1875.
A 8 mois 1/2.
Apportée en travail.
Premières douleurs le 31 décembre, à 4 heures du matin.
Terminaison artificielle le même jour, à 5 heures du soir.
Céphalotripsie par Depaul.
Sommet O I D T.
Poids, 2,310 grammes, sans cerveau ni sang.
Longueur du cordon, 0m85.
Sortie bien portante.

1876

84. — M. M., lingère, 31 ans, entre le 15 mars.
Lit n° 2.
Menstruée à 11 ans, R. 5 jours.
Rachitique.
Bassin vicié. — Diamètre promonto-pubien, minimum 0m7 1/4.
Multipare.
Quatre accouchements : trois provoqués à huit mois. — Deux enfants vivants, le dernier pesant 2,685 grammes. Longueur du fœtus; 0m50 du cordon 0m70. Un à terme, forceps.
Dernière grossesse. — D. R. le 21 juillet 1875; *Sur le bulletin il y a écrit* « devenue enceinte le 12 août. » A partir donc de ce jour on présume une grossesse.
A 7 mois 1/2.
Accouchement provoqué par l'éponge préparée et les douches
Premières douleurs le 4 avril, à 10 heures du matin.
Terminaison artificielle le 5 à 9 heures du matin.
Application de forceps par Depaul.

	Diamètres de la tête fœtale.	
Sommet O I D P.	B P.	8 1/2
Poids, 2,360 grammes.	O F	11
	O M	12
Longueur du fœtus, 0m49.	S O B.	9

85. — B. f. V., matelassière, 28 ans, entre le 9 mai, à 10 heures du matin.
Lit n° 35.
Menstruée à 14 ans, R. 8 jours.
Rachitique, de très petite taille; aurait marché à 9 ans.
Bassin vicié. — Diamètre promonto-pubien, minimum 0m6 3/4.
Multipare.
Cinq accouchements à terme : deux spontanés, deux par le forceps, un céphalotripsie.
Dernière grossesse; D. R. époque ignorée.
A terme d'après l'apparence de l'enfant.

Apportée en travail, après avoir subi chez elle plusieurs tentatives infructueuses d'application de forceps.
Premières douleurs le 8 à 7 heures du matin.
Terminaison artificielle le 9 mai, à 10 1/2 du matin.
Application de forceps, tractions énergiques sans succès et céphalotripsie par Depaul.
Sommet. *Variété et position inconnues.*
Poids, 2,840 grammes, sans cerveau ni sang.
Sortie bien portante le 15 mai.

86. — G. E., journalière, 21 ans, entre le 6 juin.
Lit n° 34.
Menstruée à 14 ans, R. 8 jours.
Rachitique.
Bassin vicié. — *N'est pas indiqué le diamètre.*
Multipare.
Un accouchement à terme; forceps.
Dernière grossesse; D. R. premiers jours de septembre 1875.
A terme.
Apportée en travail.
Premières douleurs le 6 juin, à 6 heures du matin.
Terminaison naturelle le 8, à midi 50.

	Diamètres de la tête fœtale.	
Sommet O I G T.	B P.	8 1/2
Poids, 3,580 grammes.	O F	12
Longueur du fœtus, 0m51.	O M	13
Longueur du cordon, 0m50.	S O B.	9

Sortie avec son enfant.

87. — A., f. M., mécanicienne, 25 ans, entre le 4 juillet, à 5 heures du soir.
Lit n° 6.
Menstruée à 13 ans, R. 5 jours.
Rachitique.
Bassin vicié. — Diamètre promonto-pubien, minimum 0m6 1/2.
Multipare.
Quatre accouchements: une fausse-couche à 3 mois; deux accouchements provoqués à 7 mois et à 7 mois et 1/2, ce dernier à la Clinique en 1872. — Enfant pesant 2,060 grammes; forceps; un à terme, céphalotripsie.
Dernière grossesse, D. R. le 15 septembre 1875.
A terme.
Apportée en travail.
Premières douleurs le 3 juillet, à 9 heures du soir.
Terminaison artificielle le 4, à 8 heures 45 du soir.
Céphalotripsie par Depaul.
Sommet. — *Variété et position inconnues.*
Poids, 3,020 grammes, sans cerveau ni sang.
Longueur du cordon 0m62.
Sortie en bonne santé le 13 juillet.

88. — G. M., piqueuse de bottines, entre le 3 août.
Lit n° 23.
Menstruée à 13 ans, R. 8 jours.
Rachitique.
Bassin vicié. — Diamètre promonto-pubien, minimum 0m8 3/4.
Multipare.
Un accouchement à terme.
Dernière grossesse; D. R. le 26 octobre 1875.
A 3 mois 1/2.
Premières douleurs le 6 août, à 2 heures du matin.
Terminaison naturelle le 6, à 11 heures du matin.

	Diamètres de la tête fœtale.	
Sommet O I D P réduite.	B P.	9 1/4
Poids, 3,580 grammes.	O P	12
Longueur du fœtus, 0m52.	O M	13 1/2
Longueur du cordon, 0m48.	S O B	9 1/2

Sortie avec son enfant.

89. — R. M., lingère, 30 ans, entre le 18 novembre.
Lit n° 19.
Menstruée à 15 ans, R. 5 jours.
Rachitique.
Bassin vicié. — *N'est pas indiqué le diamètre.*
Multipare.
Un accouchement à terme spontané.
Dernière grossesse; D. R., le 15 février 1876.
A terme.
Premières douleurs le 26 novembre, à trois heures du matin.
Terminaison naturelle le même jour, à 9 heures du soir.

	Diamètres de la tête fœtale.	
Sommet O I G A.	B P	9
Poids 3,730 grammes.	O F	12
	O M	13 1/2
Longueur du fœtus 0m50.	S O B.	10

Sortie avec son enfant.

1877

90. — M. B., brocheuse, 24 ans, entre le 19 mars, à 5 heures du soir.
Lit n° 6.
Menstruée à 17 ans, R. 8 jours.
Rachitique.
Bassin vicié. — Diamètre promonto-pubien, minimum 0m7 1/2.
Multipare (*n'est pas noté le nombre des accouchements antérieurs*).
Dernière grossesse; dernières règles le 17 juin 1876.
A 8 mois 1/2.
Premières douleurs le 21 mars, à 1 heure du matin.
Terminaison artificielle le 22, à 4 heures de l'après-midi. — Enfant vivant
Application de forceps par Depaul.

Sommet O I G A.
Poids, 2570 grammes.
Longueur du fœtus 0^m46.
Longueur du cordon, 0^m34.

Diamètres de la tête fœtale.	
B P.	8 1/2
O F.	10 1/2
O M.	13
S O B.	9 1/2

Sortie bien portante.

91. — L., f. B., journalière, 30 ans, entre le 28 août, à 5 heures du matin.
Rachitique.
Bassin vicié. — *N'est pas indiqué le diamètre.*
Multipare.
Un accouchement à terme. — Perforation du crâne.
Dernière grossesse; D. R. le 20 novembre 1876.
A terme.
Apportée en travail.
Premières douleurs le 28 août, à 2 heures du matin.
Terminaison le 28, à 3 heures du soir. — Enfant mort.
Sommet O I G A.
Poids, 3,230 grammes.
Longueur du fœtus 50.
Longueur du cordon 56.
Décédée d'hémorrhagie cérébrale droite à la salle d'accouchement.

92. — D. L., cuisinière, 30 ans, entre le 3 septembre.
Menstruée à 18 ans, R. 6 jours.
Bassin vicié. — Diamètre promonto-pubien, minimum 0^m8.
Multipare
Un accouchement provoqué à 8 mois 1/2 à la Clinique en 1872. — Enfant pesant 2,190 grammes. Longueur du fœtus 0^m47; — du cordon 0^m40; — sorti bien portant.
Dernière grossesse; D. R. le 1er janvier 1877.
A 8 mois.
Accouchement provoqué le 8 septembre par la sonde.
Premières douleurs le 10 à midi.
Terminaison naturelle le 11 septembre à 10 heures 50 du soir.

Sommet O I G A.
Poids, 1,720 grammes.
Longueur du fœtus, 0^m43.
Longueur du cordon, 0^m37.

Diamètres de la tête fœtale.	
B P.	8
O F.	10
O M.	12
S O B.	9

Sortie bien portante. — Enfant mort deux jours après la naissance.

93. — C., f. R., chemisière, 32 ans, entre le 11 septembre.
Lit n° 10.
Menstruée à 12 ans, R. 3 jours.
Rachitique.
Bassin vicié. — Diamètre promonto-pubien, minimum 0^m7 1/2.
Multipare.
Un accouchement à 8 mois 1/2. — Enfant mort.

Dernière grossesse; D. R. le 4 janvier 1877.
A huit mois.
Accouchement provoqué. — Le 18 septembre, on place une bougie dans la cavité utérine.
Premières douleurs le 19 septembre, à 11 heures du matin.
Terminaison naturelle le 20, à minuit 20 minutes.

	Diamètres de la tête fœtale.	
Sommet O I G T.	B P.	8 1/2
Poids, 2,050 grammes.	O F.	11
Longueur du fœtus, 0m44.	O M.	12
Longueur du cordon, 0m52.	S O B.	9

Sortie le 6 octobre malgré l'avis du médecin. — Enfant mort quelques heures après la naissance.

94. — A. C., couturière, 32 ans, entre le 26 octobre.
Lit n° 18.
Menstruée à 22 ans, R. 8 jours.
Rachitique; — constitution très-faible.
Bassin vicié. — Diamètre promonto-pubien, minimum 0m9.
Multipare.
Un accouchement à 7 mois.
Dernière grossesse; D. R. le 10 janvier 1877.
A 8 mois 1/2.
Premières douleurs le 27 octobre, à 8 heures 1/2 du soir.
Terminaison naturelle le lendemain, à 1 heure du matin.

	Diamètres de la tête fœtale.	
Sommet O I G A.		
Poids 2,080 grammes.	B P.	8 1/2
Longueur du fœtus, 0m43.	O F.	11
Longueur du cordon 0m33, *un circulaire*.	O M.	12
	S O B.	8 1/2

Sortie bien portante.

95. — M., f. L., ouvrière, 26 ans, entre le 12 décembre à 8 heures du soir.
Lit n° 1.
Menstruée à 13 ans, irrég., 8 jours.
Rachitique.
Bassin vicié. — Diamètre promonto-pubien, minimum, 0m8.
Multipare.
Cinq accouchements à terme : — trois avec le forceps, un spontané par le sommet, — un par les pieds
Dernière grossesse; D. R. le 3 mars 1877.
A 8 mois 1/2.
Apportée en travail. — Premières douleurs le 12 décembre, à 11 heures du matin.
Terminaison artificielle le même jour. à 10 heures du soir.
Crâniotomie par Depaul.
Sommet avec procidence de la main droite et du cordon O I G A.
Poids, 2,800 grammes sans cerveau ni sang.

Longueur du fœtus, 0m50.
Longueur du cordon, 0m72.
Sortie le 5 janvier sur sa demande.

96. — T., f. F., sans profession, 31 ans, entre le 25 décembre.
Lit n° 9.
Menstruée à 17 ans, R. 8 jours.
Rachitique.
Bassin vicié. — Diamètre promonto-pubien, minimum 0m7 1/2.
Multipare.
Cinq accouchements: une fausse couchr à 5 mois, deux avant terme, 7 et 8 mois; deux à terme, un par le forceps; l'autre, céphalotripsie.
Dernière grossesse; D. R. le 8 mai 1877.
A 7 mois et 1/2.
Accouchement provoqué par Chantreuil avec le dilatateur Tarnier.
Premières douleurs le 28 décembre, à 8 heures du soir.
Terminaison naturelle le 29, à 4 heures du matin. Enfant né mort.

	Diamètres de la tête fœtale.	
Sommet O I G A	B P.	8 1/2
Poids 2,270 grammes.	O F.	11
Longueur du fœtus, 0m46.	O M.	12 1/2
Longueur du cordon, 0m52.	S O B.	8 1/2

Sortie le 2 janvier 1878, très mal, sur sa demande.

1878

97. — V. A., f. M., fleuriste, 20 ans, entre le 17 janvier
Lit n° 8.
Menstruée à 11 ans 1/2, R. 8 jours.
Bassin vicié par luxation fémorale gauche.
Multipare.
Deux accouchements à terme.
Dernière grossesse; D. R. le 16 avril 1877
A 8 mois 1/2.
Premières douleurs le 23 janvier, à 4 heures du soir.
Terminaison naturelle le 25, à 1 heure du matin.

	Diamètres de la tête fœtale	
Sommet O I G A.	B P.	9
Poids, 2,800 grammes.	O F.	12
Longueur du fœtus, 0m47.	O M.	13
Longueur du cordon, 0m46.	S O B.	9

Sortie avec son enfant.

98. — D., f. P., journalière, 32 ans, entre le 10 mars, à 10 heures du soir.
Lit n° 8.
Menstruée à 17 ans, R. 3 jours.
Rachitique.

Bassin vicié. — Diamètre promonto-pubien, minimum 0^m7 3/4.
Multipare.
Deux accouchements à terme, dont 1 par le forceps.
Dernière grossesse ; D. R. le 2 juin 1877.
A terme.
Apportée en travail. Premières douleurs le 9 mars, à 8 heures du matin.
Terminaison artificielle le lendemain, à 1 heure du matin.
Céphalotripsie par Martel.
Sommet O I G T.
Poids 3,200 grammes, sans cerveau ni sang.
Longueur du cordon, 0^m76.
Sortie sur sa demande le 15 mars.

99. — F., f. F., passementière, 36 ans, entre le 20 mai.
Lit n° 14.
Menstruée à 16 ans, R. 5 jours.
Rachitique.
Bassin vicié. Diamètre promonto-pubien, minimum 0^m 7 3/4.
Multipare.
Un accouchement à terme à l'Hôtel-Dieu en 1868; opération.
Dernière grossesse; D. R. le 25 septembre 1877.
A 8 mois.
Accouchement provoqué le 28 mai avec le dilatateur Tarnier.
Premières douleurs le 28. Le 29, à 9 heures du matin, rupture spontanée des membranes; prolapsus du cordon, impossibilité de le réduire ou d'intervenir. Mort du fœtus.
Terminaison artificielle le 1er juin, à 4 heures de l'après-midi.
Céphalotripsie par Depaul.
Sommet avec procidence du cordon. — *Variété et position inconnues.*
Poids, 2,190 grammes sans cerveau ni sang.
Décédee le 20 juin d'infection purulente.

100. — O., f. D., cuisinière, 28 ans, entre le 30 mai, à 8 heures du matin
Menstruée à 14 ans, R. 6 jours.
Rachitique.
Bassin vicié. — Diamètre promonto-pubien, minimum 0^m7 1/2.
Multipare.
Trois accouchements : le 1er spontané avant terme; enfant mort; 2e à terme, opération par Tarnier à la maison Dubois 3me à terme assez facile. Toujours présentation du siège.
Dernière grossesse; D. R. le 17 août 1877.
A terme.
Apportée en travail
Premières douleurs le 29 mai, à midi.
Tentatives d'extraction par le forceps pendant deux heures, l'enfant se présentant par le siège, faites par un médecin; le tronc a pu être complétement extrait; il n'en a pas été de même pour la tête.
A son entrée, l'état général de la malade est très grave. Enfant pendant entre les jambes depuis 17 heures environ ; la tête placée au-dessus du détroi supérieur ; cou énormément allongé ; fracture de la colonne vertébrale produite par les tractions faites en ville.
Terminaison artificielle le 30 mai, à 9 heures du matin.
Section du cou et céphalotripsie par Depaul. — L'opération a été très

difficile à cause que la tête était placée trop en avant et au-dessus des pubis.

SiègeS I G A.

Poids, 3,500 grammes, sans cerveau ni sang.

Sortie bien portante.

101. — Y., f. C. B., charbonnière, 39 ans, entre le 18 juin.

Lit n° 19.

Menstruée à 17 ans, R. 2 jours.

Bassin vicié. — Diamètre promonto-pubien, minimum 0m7 1/4.

Multipare.

Deux accouchements : 1 à 7 mois et 1/2; 1 à terme.

Dernière grossesse : D. R. le 26 octobre 1877.

A 8 mois.

Accouchement provoqué, d'abord par l'éponge préparée le 25 juin, puis par le dilatateur Tarnier qui resta sans résultat — Le 3 juillet rupture artificielle des membranes pour déterminer le travail.

Premières douleurs le 5 juillet, à 7 heures du soir.

Terminaison naturelle 4 heures plus tard.

	Diamètres de la tête fœtale.	
Sommet O I G A.	B P	9
Poids, 2.500 grammes.	O F	11
Longueur du fœtus, 0m46.	O M	13
Longueur du cordon, 0m48.	S O B	9

Sortie avec son enfant.

102. — P. f. B., journalière, 39 ans, entre le 15 juillet, à midi.

Lit n° 10.

Menstruée à 19 ans, R. 3 jours.

Rachitique.

Bassin vicié (*N'est pas indiqué le diamètre*).

Multipare.

Deux accouchements; 1 provoqué à 7 mois, 1 à terme.

Dernière grossesse ; D. R. le 22 septembre 1877.

A terme.

Apportée en travail.

Premières douleurs le 14 juillet, à 9 heures du soir.

Terminaison naturelle le 16, à 7 heures dans la soirée.

Extrémité pelvienne. Pieds. S. I. G. A.

	Diamètres de la tête fœtale.	
Poids, 3,040 grammes.	B P.	9 1/2
Longueur du fœtus, 0m49.	O F	11 1/2
	O M	12 1/2
Longueur du cordon, 0m51.	S O B	9 1/2

Sortie avec son enfant.

103. — F. J. H., blanchisseuse, 32 ans, entre le 25 juillet.

Lit n° 3.

Menstruée à 15 ans, R. 4 jours.

Rachitique.

Bassin vicié. — Diamètre promonto-pubien, minimum 0m6 1/2.

Multipare.

Deux accouchements : 1 spontané à sept mois ; enfant mort. 1 à terme. Céphalotripsie à la Clinique en 1875. Enfant pesant 3,180 grammes, sans cerveau ni sang. Longueur du cordon $0^{m}71$.

Dernière grossesse ; D. R. le 14 décembre 1877.

A 8 mois.

Accouchement provoqué le 14 août par l'excitateur Tarnier, et le 16, l'éponge préparée.

Premières douleurs le 14 août, à 10 heures du matin.

Terminaison artificielle le 17 dans la matinée.

Version et perforation du crâne par Depaul.

Epaule — *Ne sont pas indiqués les autres signesde la présentation.*

Poids, 2,330 grammes, sans cerveau ni sang.

Longueur du fœtus, $0^{m}49$.

Longueur du cordon, $0^{m}.2$.

Sortie bien portante.

104. — G., f. G., casquetière, 33 ans, entre le 31 octobre, à 11 heures du matin.

Menstruée à 16 ans, R. 7 jours.

Rachitique.

Bassin vicié. — *N'est pas indiqué le diamètre.*

Multipare.

Un accouchement à terme spontané. Enfant mort depuis plusieurs jours.

Dernière grossesse : D. R. le 2 janvier 1878.

A terme.

Apportée en travail. On a fait en ville pendant une heure des tentatives d'extraction par le forceps, qui non seulement ont été infructueuses mais ont amené deux déchirures de la paroi vaginale, une à gauche et une autre à droite plus profonde, qui a mis à nu la branche ischio-pubienne. Avant ces applications de forceps on avait donné, à 5 heures du matin, du seigle ergoté.

A son entrée à la Clinique, l'état général de la malade était très grave; elle perdait beaucoup de sang. Enfant vivant, mais souffrant.

Premières douleurs le 30 octobre, à 9 heures du soir.

Terminaison artificielle le 31, à 9 heures 45 dans la soirée.

Application de forceps et tractions énergiques sans succès et céphalotripsie par Depaul.

Sommet O I G A.

Poids, 3,070 grammes, sans cerveau ni sang.

Longueur du cordon, $0^{m}35$.

Décédée le 4 novembre.

105. — B., f. P., employée de commerce, 32 ans, entre le 6 décembre, à 7 heures du matin.

Menstruée à 15 ans, R. 3 jours.

Bassin vicié. — *Nest pas indiqué le diamètre.*

Multipare.

Trois accouchements : 1 fausse-couche à 6 semaines; 2 à terme.

Dernière grossesse; dernières règles le 26 février 1878.

A terme.

Apportée en travail après avoir subi chez elle des tentatives infructueuses de version.

Premières douleurs le 5 décembre, à 7 heures du soir.
Terminaison artificielle le 6, à 9 heures du matin.
Détroncation par Depaul.
Epaule gauche. — *N'est pas indiquée la variété.*
Poids 3,030 grammes, sans le sang.
Longueur du cordon, 0m41.
Sortie bien portante.

1879

106. — B., blanchisseuse, 22 ans, entre le 23 janvier.
Lit nº 6.
Menstruée à 15 ans 1/2, R. 3 jours.
Constitution bonne.
Bassin vicié. — Diamètre promonto-pubien, minimum 0m8.
Multipare.
Un accouchement à terme; forceps: un gros enfant.
Dernière grossesse; D. R. le 13 mai 1878.
A 8 mois 1/2.
Premières douleurs le 6 février, à 6 heures du soir.
Terminaison naturelle le 7, à 7 heures du matin.

	Diamètres de la tête fœtale.	
Sommet O I D T.	B P.	9
Poids, 3,290 grammes.	O F.	12
	O M.	13
Longueur du fœtus, 0m49.	S O B.	9

Sortie avec son enfant.

107. — D., f. W., horlogère, 30 ans, entre le 19 avril, à minuit 1/2.
Lit nº 11.
Menstruée à 16 ans, R. 2 jours.
Constitution bonne.
Bassin vicié, rétréci dans tous ses diamètres ainsi qu'on l'a constaté sur le cadavre. — Diamètre promonto-pubien, minimum sur la vivante 7 1/2.
A l'autopsie. Détroit supérieur.
Diamètre promonto-pubien, 0m9, 4.
— — transverse, 0m11, 5.
— — oblique, 0m10, 4.
Détroit inférieur. — Diamètre antéro-postérieur, 0m9, 6.
— Diamètre transverse, 0m8, 4.
Multipare.
Huit accouchements : 3 fausses-couches de 2 mois; 5 à terme, dont 2 spontanés et 3 par le forceps. Enfants très petits, malgré cela, accouchements très laborieux. Un se compliqua d'une fistule vésico-vaginale, opérée et guérie — dit la malade — à Angoulême.
Dernière grossesse; D. R. le 12 juillet 1878.
A terme.
Apportée en travail. — A son entrée enfant mort.
Premières douleurs le 18 avril, à 9 heures du matin.

Terminaison artificielle le 19, à 3 heures du soir.

Céphalotripsie répétée par Depaul. — On a eu plusieurs hémorrhagies abondantes pendant le cours de l'opération faite en plusieurs séances.

Sommet. — *Variété et position inconnue.*

Poids, 2,900 grammes, sans cerveau ni sang.

Longueur du cordon, 0m45.

Décédée 9 heures après l'opération.

A l'autopsie on trouve dans le péritoine des caillots sanguins assez abondants et du sang liquide mêlé à ces caillots. Perforation du vagin, cependant on ne voit aucune trace de sutures à l'endroit où, selon la malade, avait été faite l'opération de la fistule vésico-vaginale.

108. — M. L., domestique, 28 ans, entre le 24 avril.
Lit n° 33.
Menstruée à 17 ans, R. 3 jours.
Constitution bonne.
Bassin vicié. — Diamètre promonto-pubien, minimum 0m9 1/4.
Multipare.
Un accouchement à terme.
Dernière grossesse; D. R. le 30 juillet 1878.
A 8 mois 1/2.
Premières douleurs le 30 avril, à 10 heures dans la soiree.
Terminaison naturelle le 1er mai, à 7 heures 1/2 du soir.

Sommet O I D P.
Poids, 2,720 grammes.
Longueur du fœtus, 0m47.
Longueur du cordon, 0m69.

Diamètres de la tête fœtale.	
B P.	9
O F.	11 1/2
O M.	12 1/2
S O B.	9

Sortie avec son enfant.

109. — J., f. T., lingère, 27 ans, entre le 1er mai.
Lit n° 20.
Menstruée à 14 ans 1/2, R. 6 jours.
Constitution bonne.
Bassin vicié — Diamètre promonto-pubien, minimum 0m 8 1/2.
Multipare.
Deux accouchements à terme spontanés, dont deux jumeaux.
Dernière grossesse: D. R. le 6 août 1878.
A terme.
Premières douleurs le 31 mai, à midi.
Terminaison naturelle le 1er juin, à 4 heures du soir.

Sommet O I G A.
Poids, 3,050 grammes.
Longueur du fœtus, 0m50.
Longueur du cordon, 0m46.

Diamètres de la tête fœtale.	
B P.	9 1/2
O F.	12 1/2
O M.	13 1/2
S O B.	9 1/2

Sortie avec son enfant.

110. — M. J., f. C. couturière, 24 ans, entre le 5 mai.
Lit n° 9.
Menstruation très irrégulière.

Constitution faible, taille très-petite.
Bassin vicié. — Diamètre promonto-pubien minimum 0m 9 1/2.
Multipare.
Deux accouchements spontanés à 7 mois; enfants morts et macérés depuis 15 jours environ; pas de syphilis dans les antécédents.
Dernière grossesse; D R. époque indéterminée. La malade croit être exactement enceinte de 8 mois quoiqu'elle ait vu ses dernières règles le 6 mai 1878.
Premières douleurs spontanées le 22 mai, à minuit.
Terminaison naturelle le 23, à 2 heures de l'après-midi.

	Diamètres de la tête fœtale.	
Sommet O I D P réduite.	B P	9 1/2
Poids, 2,150 grammes.	O F	12
Longueur du fœtus, 0^m47.	O M	13 3/4
Longueur du cordon, 0^m46.	S O B	9 1/4

Décédée de péritonite. Enfant sorti bien portant.

111. — B. C., cuisinière, 22 ans, entre le 7 août, à 1 heure du matin.
Lit nº 8.
Menstruée à 13 ans, R.
Constitution bonne.
Bassin vicié. — Diamètre promonto-pubien, minimum 0^m9.
Multipare
Un accouchement à terme.
Dernière grossesse; D. R. époque ignorée.
A terme d'après le volume de l'enfant.
Apportée en travail après avoir subi chez elle de nombreuses tentatives infructueuses d'application de forceps.
Premières douleurs le 6 août, à 3 heures du matin. A son entrée tête profondément engagée dans l'excavation; parties génitales externes tumifiées; enfant souffrant
Terminaison artificielle le 7, à 2 heures du matin. — Enfant mort.
Application de forceps par Budin.

	Diamètres de la tête fœtale.	
Sommet O I G T.	B P	10
Poids, 3,870 grammes.	O F	12
Longueur du fœtus, 0^m55.	O M	14 1/2
Longueur du cordon, 0^m77.	S O B	9

Sortie bien portante.

112. — P., f. B. blanchisseuse, 23 ans, entre le 19 septembre.
Lit nº 29.
Menstruée à 11 ans, R. 8 jours.
Constitution bonne.
Bassin vicié. — Rétrécissement accidentel. — *N'est pas indiqué le diamètre.*
Multipare.
Un accouchement; fausse-couche de 5 mois.
Dernière grossesse; D. R. le 25 décembre 1878.
A terme.
Premières douleurs le 24 octobre, à 8 heures du matin.
Terminaison naturelle le lendemain matin, à 9 heures.

Sommet O I G A.
Poids, 3,670 grammes.
Longueur du fœtus, $0^{m}52$.
Longueur du cordon, $0^{m}55$.

Diamètres de la tête fœtale.	
B P	10
O F	12
O M	14 1/2
S O B	9

Sortie avec son enfant.

113. — B., f. J., sans profession, 32 ans, entre le 11 novembre.
Lit n° 16.
Menstruée à 18 ans, R. 3 jours.
Rachitique.
Bassin vicié. — Diamètre promonto-pubien, minimum 7 1/2.
Multipare.
Cinq accouchements a terme laborieux.
Dernière grossesse; D. R. le 14 mars 1879.
A 7 mois 1/2.
Premières douleurs spontanées le 14 novembre, à 1 heure du matin.
Terminaison artificielle le même jour, à 5 heures du soir.
Perforation du crâne et application de forceps par Depaul.
Sommet avec procidence d'une main et du cordon. — *Variété et position pas indiquées.*
Poids, 2,170 grammes, sans cerveau ni sang.
Décédée le 16 novembre.

114. — D., f. H., fleuriste, 26 ans, entre le 6 décembre.
Lit n° 34.
Menstruée à 18 ans, R. 8 jours.
Constitution bonne.
Bassin vicié. — Diamètre promonto-pubien, minimum 8 1/4.
Multipare.
Quatre accouchements : 1 fausse-couche de 4 mois; 1 provoqué à la Clinique; enfant pesant 3 350 grammes ; longueur du fœtus, $0^{m}49$;— du cordon, $0^{m}56$; — sorti bien portant.
Dernière grossesse; D. R. le 18 avril 1879.
A 8 mois.
Accouchement provoqué par l'éponge préparée.
Premières douleurs le 23 décembre, à 3 heures du soir.
Terminaison artificielle le 25, à 9 heures du matin.
Version par Depaul.
N'est pas indiquée la présentation.

Poids, 2,200 grammes.
Longueur du fœtus, $0^{m}44$.
Longueur du cordon, 0,33.

Diamètres de la tête fœtale.	
B P	8 3/4
Mesuré par Budin.	
O F	10 1/2
O M	11 1/2
S O B	9

Sortie avec son enfant.

115. P. L., polisseuse, 21 ans, entre le 9 décembre.
Lit n° 8.
Menstruée à 16 ans, très irrégulièrement.

Constitution bonne.
Bassin vicié. — *N'est pas indiqué le diamètre.*
Multipare.
Un accouchement à terme.
Dernière grossesse; D. R. le 28 février 1879.
A terme.
Premières douleurs le 9 décembre, à 7 heures du soir.
Terminaison naturelle le 10, à 1 heure de l'après-midi.

Sommet O I G A.
Poids, 3,680 grammes.
Longueur du fœtus, 0^m49.
Longueur du cordon, 0^m50.

Diamètres de la tête fœtale.	
B P	9 1/2
O F	12 1/2
O M	14
S O B	9 1/2

Sortie avec son enfant.

116. — C., f. J., blanchisseuse, 34 ans, entre le 16 décembre.
Lit n° 14.
Menstruée à 17 ans, R. 3 jours.
Constitution faible. — Rachitique.
Bassin vicié. — Diamètre promonto-pubien, minimum 8 1/2.
Multipare.
Un accouchement à terme; forceps.
Dernière grossesse; D. R. le 9 avril 1879.
A 8 mois 1/2.
Accouchement provoqué le 23 décembre, à 9 heures du matin par l'éponge préparée.
Premières douleurs le 24, à 3 heures du soir.
Terminaison artificielle le 25 décembre, à 3 heures de l'après-midi.
Application de forceps par Depaul.

Sommet O I D P.
Poids, 3,690 grammes.
Longueur du fœtus, 0^m50.
Longueur du cordon, 0^m52.

Diamètres de la tête fœtale.	
B P	9 1/2
O F	11 1/2
O M	13 1/2
S O B	9 1/2

Décédée le 27 décembre. — Enfant sorti bien portant.

117. — C., f. B., journalière, 34 ans, entre le **29** décembre, à 7 heures du matin.
Menstruée à 14 ans, R. 3 jours.
Constitution bonne.
Bassin vicié. — *N'est pas indiqué le diamètre.*
Multipare.
Un accouchement à terme, forceps; enfant mort.
Dernière grossesse; D. R. le 16 avril 1879.
A 8 mois 1/2.
Apportée en travail.
Premières douleurs le 28 décembre, à 8 heures du soir.
Terminaison artificielle le 29, à 4 heures de l'après-midi.
Application de forceps par Depaul.

	Diamètres de la tête fœtale.	
Face, variété frontale.	B P.	9 1/4
Poids, 3,450 grammes.	O F.	12
Longueur du fœtus, 0m48.	O M.	14
Longueur du cordon, 0m66.	S O B.	9

Sortie avec son enfant.

1880

118. — B., f. R., marchande des quatre saisons, 38 ans, entre 3 février.

Lit n° 7.

Menstruée à 17 ans, — R. 17 jours.

Rachitique.

Bassin varié. — *N'est pas indiqué le diamètre.*

Multipare.

Cinq accouchements : deux fausses-couches à 3 et 4 mois ; trois à terme, toujours version.

Dernière grossesse; D. R. le 21 juin 1879.

A 8 mois.

Accouchement provoqué le 23 février dans la matinée, par le dilatateur Tarnier.

Premières douleurs aussitôt après l'introduction du dilatateur.

Terminaison artificielle le 24 février, dans la soirée.

Application de forceps.

	Diamètres de la tête fœtale.	
Sommet O I G A.	B P.	9 1/2
Poids, 2,330 grammes.	O F.	10
Longueur du fœtus, 0m45.	O M.	12
Longueur du cordon, 0m45.	S O B.	9 1/2

Sortie avec son enfant.

119. D., f. B., couturière, 36 ans, entre le 22 mai.

Lit n° 11.

Menstruée à 15 ans, R. 7 jours.

Rachitique.

Bassin vicié. — Diamètre promonto-pubien, minimum 0m7.

Multipare.

Un accouchement à terme ; céphalotripsie à la Clinique en 1873 ; — enfant pesant 2,510 grammes sans cerveau ni sang, — Cordon 0m62.

Dernière grossesse; D. R. le 3 octobre 1879.

A 8 mois.

Accouchement provoqué le 18 juin, dans la soirée.

Premières douleurs le 19, à 5 heures du soir.

Terminaison artificielle le même jour, à 8 heures du matin.

Application de forceps par Depaul.

	Diamètres de la tête fœtale.	
Sommet O I G A	B P.	7 1/2
Poids, 1,650 grammes.	O F.	9 1/2
Longueur du fœtus, 0m41.	O M.	10
Longueur du cordon, 0m33.	S O B.	8

Sortie en bonne santé. — Enfant mort.

120. D., f. C., brunisseuse, 24 ans, entre le 23 juin.
Menstruée à 13 ans, R. 3 jours.
Bonne constitution.
Bassin vicié. — Diamètre promonto-pubien, minimum 0m 7 1/4.
Multipare.
Deux accouchements ; 1 provoqué à 8 mois ; 1 à terme ; céphalotripsie.
Dernière grossesse ; D. R. le 17 octobre 1879.
A 8 mois.
Accouchement provoqué.
Premières douleurs le 28 juin, à 9 heures du matin.
Terminaison artificielle le 30, dans l'après-midi.
Céphalotripsie, par Depaul.
Sommet O I D P.
Poids, 2,010 grammes, sans cerveau ni sang.

121. L., f. D., blanchisseuse, 26 ans, entre le 24 juin.
Menstruée à 14 ans. R. 2 jours.
Rachitique.
Bassin vicié. — Diamètre promonto-pubien, minimum 0m9.
Multipare.
Un accouchement à terme spontané ; — enfant mort et macéré.
Dernière grossesse ; D. R. au mois d'août 1879.
A terme.
Apportée en travail après avoir subi chez elle plusieurs tentatives infructueuses d'application de forceps.
Premières douleurs le 23 juin, dans la matinée.
Terminaison artificielle le 24, dans l'après-midi.
Application de forceps par Depaul.

	Diamètres de la tête fœtale.	
Sommet O I D P.	B P.	10
Poids, 3,470 grammes.	O F.	12
Longueur du fœtus, 0m51.	O M.	14 1/2
Longueur du cordon, 0m55.	S O B	10

Décédée le 15 juillet. — Enfant sorti bien portant.

122. — C., veuve S , journalière, 27 ans, entre le 7 juillet.
Lit n° 6.
Menstruée à 16 ans, R. 5 jours.
Rachitique.
Bassin vicié. — *N'est pas indiqué le diamètre.*
Multipare.
Trois accouchements à terme, dont 2 présentations de l'extrémité pelvienne, version.
Dernière grossesse ; D. R. le 10 septembre 1879.
A terme.
Apportée en travail.
Premières douleurs le 6 juillet, à 2 heures du matin.
Terminaison naturelle le 7, dans la soirée.

	Diamètres de la tête fœtale.	
Sommet O I G T.	B P.	9 1/2
Poids, 3,720 grammes.	O F.	11 1/2
Longueur du fœtus, 0^m,53.	O M.	13 1/2
Longueur du cordon, 0^m58.	S O B.	10

Sortie avec son enfant.

123. — K., f. L., concierge, 37 ans, entre le 10 juillet, à 9 heures du matin.
Lit n° 11.
Menstruée à 17 ans, R. 8 jours.
Constitution bonne.
Bassin vicié irrégulièrement. — *N'est pas indiqué le diamètre.*
Multipare.
Deux accouchements à terme, dont le premier laborieux; opération.
Dernière grossesse, D. R., au commencement d'octobre 1879.
A terme.
Apportée en travail.
Premières douleurs le 2 juillet dans la matinée.
Terminaison artificielle le 11, à 9 heures du matin.
Applications de forceps sans succès et céphalotripsie par Depaul.
Sommet. — *Variété et position inconnues.*
Poids, 3,520 grammes sans cerveau ni sang.
Longueur du cordon, 0^m69.
Décédée le 16 juillet.

124. — L. L., ménagère, 25 ans, entre le 21 août, dans l'après-midi.
Lit n° 14.
Menstruée à 15 ans, R. 3 jours.
Rachitique.
Bassin vicié. — Diamètre promonto-pubien, minimum 0^m8 3/4.
Multipare.
Deux accouchements à terme ; forceps.
Dernière grossesse; D. R. le 5 novembre 1879.
A terme.
Apportée en travail.
Premières douleurs le 20 août, à 8 heures du matin.
Terminaison naturelle le 21, dans la soirée.

	Diamètres de la tête fœtale.	
Sommet O I G A.	B P.	9
Poids, 2,920 grammes.	O F.	11
Longueur du fœtus, 0^m46.	O M.	13 1/2
Longueur du cordon, 0^m36.	S O B.	9

Sortie avec son enfant.

125. — B., f. L., journalière, 28 ans, entre le 27 octobre, à cinq heures du matin.
Menstruée à 18 ans, R. 4 jours.
Constitution faible.
Bassin vicié. — Diamètre promonto-pubien, minimum 0^m8 3/4.

Multipare.
Trois accouchements à terme dont 1 siège et 2 sommets.
Dernière grossesse; D. R. le 1er février 1880.
A 8 mois 1/2.
Apportée en travail.
Premières douleurs le 26 octobre, à 8 heures du soir.
On constata à son entrée présentation du tronc, on essaya la version par manœuvres externes, mais on ne réussit pas à cause d'une grande quantité de liquide amniotique.
Une heure plus tard, rupture spontanée des membranes; présentation de l'épaule et prolapsus du cordon.
Terminaison artificielle le même jour, dans la soirée.
Version par Depaul.

	Diamètres de la tête fœtale.	
Epaule gauche C J G.	B P.	9 1/2
Poids, 3,330 grammes	O F.	11 1/2
Longueur du fœtus, 0m50	O M	13
Longueur du cordon, 0m72.	S O B.	10

Sortie avec son enfant.

126. — V., f. L., femme de chambre, 36 ans, entre le 12 novembre, à 2 heures du soir.
Lit n° 3.
Menstruée à 12 ans, R. 4 jours.
Bassin vicié. — Diamètre promonto-pubien, minimum 0m9 3/4.
Multipare.
Quatre accouchements à terme : 3 spontanés, 1 version.
Dernière grossesse; D. R. le 28 janvier 1880.
A terme.
Apportée en travail après avoir subi chez elle plusieurs tentatives infructueuses faites par deux médecins pour opérer la version. — Enfant mort.
Premières douleurs le 12 novembre, à 7 heures du matin.
Terminaison artificielle dans l'après-midi.
Embryotomie par Depaul; section du cou facile; extraction du tronc et de la tête assez difficile.
Epaule droite C. J. G.
Poids, 3.100 grammes, sans le sang.
Longueur du cordon, 0m66
Sortie en bonne santé.

127. — C. A., journalière, 23 ans, entre le 18 novembre, à 1 heure du soir.
Lit n° 9.
Menstruée à 16 ans, R, 3 jours.
Bassin vicié. — *N'est pas indiqué le diamètre*.
Multipare.
Un accouchement à terme.
Dernière grossesse. D. R. le 1er janvier 1880.
A terme.
Apportée en travail.
Pemières douleurs le 18 novembre, à 7 heures du matin.
Terminaison naturelle à 6 heures du soir.

Sommet O I G A.
Poids, 3,470 grammes.
Longueur du fœtus, $0^{m}50$.
Longueur du cordon, $0^{m}53$.

Diamètres de la tête fœtale.	
B P.	9 1/2
O P.	11 1/2
O M.	13 1/2
S O B.	10

128. — O. E., domestique, 28 ans, entre le 19 novembre, à 11 heures du soir.

Lit n° 11.

Menstruée à 14 ans et 1/2, R. 8 jours.

Rachitique.

Bassin vicié. — Diamètre promonto-pubien, minimum $0^{m}8$ 3/4.

Multipare.

Deux accouchements à terme.

Dernière grossesse ; D. R. le 5 février 1880.

A 8 mois 1/2.

Apportée en travail.

Premières douleurs le 19 novembre, à 10 heures du matin. Le 20, à 5 heures du matin, rupture spontanée des membranes, procidence d'un bras et du cordon.

Terminaison artificielle 4 heures plus tard.

Application de forceps par Depaul, après avoir fait la réduction du cordon à l'aide du porte-cordon de Scholler.

Sommet avec procidence d'un bras et du cordon O I G T.

Poids, 2,580 grammes.
Longueur du fœtus, $0^{m}49$.
Longueur du cordon, $0^{m}45$.

Diamètres de la tête fœtale.	
B P.	8 1/2
O F.	11
O M.	13
S O B	9 1/2

Sortie avec son enfant.

129. — C , D. f. M., couturière, 20 ans, entre le 4 décembre.

Lit n° 11.

Menstruée à 12 ans, R 7 jours.

Rachitique.

Bassin vicié. — Diamètre promonto-pubien, minimum $0^{m}7$ 1/4.

Multipare.

Un accouchement à terme, céphalotripsie ; fœtus pesant 3,700 grammes. sans cerveau ni sang.

Dernière grossesse ; D. R. le 10 avril 1880.

A 8 mois 1/2.

Accouchement provoqué le 4 janvier 1881, à 9 heures du matin, par l'éponge préparée. Epaule ; version préalable par manœuvres externes.

Terminaison artificielle le 6 janvier, à 5 heures du soir.

Application de forceps par Depaul.

Sommet O I G A.
Poids, 2,820 grammes.
Longueur du fœtus, $0^{m}49$.

Diamètres de la tête fœtale.	
B P.	9
O F.	12
O M.	13 1/2
S O B	10

Sortie sur sa demande, malgré l'avis du médecin, avec son enfant.

130. — N. L., 27 ans, domestique, entre le 6 décembre.
Lit n° 26.
Menstruée à 17 ans, irrégulièrement.
Constitution bonne.
Bassin vicié. — Diamètre promonto-pubien, minimum 0m9 1/4.
Multipare.
Un accouchement à terme spontané.
Dernière grosseses ; D. R. époque ignorée.
A terme d'après le volume de l'enfant.
Premières douleurs le 15 janvier 1881, à 4 heures de l'après-midi.
Terminaison artificielle le 16 dans la matinée.
Application de forceps par Ribemont.

	Diamètres de la tête fœtale.	
Sommet O I D P.	B P	9 1/2
Poids, 3,700 grammes.	O F	12
Longueur du fœtus, 0m52	O M.	13 1/2
	S O B.	10

Sortie avec son enfant.

131. — O., f. M., cuisinière, 29 ans, entre le 13 décembre.
Menstruée à 15 ans.
Constitution bonne.
Bassin vicié — *N'est pas indiqué le diamètre.*
Multipare.
Trois accouchements : 1 fausse-couche de 4 mois, 2 à terme spontanés.
Dernière grossesse ; D. R. le 15 mars 1880.
A 8 mois.
Premières douleurs le 14 décembre, à 3 heures du soir.
Terminaison artificielle à minuit.
Version par Ribemont.

	Diamètres de la tête fœtale.	
Epaule gauche, C I D.	B P	9
Poids, 2,250 grammes.	O F.	12
Longueur du fœtus, 0m46.	O M.	13
Longueur du cordon, 0m42.	S O B.	9

Sortie pour le Vésinet avec son enfant.

132. — R. L., cartonnière, 28 ans, entre le 17 déeembre, à 8 heures du matin.
Lit n° 2.
Menstruèe à 15 ans, R. 8 jours.
Rachitique.
Bassin vicié. — *N'est pas indiqué le diamètre.*
Multipare.
Deux accouchements à terme spontanés
Dernière grossessè ; D. R. le 16 mai 1880.
A 7 mois.
Apportée en travail.
Premières douleurs le 15 décembre, à 4 heures du soir.
Terminaison naturelle le 16, à midi 50. — Enfant vivace.

Sommet O I G A.
Poids, 1,800 grammes.
Longueur du fœtus, 0^m40.
Longueur du cordon, 0^m38.

Diamètres de la tête fœtale.	
B P.	8 1/2
O F.	10 1/2
O M.	11 1/2
S O B.	8 1/2.

Sortie en bonne santé. — Enfant mort.

133. — K. A., couturière, 32 ans, entra le 28 décembre.
Lit n° 8.
Menstruée à 16 ans, R. 3 jours.
Constitution bonne.
Bassin vicié. — Diamètre promonto-pubien, minimum 0^m9 1/4.
Multipare.
Un accouchement à terme.
Dernière grossesse; D. R. le 10 avril 1880.
A terme.
Premières douleurs le 20 janvier 1881 dans la soirée.
Terminaison naturelle le lendemain, à deux heures du matin.

Sommet O I G A.
Poids, 3,270 grammes.
Longueur du fœtus, 0^m49.
Longueur du cordon, 0^m47.

Diamètres de la tête fœtale.	
B P.	9 1/2
O F.	10 1/2
O M.	12 1/2
S O B.	9 1/4

Sortie avec son enfant.

1881

134. — D , f. F., mécanicienne, 31 ans, entre le 4 janvier.
Lit n° 31
Menstruée à 11 ans, R. 4 jours.
Constitution bonne.
Bassin vicié; — Diamètre promonto-pubien, minimum 0^m8 1/2
Multipare.
Deux accouchements à terme; forceps. Premier enfant pesant 3,500 grammes; le second à la Clinique en 1879, enfant pesant 3,530 grammes; longueur du fœtus 0^m54, du cordon 0^m49; sorti bien portant.
Dernière grossesse; D. R. le 1er avril 1880.
A terme.
Premières douleurs le 19 janvier, à 9 heures du soir.
Terminaison naturelle le 20, dans l'après-midi.

Sommet O I D P réduite.
Poids, 3,180 grammes.
Longueur du fœtus, 0^m50.
Longueur du cordon, 0^m47.

Diamètres de la tête fœtale.	
B P.	9
O F.	12
O M.	13 1/2
S O B.	10

Sortie avec son enfant.

135. — F., f. D., journalière, 37 ans, entre le 5 janvier, à 10 heures du soir.
Lit n° 3.
Menstruée à 15 ans et 1/2, R. 4 jours.
Constitution bonne.
Bassin vicié. — Diamètre promonto-pubien, minimum 0^{m}8 1/2.
Multipare.
Six accouchements à terme : trois spontanés ; 3 forceps.
Dernière grossesse ; D. R. le 27 mars 1880.
A terme.
Apportée en travail après avoir subi chez elle des tentatives d'opération.
Premières douleurs le 3 janvier, à 11 heures du matin ; à son entrée on constata un bras dans le vagin ; fœtus vivant mais bien souffrant ; utérus tétanisé.
Terminaison artificielle le 6, à 1 heure du matin.
Version très laborieuse et perforation du crâne, tête dernière, par Depaul.
Epaule droite C J G.
Poids, 3,200 grammes, sans cerveau ni sang.
Longueur du fœtus, 0^{m}51.
Longueur du cordon, 0^{m}47.
Sortie en bonne santé.

136. — B., f. B., journalière, 21 ans entre le 5 janvier.
Menstruée à 11 ans et 1/2, irrégulièrement.
Constitution bonne ; rachitique.
Bassin vicié. — Diamètre promonto-pubien, minimum 0^{m}8 1/2.
Multipare.
Un accouchement à 7 mois.
Dernière grossesse ; D. R. fin de mars 1880.
A terme.
Premières douleurs le 8 janvier, à 7 heures du matin.
Terminaison naturelle le même jour, dans la matinée.

	Diamètres de la tête fœtale.	
Sommet O I G A.	B P	9
Poids, 2,550 grammes.	O F	11 1/2
Longueur du fœtus 0^{m}46.	O M	12 1/2
Longueur du cordon 49.	S O B	9 1/2

Sortie avec son enfant.

137. — P., f. C., cartonnière, 35 ans, entre le 26 juillet.
Lit n° 26.
Menstruée à 16 ans et 1/2 — 1 mois après son mariage.
Rachitique.
Bassin vicié. — Diamètre promonto-pubien, minimum 0^{m}8 1/2.
Multipare.
Deux accouchements : 1 spontané à 7 mois ; 1 provoqué près du terme.
Dernière grossesse ; D. R. fin d'octobre 1880.
A terme.
Premières douleurs le 24 août, à 2 heures du matin.
Terminaison naturelle le même jour à 5 heures de l'après-midi.

Sommet O I D P.	Diamètres de la tête fœtale.	
Poids 3,640 grammes.	B P	9
Longueur du fœtus, 0m49.	O F	12
Longueur du cordon 0m57.	O M	13 1/2
	S O B	9 1/2

Sortie avec son enfant.

138. — G., f. W., ouvrière en chaises, 21 ans, entre le 2 août, à 4 heures du soir.
Lit n° 13.
Menstruée à 18 ans, R. 8 jours.
Constitution bonne.
Bassin vicié. — Diamètre promonto-pubien, minimum 8 1/4.
Multipare.
Un accouchement à terme.
Dernière grossesse; D. R. époque ignorée.
A terme d'après le volume de l'enfant.
Apportée en travail.
Premières douleurs le 2 août, à 6 heures du matin.
Terminaison naturelle le 3, à 3 heures du matin.

	Diamètres de la tête fœtale.	
Sommet O I D P.	B P	9 1/2
Poids, 3,140 grammes.	O F	12 1/2
Longueur du fœtus, 0m49.	O M	13
Longueur du cordon, 0m58.	S O B	9

Sortie avec son enfant.

139. — B. L., chemisière, 25 ans, entre le 3 août.
Lit n° 4.
Menstruée à 17 ans, R. 3 jours.
Constitution bonne.
Bassin vicié. — Diamètre promonto-pubien, minimum 0m8 1/2.
Multipare.
Un accouchement à terme.
Dernière grossesse; D. R. le 20 novembre 1880.
A 8 mois et 1/2.
Apportée en travail.
Premières douleurs régulières le 4 août, à 9 heures du matin.
Terminaison naturelle le même jour, dans l'après-midi.

	Diamètres de la tête fœtale.	
Sommet O I G A.	B P	9
Poids, 2,820 grammes.	O F	11 1/2
Longueur du fœtus, 0m46.	O M	13
Longueur du cordon, 0m36.	S O B	9 1/2

Sortie avec son enfant.

140. — H. H., blanchisseuse, 26 ans, entre le 4 août, à 9 heures du soir.
Lit n° 9.
Menstruée à 16 ans, R. 3 jours.

Rachitique.
Bassin vicié. — *N'est pas indiqué le diamètre.*
Multipare.
Cinq accouchement à terme dont deux grossesses gémellaires. Le dernier à la Clinique en 1879. Enfant pesant 3370 grammes. Longueur du fœtus, 0m49; du cordon. 0m81 ; sorti bien portant.
Dernière grossesse, D. R. le 16 octobre 1880.
A terme.
Apportée en travail.
Premières douleurs le 4 août, à midi.
Terminaison naturelle le 5 à 5, heures du matin.

	Diamètres de la tête fœtale.	
Sommet O I D P.	B P.	10
Poids 3,600 grammes.	O F.	12
Longueur du fœtus, 0m50.	O M.	14 1/2
Longueur du cordon 0m71.	S O B.	10 1/2

Sortie avec son enfant.

141. — P. M., porteuse de pain, 36 ans, entre le 10 août, à 5 heures du soir.
Lit n° 29.
Menstruée à 13 ans, R. 4 jours.
Constitution bonne.
Bassin vicié. Diamètre promonto-pubien minimum, 0m8 1/2.
Multipare.
Cinq accouchements: 1 à 8 mois; 4 à terme dont 2 terminés par le forceps. Le dernier à la Clinique en 1879. Enfant pesant 4320 grammes. Longueur du fœtus, 0m54; du cordon, 0m81.
Dernière grossesse ; D. R. le 15 octobre 1880.
A terme.
Apportée en travail.
Premières douleurs le 9 août, à 7 heures du soir; à son entrée tête fœtale appliquée contre le détroit inférieur.
Terminaison artificielle le 11 à 9 heures du matin.
Application de forceps par Depaul, tractions énergiques, à deux, pour extraire les épaules qui mesuraient 0m15 cent. de diamètre.

	Diamètres de la tête fœtale.	
Sommet O I G A.	B P.	10
Poids, 4,480 grammes.	O F.	12
Longueur du fœtus. 0m51.	O M.	14
Longueur du cordon. 0m66.	S O B.	10 1/2

Sortie avec son enfant.

142. — M., f. L., concierge, 36 ans, entre le 3 septembre, à 4 heures du soir.
Lit n° 22.
Menstruée à 15 ans, R. 8 jours.
Constitution bonne.
Bassin vicié ; — Diamètre promonto-pubien, minimum 0m8 1/2 à 9.
Multipare.
Quatre accouchements, 2 à 8 mois; 2 à terme.

Dernière grossesse; D. R. le 25 novembre 1880.
A terme.
Apportée en travail.
Premières douleurs le 1er septembre, à 2 heures du matin. Cette femme avant d'être amenée à la clinique avait été deux jours chez une sage-femme qui, ayant reconnu une présentation de la face, s'était empressée de tenter la version; ayant échoué, elle fit appeler un médecin qui opéra une application de forceps sans succès. A son arrivée la tête était complètement défléchie et en partie engagée dans l'excavation; on constata: prolapsus du cordon et fœtus mort.
Terminaison artificielle le 3 septembre, à 7 heures du matin
Application de forceps par Budin, extraction facile moyennant l'instrument Tarnier.
Face avec procidence du cordon. M I G T.

	Diamètres de la tête fœtale.	
Poids, 3,930 grammes.	B P . . .	9 1/2
Longueur du fœtus, 0^m56.	O F	12
Longueur du cordon, 0^m91.	O M	14
	S O B	9 1/2

Sortie en bonne santé.

143. — M. P., journalière, 38 ans, entre le 16 septembre; à 7 heures du matin.
Lit n° 42
Menstruée à 15 ans, R. 4 jours.
Constitution bonne
Bassin vicié, — légèrement rétréci.
Multipare.
Quatre accouchements à terme.
Dernière grossesse; D. R. époque inconnue.
A terme d'après le volume de l'enfant.
Apportée en travail; elle raconte que 8 jours avant son entrée à la Clinique, elle a perdu une bonne quantité des eaux, que quelques jours plus tard elle ne sentit plus remuer son enfant et que le liquide, qui continue à s'écouler de la cavité utérine, est souillé de débris putréfiés. Elle a subi en ville de nombreuses tentatives infructueuses de version faites par une sage-femme et un médecin
Premières douleurs régulières le 14 septembre, à midi. A son arrivée on constata: état général de la malade très grave; utérus complètement retracté sur le fœtus; bras droit pendant hors de la vulve avec son épiderme enlevé donnant odeur de putréfaction très avancée.
Terminaison artificielle le 16, à 9 heures du matin.
Embryotomie par Budin.
Epaule droite; C J G.
Poids, 2,950 grammes. sans le sang.
Longueur du cordon, 0^m43.
Sortie en bonne santé.

144. — R. M., domestique, 20 ans, entre le 16 septembre, à 1 heure de l'après-midi.
Lit. n° 13.
Menstruée à 13 ans, R. 3 jours.

Constitution bonne.
Bassin vicié. — Diamètre promonto-pubien, minimum 0m9.
Multipare.
Un accouchement à terme spontané.
Dernière grossesse; D. R. le 20 janvier 1881.
A 7 mois et 1/2.
Apportée en travail.
Premières douleurs le 16 septembre à 11 heures du matin; rupture spontanée des membranes à midi. Au moment de cette rupture il s'est écoulé une quantité de sang liquide en assez grande abondance.
Terminaison artificielle le 16, à 5 heures de l'après-midi
Extraction manuelle par Ribemont.
Le délivre est sorti en même temps que le fœtus, étant complètement décollé depuis longtemps. Enfant mort et macéré.
Extrémité pelvienne; S I D A.
Poids, 1880 grammes.
Longueur du cordon, 0m32.
Sortie en bonne santé.

145. — V., f. D., journalière, 33 ans, entre le 8 novembre, à 6 heures du soir.
Lit n° 40.
Menstruée à 13 ans, R. 3 jours.
Rachitique.
Bassin vicié. — Diamètre promonto-pubien, minimum 0m9.
Multipare.
Sept accouchements : 3 fausses-couches à 2 et à 3 mois; 4 à terme; 2 par le forceps, 2 spontanés. — Enfants morts nés.
Dernière grossesse; D. R. époque inconnue.
A terme d'après le volume de l'enfant.
Apportée en travail.
Premières douleurs le 7 novembre, à 10 heures du matin.
Terminaison artificielle le 8, à 11 heures du soir.
Application de forceps par Ribemont.
L'enfant naît avec une forte dépression sur la partie supérieure du frontal gauche.

	Diamètres de la tête fœtale.	
Sommet O I G A.	B P.	10
Poids, 3,400 grammes.	O F.	12
Longueur du fœtus, 0m51.	O M	14
Longueur du cordon, 0m83.	S O B.	10

Sortie avec son enfant. La dépression du frontal de l'enfant n'est pas encore complètement effacée.

146. — T., f. V., fruitière, 30 ans, entre le 11 novembre.
Lit n° 8.
Menstruée à 13 ans 1/2, R. 3 jours.
Rachitique.
Bassin vicié. — Diamètre promonto-pubien, minimum 0m8 1/2
Multipare.
Deux accouchements à terme : le premier spontané, enfant petit; le second à la Clinique en 1880; céphalotripsie; enfant pesant 3,430 grammes,

sans cerveau ni sang ; longueur du fœtus 0^m53 ; du cordon, 0^m56.
Dernière grossesse ; D. R. le 28 février 1881.
A 8 mois 1/2.
Accouchement provoqué le 11 novembre par Depaul à l'aide de l'éponge préparée.
Première douleurs le 15 novembre, à midi.
Terminaison artificielle le 16, à 9 heures 1/2 du matin.
Application de forceps par Depaul.

	Diamètres de la tête fœtale.	
Face M I D P réduite.	B P.	9
Poids, 3,250 grammes.	O F.	13
Longueur du fœtus, 0^m49.	O M.	13
Longueur du cordon, 0^m69.	S O B.	10

Sortie avec son enfant.

1882

147. — B. B., domestique, 29 ans, entre le 14 février.
Lit n° 34.
Menstruée à 17 ans, R. 8 jours.
Bassin vicié. — Diamètre promonto-pubien, minimum 0^m8 1/4.
Multipare.
Un accouchement à terme.
Dernière grossesse ; D. R. le 3 mai 1881.
A terme.
Il y a eu de la syphilis, chancre induré aux grandes lèvres au 6e mois de la gestation.
Premières douleurs le 20 février, à 4 heures du soir.
Terminaison naturelle le lendemain, à 11 heures du matin.

	Diamètres de la tête fœtale.	
Sommet O I G A.	B P.	9 1/2
Poids, 3,730 grammes.	O F.	13
Longueur du fœtus, 0^m53.	O M.	14 1/2
Longueur du cordon, 0^m42.	S O B.	10 1/2

Sortie avec son enfant.

148. — M. A., cravatière, 22 ans, entre le 22 février.
Lit n° 20.
Menstruée à 15 ans, R. 4 jours.
Bassin vicié. — Diamètre promonto-pubien, minimum 0^m8.
Multipare.
Un accouchement à terme.
Dernière grossesse ; D. R. le 10 mai 1881.
A terme.
Apportée en travail à 9 heures du matin.
Terminaison naturelle le 22 février, à 8 heures du soir.

Sommet O I D P.	Diamètres de la tête fœtale.	
Poids, 3.470 grammes.	B P.	9 1/2
Longueur du fœtus, 0m51.	O F.	11 1/2
Longueur du cordon, 0m63.	O M.	13 1/2
	S O B.	10

Sortie avec son enfant.

149. — T., f. F., couturière, 28 ans, entre le 4 avril.
Lit n° 26.
Menstruée à 18 ans, très irrégulièrement, 8 jours.
Luxation coxo-fémorale droite.
Bassin vicié. — *N'est pas indiqué le diamètre.*
Multipare.
Trois accouchements à terme.
Dernière grossesse; D R. le 27 juin 1881.
A terme.
Premières douleurs le 18 avril, à 9 heures du soir.
Terminaison naturelle le lendemain, à 8 heures du matin.

	Diamètres de la tête fœtale.	
Sommet O I G A.	B P.	10
Poids, 3,610 grammes.	O F. . . .	12
Longueur du fœtus, 0m49.	O M.	14
Longueur du cordon, 0m58.	S O B.	10

Sortie avec son enfant.

150. — A. f. F., parfumeuse, 34 ans, entre le 2 mai.
Lit n° 2.
Rachitique.
Bassin vicié. — Diamètre promonto-pubien, minimum 0m8 1/4.
Multipare.
Quatre accouchements : 1 spontané à 8 mois ; 3 à terme, dont un par le siège. Terminaison naturelle ; deux par le sommet ; forceps. — Enfants vivants.
Dernière grossesse ; D. R. le 15 août 1881.
A 8 mois et 1/2.
Accouchement provoqué le 6 mai par l'éponge préparée.
Premières douleurs le 9 mai, dans la soirée.
Terminaison artificielle le 10, à 4 heures du soir. — Enfant mort.
Application de forceps par Depaul.
Sommet avec procidence de la main droite. — *Variété et position pas indiquées.*

	Diamètres de la tête fœtale.	
Poids, 2,850 grammes.	B P.	9
Longueur du fœtus, 0m50.	O F.	11
Longueur du cordon, 0m54.	O M.	13
	S O B.	9

Sortie en bonne santé.

151. — N. M., infirmière, 24 ans, entre le 7 mai.
Lit n° 36.
Menstruée à 15 ans, R 5 jours.
Rachitique.
Bassin vicié. — Diamètre promonto-pubien, minimum 0m8.
Multipare.
Un accouchement à 8 mois. — Enfant mort.
Dernière grossesse ; D. R. le 15 juillet 1881.
A terme.
Apportée en travail depuis quelques heures.
Terminaison artificielle le 8 mai, à 4 heures du soir.
Application de forceps par Depaul.

	Diamètres de la tête fœtale.	
Sommet O I G A.	B P.	10
Poids, 3,720 grammes.	O F.	12
Longueur du fœtus, 0m51.	O M.	13 1/2
Longueur du cordon, 0m60.	S O B.	10

Sortie avec son enfant.

152. — A., f. B., balayeuse, 48 ans, entre le 3 juin, à 1 heure du soir.
Lit n° 33.
Menstruée à 18 ans, R. 8 jours.
Bassin vicié. — Diamètre promonto-pubien, minimum 0m7 1/2.
Multipare.
Onze accouchements à terme ; forceps.
Dernière grossesse; D. R., le 5 août 1881.
A terme.
Apportée en travail depuis 24 heures On constate à son arrivée prolapsus du cordon.
Terminaison artificielle le 3 juin, à 3 heures du soir.
Plusieurs applications de forceps sans succès, par Depaul, à cause de la présence du cordon dans le vagin. Cordon réduit ; extraction de la tête assez péniblement. Enfant mort.

	Diamètres de la tête fœtale.	
Sommet avec procidence du cordon O I G A.	B P.	9 1/2
Poids, 3,080 grammes.	O F.	11
Longueur du fœtus, 0m49.	O M.	13
	S O B.	9 1/2

Sortie en bonne santé.

153. — C., f. J., lingère, 41 ans, entre le 16 juillet, à 5 heures du matin
Menstruée à 16 ans, irrégulièrement.
Rachitique.
Bassin vicié. — *N'est pas indiqué le diamètre.*
Multipare.
Un accouchement à terme ; deux jumeaux ; 1er enfant pesant 1,600 grammes ; le 2e, 2,100 grammes.
Dernière grossesse; D. R. les premiers jours d'octobre 1881.
A terme ; grossesse gémellaire.
Apportée en travail.
Premières douleurs le 16 juillet, à 2 heures du matin.

Terminaison naturelle dans la même matinée, à 11 heure
Sommet pour les deux enfants :

1er Enfant O I D P
Poids, 2,460 grammes.
Longueur du fœtus, 0m48.
Longueur du cordon, 0m37.

Diamètres de la tête fœtale.

B P	9
O F	11
O M	13
S O B	9 1/2

2e Enfant O I G A
Poids, 1,610 grammes.
Longueur du fœtus 0m41.
Longueur du cordon 0m62.

Diamètres de la tête fœtale.

B P	8 1/2
O F	11
O M	12 1/2
S O B	9

Sortie en bonne santé avec ses deux enfants.

154. — I., f. V., sans profession, 29 ans, entre le 17 juillet.
Lit n° 20.
Menstruée à 15 ans, R. 3 à 4 jours.
Bassin vicié. — Diamètre promonto-pubien, minimum 0m7 1/4.
Multipare.
Un accouchement à terme; céphalotripsie.
Dernière grossesse; D. R. le 20 décembre 1881.
A 7 mois 1/2.
Accouchement provoqué le 17 août, à 9 heures du matin, par l'éponge préparée.
Le fœtus se présentant par le siège, Depaul change la présentation par des manœuvres externes en sommet.
Premières douleurs aussitôt après l'introduction de l'éponge.
Terminaison artificielle le 19 août, à 4 heures du soir.
Depaul fait une application de forceps, pratique le mouvement de rotation et retire, sans un déploiement de force extraordinaire, un enfant presque asphyxié. Un circulaire autour du cou force l'opérateur à couper le cordon, avant le dégagement du tronc. Enfant bien raminé par l'insufflation et la flagellation.

Sommet O I D P réduite.
Poids, 2,120 grammes.
Longueur du fœtus, 0m46.
Longueur du cordon, 0m51.

Diamètres de la tête fœtale.

B P	8 1/2
O F	11
O M	12
S O B	9

Sortie bien portante avec son enfant.

155. — T., f. J., concierge, 32 ans, entre le 22 juillet, à 1 heure du matin.
Lit n° 16.
Menstruée à 20 ans, R. 3 jours.
Rachitique.
Bassin vicié au détroit inférieur. — Ankylose du coccyx.
Multipare.
Un accouchement à terme.
Dernière grossesse; D. R. dans la première quinzaine d'octobre 1881.
A terme.
Apportée en travail.
Premières douleurs le 21 juillet, à 11 heures du soir.

Terminaison artificielle le 22, à 9 heures du matin.
Application de forceps par Ribemont.

	Diamètres de la tête fœtale.	
Sommet O I G A.	B P.	9 1/2
Poids, 3,310 grammes.	O F.	12 1/2
Longueur du fœtus, 0m50.	O M.	13 1/2
Longueur du cordon, 0m51.	OS.B.	9 1/2

Sortie avec son enfant.

156. — C., f. P., concierge, 38 ans, entre le 3 août, à midi.
Lit n° 17.
Menstruée à 12 ans, R. 3 jours.
Rachitique.
Bassin vicié. — Diamètre promonto-pubien, minimum 0m8 1/2.
Multipare.
Trois accouchements à terme spontanés.
Dernière grossesse; D. R. le 12 octobre 1381.
A terme.
Apportée en travail depuis la veille; a subi chez elle plusieurs tentatives infructueuses d'application de forceps.
Céphalotripsie par Ribemont.
Terminaison artificielle, le 3 août.
Sommet O I D P non réduite.
Poids, 3,800 grammes, sans cerveau ni sang.
Longueur du cordon, 0m52.
Sortie en bonne santé.

157. — E. M., f. M., journalière, 22 ans, entre le 10 août, à 7 heures du soir.
Lit n° 4.
Menstruée à 15 ans, R. 3 à 4 jours.
Bassin vicié. — Diamètre promonto-pubien, minimum 0m9.
Multipare.
Un accouchement à terme.
Dernière grossesse; D. R., le 4 décembre 1881.
A 8 mois.
Apportée en travail.
Premières douleurs le 9 août, à 3 heures du matin.
Terminaison naturelle le 11, à 1 heure du matin.

	Diamètres de la tête fœtale.	
Sommet O I G A.	B P.	9
Poids, 2,250 grammes.	O F.	12
Longueur du fœtus, 0m45.	O M.	10 1/2
Longueur du cordon, 0m44.	S O B.	10

Sortie bien portante. — Enfant mort.

158. — D. C., f. L., mécanicienne, 31 ans, entre le 18 octobre.
Lit n° 14.
Menstruée à 15 ans, R. 8 jours.
Rachitique.
Bassin vicié. — Diamètre promonto-pubien, minimum 0m7.

Multipare.

Un accouchement provoqué à 8 mois à la Clinique, en 1869; enfant pesant 2,300 grammes.

Dernière grossesse; D. R. le 2 mars 1882.

A 8 mois.

Accouchement provoqué le 16 novembre, par l'éponge préparée.

Premières douleurs le 19, à 11 heures du soir.

Terminaison le 23 novembre au matin.

Depaul trouvant le fœtus mort, fait la céphalotripsie.

Sommet O I D P.

Poids, 2,320 grammes, sans cerveau ni sang.

Longueur du cordon, 0m45.

Décédée le 28 novembre 1882.

159. — C. C., couturière, 31 ans, entre le 31 octobre.

Lit n° 34.

Menstruée à 17 ans, R. 8 jours.

Rachitique.

Bassin vicié. — Diamètre promonto-pubien, minimum 0m8 3/4.

Multipare.

Deux accouchements à terme, le 1er par le siège, le 2e par l'épaule.

Dernières grossesse; D. R. le 20 janvier 1882.

A terme.

Premières douleurs le 15 novembre, dans la matinée.

Terminaison artificielle le même jour, à 7 heures du soir.

Application de forceps par Depaul.

	Diamètres de la tête fœtale.	
Sommet O I G A.	B P	9
Poids, 3,170 grammes.	O F	11
Longueur du fœtus, 0m51.	O M.	13
Longueur du cordon, 0m50.	S O B.	10

Sortie bien portante. — Enfant mort.

160. — V , f. L., sans profession, 33 ans, entre le 19 novembre, à 3 heures du soir.

Lit n° 36.

Menstruée à 12 ans, R. 2 jours.

Bassin vicié. — Diamètre promonto-pubien, minimum 0m9.

Multipare.

Trois accouchements à terme.

Dernière grossesse; D. R. dans la première quinzaine de janvier 1882.

A terme.

Apportée en travail.

Premières douleurs le 18 novembre, à 6 heures du soir. — A son entrée la malade est bien fatiguée; on constate présentation de l'épaule; bras gauche du fœtus hors de la vulve, gonflé et violacé. Un médecin avait fait en ville des tentatives de version sans succès pendant deux heures; on sent dans le vagin le pied gauche. — Enfant mort; utérus très contracté.

Terminaison artificielle le 19 novembre, à 6 heures du soir.

Version non sans de grandes difficultés par Depaul.

Epaule gauche C. I. G.
Poids, 3,400 grammes.
Longueur du fœtus, $0^{m}52$.

Sortie bien portante.

Diamètres de la tête fœtale.	
B P	9 1/2
O F	11
O M	11 1/2
S O B	9 1/2

1883

161. — M. f., R., ouvrière, 34 ans, entre le 10 février, à 7 heures du soir.
Lit n° 37.
Menstruée à 15 ans, R. 3 jours.
Traces de rachitisme; constitution bonne.
Bassin vicié. — Diamètre promonto-pubien, minimum $0^{m}8$ 1/2.
Multipare.
Un accouchement à terme. — Enfant vivant.
Dernière grossesse; D. R. le 20 avril 1882.
A terme.
Apportée en travail après avoir subi chez elle une application de forceps.
Premières douleurs le 10 février, à 6 heures du matin. — A son entrée tête au-dessus du détroit supérieur, bosse séro-sanguine énorme, faisant saillie dans le petit bassin. — Enfant mort.
Terminaison artificielle le 10 février, à 9 heures du soir.
Application de forceps sans succès et céphalotripsie par Depaul.
Sommet O I D P.
Poids, 5,000 grammes (4 kilos, 630 grammes sans cerveau ni sang).
Longueur du fœtus, $0^{m}57$.
Longueur du cordon, $1^{m}15$. Trois circulaires autour du cou.
Sortie bien portante.

162. — M. A , domestique, 39 ans, entre le 28 mai.
Lit n° 4.
Menstruée à 13 ans, R. 3 jours.
Rachitique.
Bassin vicié. — Diamètre promonto-pubien, minimum $0^{m}9$ 1/4.
Multipare.
Deux accouchements à terme.
Dernière grossesse; D. R. le 19 août 1882.
A terme.
Premières douleurs le 31 mai, à 6 heures du soir.
Terminaison artificielle le 1er juin, à 10 heures du matin.
Application de forceps par Maygrier.

Sommet O I G T.
Poids, 3,320 grammes.
Longueur du fœtus, $0^{m}51$.
Longueur du cordon, $0^{m}66$.

Sortie avec son enfant.

Diamètres de la tête fœtale.	
B P	9 1/2
O F	12
O M	13 1/2
S O B	10 1/2

163. — L. f. M., lingère, 41 ans, entre le 25 juin.
Lit n° 15.
Menstruée à 13 ans, R. 4 jours.
Rachitique.
Bassin vicié. — Diamètre promonto-pubien, minimum 0m8 1/2.
Multipare.
Quatre accouchements : 1 fausse-couche de 4 mois et 1/2; 3 à terme, dont 1 par le siège, terminaison naturelle ; 2 par le sommet, forceps. Le dernier à la Clinique en 1881. Enfant pesant 2,920 grammes. Longueur, 46; cordon 52. Sorti vivant.
Dernière grossesse; D. R. le 23 octobre 1882.
A 8 mois et 1/2.
Premières douleurs spontanées le 12 juillet, à 7 heures du soir.
Terminaison naturelle le 13, dans l'après-midi.

	Diamètres de la tête fœtale.		Trois jours plus tard.
Sommet O I G A.	B P. .	9	9 1/2
Poids, 3,220 grammes.	O F. .	11 1/2	12
Longueur du fœtus, 0m50.	O M. .	13	13 1/4
Longueur du cordon, 0m60.	S O B.	9	9 1/2

Sortie avec son enfant.

164. — R. F., doreuse, 20 ans, entre le 28 juin.
Lit n° 36.
Menstruée à 14 ans, R. 8 jours.
Rachitique.
Bassin vicié. — *N'est pas indiqué le diamètre.*
Multipare.
Deux accouchements à terme, dont 1 par le forceps à la Clinique en 1882. Enfant pesant 3,550 grammes. Longueur 53; cordon, 51. — Sorti vivant.
Dernière grossesse ; D. R. le 2 septembre 1882.
A terme.
Premières douleurs le 29 juin, à 2 heures du matin.
Terminaison artificielle le même jour, à 5 heures du soir.
Application de forceps par Maygrier.

	Diamètres de la tête fœtale.	
Sommet O I G A.	B P.	10
Poids, 3,250 grammes.	O F.	11
Longueur du fœtus, 0m51.	O M.	13
Longueur du cordon, 0m60.	S O B.	10

Sortie avec son enfant.

165. — B., f. B., journalière, 30 ans, entre le 17 août, à 4 heures du matin.
Lit n° 5.
Menstruée à 14 ans, R. 5 jours.
Constitution faible.
Bassin vicié. — Sacrum plat dans toute sa surface antérieure. — Bassin canaliculé.
Multipare.
Six accouchements : 1 fausse couche de 5 mois ; 1 avant terme à 7 mois ; 4 à terme, dont 2 par le forceps.

Dernière grossesse; D. R. dans le courant de novembre 1882.
A 8 mois.
Apportée en travail.
Premières douleurs le 17 août, à 1 heure du matin.
Terminaison artificielle le même jour, à 10 heures dans la matinée.
L'extraction du fœtus présenta de très grandes difficultés. D'abord rupture artificielle des membranes, prolapsus du cordon, dont l'anse n'a jamais pu être ramenée au-dessus de la tête.
Application de forceps par Charpentier, cordon entre les branches du forceps, désarticulation de l'instrument et version, tractions très énergiques faites par Doléris. — Enfant mort pendant ces manœuvres.

	Diamètres de la tête fœtale.	
Sommet O I G T.	B P	9
Poids, 2,380 grammes.	O F	11
Longueur du fœtus, 0m51.	O M	13
Longueur du cordon, 0m48.	S O B	10

Sortie bien portante.

166. — L. A., chemisière, 30 ans, entre le 20 août, à 8 heures du matin.
Lit n° 9.
Menstruée à 17 ans, irrégulièrement 2 jours.
Rachitique; constitution faible.
Bassin vicié. — *N'est pas indiqué le diamètre.*
Multipare.
Trois accouchements à terme, dont 1 par le forceps.
Dernière grossesse; D. R. à la fin d'octobre 1882.
A terme.
Apportée en travail.
Premières douleurs le 20 août, à 4 heures du matin.
Terminaison naturelle dans la même matinée, à 8 heures 45.

	Diamètres de la tête fœtale.	
Sommet O I G A.	B P	9 1/2
Poids, 3,350 grammes.	O F	11 1/2
Longueur du fœtus, 0m49.	O M	13 1/2
Longueur du cordon, 0m63.	S O B	9

Sortie avec son enfant.

167. — L. M. M., journalière, 32 ans, entre le 20 octobre.
Lit n° 20.
Menstruée à 18 ans, très irrégulièrement.
Rachitique.
Bassin vicié. — Diamètre promonto-pubien, minimum 0m8 3/4.
Multipare.
Six accouchements à terme: 3 à l'hôpital Neker; 3 à la Clinique. Des deux derniers, 1 en 1881; enfant pesant 3,450 grammes; longueur du fœtus, 0m52, du cordon, 0m59; l'autre en 1882; enfant pesant 3,800 grammes; longueur du fœtus 0m52, du cordon, 0m61. Mort.
Dernière grossesse; D. R., au mois de janvier 1883.
A terme.
Apportée en travail.

Premières douleurs le 20 octobre, à 4 heures du soir.
Terminaison artificielle le 21, à 10 heures du matin.
Céphalotripsie par Charpentier.
Sommet O I G A.
Poids, 3,300 grammes, sans cerveau ni sang.
Longueur du cordon $0^{m}40$.
Sortie en bonne santé.

168. — D. M., f. L., brunisseuse, 27 ans, entre le 16 octobre.
Lit n° 15.
Menstruée à 15 ans, R. 2 jours.
Rachitique.
Bassin vicié. — Diamètre promonto-pubien, minimum $0^{m}7$ 1/4.
Multipare.
Un accouchement provoqué à 8 mois.
Dernière grossesse; D. R. le 11 février 1883.
A 8 mois.
Accouchement provoqué le 19 octobre par la sonde.
Premières douleurs le même jour dans la soirée. Le fœtus se présentant par le sommet, Charpentier y substitua l'extrémité pelvienne par manœuvres externes.
Terminaison artificielle le 21 octobre, à 6 heures du soir. Enfant mort pendant l'extraction.

	Diamètres de la tête fœtale.	
Extrémité pelvienne S I D.	B P	8
Poids, 2,650 grammes.	O F	11
Longueur du fœtus, $0^{m}48$.	O M	12
Longueur du cordon, $0^{m}56$.	S O B	9

Sortie en bonne santé.

169. — L., f. B., domestique, 33 ans, entre le 12 décembre.
Lit n° 38.
Menstruée à 14 ans, R. 4 jours.
Rachitique.
Bassin vicié. — Diamètre promonto-pubien, minimum $0^{m}8$ 1/4.
Multipare.
Deux accouchements : 1 fausse-couche de 3 mois, 1 à terme à la Clinique en 1873; forceps; enfant pesant 3,130 grammes; longueur du fœtus, $0^{m}50$, du cordon $0^{m}70$. Mort.
Dernière grossesse; D. R. le 8 avril 1883.
A 8 mois.
Accouchement provoqué par la sonde.
Premières douleurs le 21 décembre, à 7 heures du soir.
Terminaison naturelle le lendemain soir, à 6 heures.

	Diamètres de la tête fœtale.	
Sommet O I G A.	B P	8 1/2
Poids, 2,500 grammes.	O F	10 3/4
Longueur du fœtus, $0^{m}43$.	O M	12 1/2
Longueur du cordon, $0^{m}62$.	S O B	9 1/4
Poids du placenta, 450 grammes.		

Sortie avec son enfant.

1884

170. — H., f. B., journalière, 32 ans, entre le 11 janvier.
Lit n° 31.
Menstruée à 13 ans, R. 2 jours.
Rachitique.
Bassin vicié. — *N'est pas indiqué le diamètre.*
Multipare.
Quatre accouchements à terme, pour tous forceps et céphalotripsie.
Dernière grossesse; D. R. le 10 mai 1883.
A 8 mois.
Accouchement provoqué par les douches et la sonde.
Premières douleurs le 23 janvier, à midi.
Terminaison naturelle le 24, à 3 heures du soir.
Sommet. N'est indiqué ni la variété ni la position.

Poids, 2,850 grammes.
Longueur du cordon, 0^m73.
Poids du placenta, 360 grammes.

Diamètres de la tête fœtale.	
B P.	9
O F.	10 3/4
O M.	12
S O B.	9 1/2

Sortie en bonne santé.

171.— M., f. D., lingère, 19 ans, entre le 19 janvier, à 8 heures du matin.
Menstruée à 14 ans, R. 2 jours.
Bassin vicié. — *N'est pas indiqué le diamètre.*
Multipare.
Un accouchement à 6 mois.
Dernière grossesse, D. R. le 2 juin 1883.
A 7 mois et 1/2.
Apportée en travail après avoir subi chez elle plusieurs tentatives infructueuses d'application de forceps faites par deux médecins. A son entrée la tête et les bras du fœtus étaient en dehors des parties génitales. La tête ne tenait plus au tronc que par quelques lambeaux de la peau du cou. Fœtus atteint d'hydropisie abdominale.
Premières douleurs le 18 janvier, à 4 heures du soir.
Terminaison artificielle le même jour, à 10 heures du matin, par Pajot. (*Le bulletin ne dit pas le genre d'opération, assurément il doit s'agir de la ponction de l'abdomen*).
Sommet.
Poids, 2,740 grammes.
Longueur du cordon, 0^m52.
Poids du placenta, 990 grammes.
Sortie en bonne santé.

172. — D. M., domestique, 29 ans, entre le 6 mars.
Lit n° 28.
Menstruée à 15 ans, R. 3 jours.
Bassin vicié, asymétrique. — Diamètre promonto-pubien, minimum 0^m8 3/4.

Multipare.
Un accouchement à terme.
Dernière grossesse; D. R. le 10 juillet 1883.
A terme.
Premières douleurs le 10 avril, à 11 heures du soir.
Terminaison naturelle le 11, à 3 heures du matin.
Sommet O I G A.

	Diamètres de la tête fœtale.	
Poids, 3,400 grammes.	B P.	8 1/2
Longueur du fœtus, 0m48.	O F.	11 1/2
Longueur du cordon, 0m45.	O M.	13 1/2
Poids du placenta, 520 grammes.	S O B.	9 1/2

Sortie avec son enfant.

173. — D., f. B., brocheuse, 27 ans, entre le 4 avril.
Menstruée à 15 ans 1/2, R. 5 jours.
Bassin vicié. — Diamètre promonto-pubien, minimum 0m8.
Multipare.
Deux accouchements : un provoqué à 8 mois à la Clinique; un à terme; forceps; enfant vivant.
Dernière grossesse; D. R. le 14 août 1883.
A 8 mois.
Accouchement provoqué avec la sonde-bougie.
Premières douleurs le 24 avril à midi.
Rupture des membranes le 25, à 4 heures du soir; prolapsus du cordon.
Terminaison artificielle même jour et même heure.
Version par Doléris.
Sommet avec procidence du cordon, O I G A.

	Diamètres de la tête fœtale.	
Poids, 3,050 grammes.	B P.	9
Longueur du fœtus, 0m48.	O F.	11
Longueur du cordon, 0m51.	O M.	12 1/2
Poids du placenta, 680 grammes.	S O B.	9 1/4

Sortie avec son enfant.

174.—B., f. S., couturière, 23 ans, entre le 5 avril, à 7 heures 1/4 du soir.
Lit n° 8.
Menstruée à 15 ans, R. 5 jours.
Rachitique.
Bassin vicié. — Diamètre promonto-pubien, minimum 0m6.
Multipare.
Deux accouchements à terme; céphalotripsie; le dernier à la clinique en 1882, enfant pesant 3,400 grammes, sans cerveau ni sang.
Dernière grossesse; D. R. le 3 juillet 1883.
A 8 mois 1/2.
Apportée en travail.
Premières douleurs le 5 avril, à 4 heures du soir.
Terminaison artificielle le même jour, à 10 heures.
Céphalotripsie par Doléris.
Sommet avec procidence de la main droite et du cordon, O I D P.
Poids 2,400 grammes, sans cerveau ni sang.

Longueur du cordon, 0^m61.
Poids du placenta, 420 grammes.
Sortie en bonne santé.

175. — B., f. B., sans profession, 27 ans, entre le 16 juin.
Lit n° 25.
Menstruée à 13 ans, R. 3 jours.
Rachitique.
Bassin vicié. — *N'est pas indiqué le diamètre.*
Multipare.
Deux accouchements provoqués : un à 8 mois; forceps; enfant mort; un à 8 mois 1/2; forceps; enfant vivant.
Dernière grossesse; D. R. le 15 octobre 1883.
A 8 mois.
Accouchement provoqué par la sonde-bougie et par les douches vaginales.
Premières douleurs le 23 juin, à 3 heures du soir.
Terminaison naturelle le 24, à 2 heures du matin. — Enfant vivace.
Sommet OIDP non réduite.

	Diamètres de la tête fœtale.	
Poids, 2,600 grammes.	BP.	8 3/4
Longueur du fœtus, 0^m48.	OF.	10 1/4
Longueur du cordon, 0^m50.	OM.	13
Poids du placenta, 420 grammes.	SOB.	9

Sortie en bonne santé. — Enfant mort.

176. — L., f. L., chiffonnière, 34 ans, entre le 21 juillet.
Lit n° 12.
Menstruée à 19 ans, R. 8 jours.
Rachitique.
Bassin vicié. — Diamètre promonto-pubien, minimum 0^m6 1/2.
Multipare.
Deux accouchements à terme, un après deux jours de travail; enfant mort; pour l'autre, céphalotripsie.
Dernière grossesse; D. R. le 19 janvier 1884.
A 7 mois.
Accouchement provoqué par Pinard avec le dilatateur Tarnier.
Premières douleurs le 2 septembre, à 10 heures du matin.
Terminaison artificielle le 3, à 9 heures 45 du matin.
L'enfant se présentant par l'épaule, Pinard rompit les membranes et fit la version. — Enfant mort.
Epaule; *y manque toute autre indication.*

	Diamètres de la tête fœtale.	
Poids, 2,050 grammes.	BP.	8 1/2
Longueur du fœtus, 0^m44.	OF.	10
Longueur du cordon, 0^m38.	OM.	11 1/2
Poids du placenta, 500 grammes.	SOB.	8 1/2

Sortie en bonne santé.

177. — M. H., lingère, 20 ans, entre le 26 juillet.
Lit n° 3.
Menstruée à 15 ans 1/2, R. 7 jours.
Bonne constitution.
Bassin vicié. — Diamètre promonto-pubien, minimum 0m 1/2.
Multipare.
Trois accouchements à terme : un, épaule; deux, sommet; forceps.
Dernière grossesse; D. R. le 14 octobre 1883.
A terme.
Premières douleurs le 27 juillet, à 1 heure du matin.
Terminaison naturelle le même jour, dans la soirée.

Sommet O I D A.
Poids, 3,838 grammes.
Longueur du fœtus, 0m49.
Longueur du cordon, 0m58.
Poids du placenta, 520 grammes.

Diamètres de la tête fœtale	
B P	9
O F	12 1/2
O M	13 1/2
S O B	10 1/4

Sortie avec son enfant.

178. — C. E., f. V., sans profession, 32 ans, entre le 11 août à 8 heures du soir.
Lit n° 5.
Menstruée à 14 ans, R. 3 jours.
Constitution bonne,
Bassin vicié. — *N'est pas indiqué le diamètre.*
Multipare.
Sept accouchements: 1 à 8 mois; 6 à terme. Sur les 6 enfants à terme, 5 se sont présentés par le sommet; terminaison naturelle après un travail en moyenne de 8 à 9 heures.
Dernière grossesse; D. R. le 27 novembre 1883.
A 8 mois 1/2.
Apportée en travail.
Premières douleurs le 11 août, à 10 heures du matin.
Terminaison artificielle le lendemain matin, à 10 heures.
Application de forceps par Pinard.

Sommet O I G A.
Poids3, ,300 grammes.
Longueur du fœtus, 0m51.
Longueur du cordon, 0m66.
Poids du placenta, 520.

Diamètres de la tête fœtale	
B P	9
O F	11 1/2
O M	13 1/2
S O B	9 1/4

Sortie avec son enfant.

179. — C., f. K., passementière, 25 ans, entre le 12 septembre.
Lit n° 11.
Menstruée à 15 ans, R. 4 jours.
Rachitique.
Bassin vicié. — Diamètre promonto-pubien, minimum 0m 7.
Multipare.
Un accouchement à terme; céphalotripsie.
Dernière grossesse; D. R. le 20 janvier 1884.
A 8 mois.

Accouchement provoqué par le dilatateur Tarnier et la sonde bougie.
Premières douleurs, très faibles le 18 septembre, à 10 heures du matin.
Terminaison naturelle 1 heure plus tard.
Sommet. — *Ne sont indiquées ni la variété ni la position.*

Poids, 3,380 grammes.
Longueur du fœtus, $0^{m}52$.
Longueur du cordon, $0^{m}60$.
Poids du placenta, 520 grammes.

Diamètres de la tête fœtale.	
B P	9 1/2
O F	11 3/4
O M	14
S O B	9 3/4

Sortie avec son enfant.

180. — A. B , fabricante de jouets d'enfants, entre le 7 octobre, à 7 heures du matin.
Lit n° 28.
Menstruée à 15 ans, R. 8 jours.
Rachitique.
Bassin vicié. — Diamètre promonto-pubien, minimum $0^{m}9$.
Multipare.
Un accouchement à terme ; enfant pesant 3,230 grammes.
Dernière grossesse ; D. R. le 1er janvier 1884.
A 8 mois 1/2.
Apportée en travail.
Premières douleurs le 7 octobre, à 2 heures du matin.
Terminaison naturelle le même jour, à 10 heures du matin.
Extrémité pelvienne ; 1 pied relevé. — S I G A.

Poids, 2,500 grammes.
Longueur du fœtus, $0^{m}44$.
Longueur du cordon $0^{m}46$.
Poids du placenta, 450 grammes.

Diamètres de la tête fœtale.	
B P	7 1/2
O F	10
O M	11
S O B	8

Sortie avec son enfant.

181. — T., f. W., couturière, 30 ans, entre le 20 novembre.
Lit n° 25.
Menstruée à 15 ans, R. 3 jours.
Rachitique.
Bassin vicié. — Diamètre promonto-pubien, minimum $0^{m}7$.
Multipare.
Trois accouchements : le 1er, provoqué à 7 mois 1/2 ; le 2e à terme ; céphalotripsie ; le 3e provoqué à 8 mois ; forceps à la Clinique en 1881 ; enfant pesant 2,470 grammes ; longueur $0^{m}45$; cordon $0^{m}42$; sorti bien portant.
Dernière grossesse ; D. R. le 20 mars 1884.
A 8 mois.
Accouchement provoqué au moyen de la sonde bougie.
Premières douleurs le 25 novembre, à 5 heures du matin
Terminaison naturelle le 26, à 6 heures du soir.

Sommet O I G T.
Poids, 3,300 grammes.
Longueur du fœtus, $0^{m}50$.
Longueur du cordon, $0^{m}47$.
Poids du placenta, 590.

Diamètres de la tête fœtale.	
B P	9 1/4
O F	11
O M	12 1/4
S O B	10

Sortie avec son enfant.

182. — R. M., femme de ménage, 23 ans, entre le 26 décembre à 4 heures du matin.

Lit n° 19.
Menstruée à 12 ans, R. 3 jours.
Constitution bonne.
Bassin vicié. — *N'est pas indiqué le diamètre.*
Multipare.
Un accouchement à terme.
Dernière grossesse; D. R. le 25 mars 1884.
A 8 mois 1/2.
Apportée en travail.
Premières douleurs le 25 décembre, à 4 heures de soir.
Terminaison naturelle le 27 décembre, à 8 heures du matin.

Sommet O I D P réduite.
Poids 2,660 grammes.
Longueur du fœtus $0^{m}47$.
Longueur du cordon, $0^{m}51$.
Poids du placenta, 460 grammes.

Diamètres de la tête fœtale.	
B P	9
O F	11
O M	13
S O B	9 1/2

Sortie avec son enfant.

1885

183. — M., f. C., journalière, 28 ans, entre le 3 février.
Lit n° 34.
Menstruée à 14 ans, R. 8 jours.
Rachitique.
Bassin vicié. — Diamètre promonto-pubien, minimum $0^{m}7$ 3/4.
Multipare.
Quatre accouchements, dont 3 à la Clinique: le premier à terme en 1869; face; forceps par Depaul; enfant pesant 2,870 grammes; 3 provoqués; 1 à 8 mois 1/2 en 1880; sommet: version par Budin; enfant faible, pesant 2,170 grammes; l'autre à 8 mois 1/2; enfant pesant 2350 grammes; longueur du fœtus, $0^{m}45$; du cordon $0^{m}44$; sorti vivant; le troisième provoqué en ville.
Dernière grossesse; D. R. le 14 juin 1884.
A 8 mois.
Accouchement provoqué par la sonde.
Premières douleurs le 14 février, à 9 heures du matin.
Terminaison naturelle le 15, dans la matinée.

Sommet O I G A.
Poids, 3,560 grammes.
Longueur du fœtus, $0^{m}49$.
Longueur du cordon, $0^{m}72$.
Poids du placenta, 500 grammes.

Diamètres de la tête fœtale.	
B P	9 1/4
O F	12
O M	13 1/2
S O B	10

Sortie avec son enfant.

184. — B. A., domestique, 29 ans, entre le 10 février.
Lit n° 39.
Menstruée à 14 ans, R. 8 jours.

Constitution bonne.
Bassin vicié. — Diamètre promonto-pubien, minimum 0^{m}9 1/2.
Multipare.
Un accouchement à terme.
Dernière grossesse; D. R. le 15 mai 1884.
A terme.
Premières douleurs le 25 février, à 4 heures du soir.
Terminaison naturelle dans la soirée.

Sommet O I G A.
Poids, 3,070 grammes.
Longueur du fœtus, 0^{m}47.
Longueur du cordon, 0^{m}60.
Poids du placenta, 440 grammes.

Diamètres de la tête fœtale.	
B P	10
O F	12
O M	13 3/4
S O B	9 1/2

Sortie avec son enfant.

185. — B., f., L. fleuriste, 38 ans, entre le 9 mars, à 11 heures du soir.
Lit n° 35.
Menstruée à 15 ans, R. 4 jours.
Rachitique.
Bassin vicié. — Diamètre promonto-pubien, minimum 0^{m}8 1/2.
Multipare.
Sept accouchements à terme: 4 spontanés, dont 3 enfants morts; 3 par le forceps; enfants vivants dont 1 pesait 4,050 grammes; longueur du fœtus 0^{m}57; du cordon 0^{m}76; et un autre 3,900 grammes; longueur du fœtus 0^{m}53; du cordon 0^{m}55.
Dernière grossesse; D. R. fin de mai 1884.
A terme.
Apportée en travail.
Premières douleurs le 2 mars, à 6 heures du matin.
Terminaison artificielle le 10, à 9 heures du matin.
Application de forceps par Doléris.

Sommet O I G A.
poids, 4,320 grammes.
Longueur du fœtus, 0^{m}54.
Longueur du cordon, 0^{m}55.
Poids du placenta, 470 grammes.

Diamètres de la tête fœtale.	
B P.	9
O F.	11
O M.	13 1/2
S O B.	10

Sortie avec son enfant.

186. — B., f. P., talonnière, 34 ans, entre le 12 mars.
Lit n° 4.
Menstruée à 14 ans, R. 8 jours.
Rachitique.
Bassin vicié. — Diamètre promonto-pubien, minimum 0^{m}7 1/2.
Multipare.
Neuf accouchements: 8 provoqués à 7 mois; le dernier à la Clinique en 1883; enfant mort pesant 1,720 grammes; longueur du fœtus 43; du cordon 73; les autres, forceps et céphalotripsie; 1 à terme, céphalotripsie.
Dernière grossesse; D. R. le 12 août 1884.
A 7 mois.
Accouchement provoqué par la sonde.

Premières douleurs le 16 mars, à 4 heures du soir.
Terminaison naturelle le 17, à 8 heures du matin.

	Diamètres de la tête fœtale.	
Sommet O I D P réduite.	B P.	7
Poids, 1.280 grammes.	O F.	9
Longueur du fœtus, 0^m38.	O M.	10
Longueur du cordon, 0^m36.	S O B.	7
Poids du placenta, 320 grammes.		

Sortie bien portante. — Enfant mort le 8me jour.

187. — B., f., B., journalière, 28 ans, entre le 16 mars.
Lit n° 37.
Menstruée à 15 ans : très irrégulièrement.
Rachitique ; bonne constitution.
Bassin vicié. — *N'est pas indiqué le diamètre.*
Multipare.
Un accouchement provoqué à 8 mois.
Dernière grossesse ; D. R. 28 juillet 1884.
A 7 mois et 1/2.
Accouchement provoqué par la sonde.
Premières douleurs le 21 mars, à 10 heures du soir.
Terminaison naturelle le 25, à 10 heures du matin. Enfant faible.

	Diamètres de la tête fœtale.	
Sommet O I D P réduite.	B P.	8
Poids, 1,850 grammes.	O F.	9 1/2
Longueur du fœtus, 0^m42.	O M.	11 1/2
Longueur du cordon, 0^m45.	S O B.	8
Poids du placenta, 365 grammes.		

Sortie bien portante. — Enfant mort le 6me jour.

188. — H. C., f. C., couturière, 34 ans, entre le 25 mars.
Lit n° 5.
Menstruée à 14 ans ; R. 8 jours.
Rachitique.
Bassin vicié. — Diamètre promonto-pubien, minimum 0^m7.
Multipare.

Treize accouchements : 1 à terme très laborieux à Metz ; 12 avant terme, dont 2 à 8 mois spontanément et 10 provoqués à 7 mois. Des treize accouchements aucun enfant n'est vivant. Des 10 provoqués, il y eut 3 enfats qui vécurent de 8 à 10 jours ; pour les autres, céphalotripsie et embryotomie.

Dernière grossesse ; D. R. le 10 août 1884.
A 7 mois et 1/2.
Accouchement provoqué par la sonde.
Premières douleurs le 2 avril, à 10 heures du matin.
Terminaison artificielle le 3, à 5 heures du soir.
Version par Doléris.
Epaule droite ; C. J. G.

Poids, 1,675.	Diamètres de la tête fœtale.	
Longueur du fœtus, 0m 42.	B P.	7 1/2
Longueur du cordon, 0m33.	O F.	9
Poids du placenta, 350 grammes.	O M.	10
	S O B.	8

Sortie avec son enfant.

189. — G., f. S., frangeuse, 31 ans, entre le 23 mai.
Lit n° 15.
Menstruée à 15 ans; R. 4 jours.
Rachitique.
Bassin vicié. — Diamètre promonto-pubien, minimum 0m8.
Multipare.
Deux accouchements: le premier à terme, céphalotripsie; le second provoqué à 8 mois; enfant pesant 2,380 grammes, sorti vivant.
Dernière grossesse; D. R. 30 septembre 1884.
A 8 mois.
Accouchement provoqué par la sonde.
Premières douleurs le 7 juin, à 9 heures 1/4 du matin.
Terminaison artificielle le 8 à 8, heures 1/2 du soir.
Application de forceps sans succès et céphalotripsie par Doléris.
Sommet O I D P.
Poids, 2,000 grammes, sans cerveau ni sang.
Longueur du cordon, 0m55.
Poids du placenta, 460 grammes.
Sortie bien portante.

190. — Z., f. H., blanchisseuse, 38 ans, entre le 23 juillet.
Lit n° 9.
Menstruée à 18 ans; R, 3 jours.
Rachitique.
Bassin vicié. — Diamètre promonto-pubien, minimum 0m7 1/2.
Multipare.
Deux accouchements: le premier à terme, céphalotripsie; le second provoqué à 7 mois 1/2 à la Clinique en 1875; enfant se présentant par le siège; mort pendant les tractions, pesant 2,070 grammes; longueur du fœtus, 0m48; du cordon, 0m48.
Dernière grossesse; D. R. le 20 décembre 1884.
A 7 mois.
Accouchement provoqué par la sonde.
Premières douleurs le 27 juillet, à 8 heures du soir.
Terminaison naturelle le 28, à 4 heures du matin. Enfant faible.
Sommet O I D P.

Poids, 1,500 grammes.	Diamètres de la tête fœtale.	
Longueur du fœtus, 0m39.	B P.	7 1/2
Longueur du cordon, 0m36.	O F.	10 1/4
Poids du placenta, 270 grammes.	O M.	12
	S O B.	8

Sortie bien portante. Enfant mort au 7me jour.

191. — I., f. G., couturière, 30 ans, entre le 1er août.
Lit n° 2.
Menstruée à 15 ans ; R. 2 jours.
Rachitique.
Bassin vicié. — *N'est pas indiqué le diamètre.*
Multipare.
Un accouchement à terme ; forceps.
Dernière grossesse ; D. R. le 30 septembre 1884.
A 8 mois 1/2..
Premières douleurs le 2 août, à 1 heure du matin.
Terminaison artificielle le 3, dans la matinée.
Incisions sur l'orifice utérin ; application de forceps sans succès et céphalotripsie par Doléris.
Sommet. Ne sont pas indiquées la variété et la position.
Poids, 3,270 grammes, sans cerveau ni sang.
Poids du placenta, 540 grammes.

192. — B., f. P., plumassière, 28 ans, entre le 16 octobre.
Lit n° 35.
Menstruée à 15 ans, R. 3 jours.
Rachitique ; double luxation coxo-fémorale congénitale.
Bassin vicié. — *N'est pas indiqué le diamètre.*
Multipare.
Deux accouchements à terme ; extrémité pelvienne ; enfants morts pendant l'extraction.
Dernière grossesse ; D. R. le 16 janvier 1885.
A 8 mois 1/2.
Accouchement provoqué par la sonde.
Premières douleurs le 18 octobre, à 11 heures du matin.
Terminaison naturelle le 19 dans la matinée.

Sommet O I D T.
Poids, 2,750 grammes.
Longueur du fœtus, 0m48.
Longueur du cordon, 0m86.
Poids du placenta, 450 grammes.

Diamètres de la tête fœtale.	
B P	9 1/4
O F	11
O M	13
S O B	9

Sortie bien portante.

193. — D., f. P., journalière, 30 ans, entre le 12 novembre.
Lit n° 36.
Menstruée à 14 ans, R. 4 jours.
Rachitique.
Bassin vicié ; — Diamètre promonto-pubien, minimum 0m8 3/4.
Multipare.
Six accouchements : 4 avant terme, dont 1 fausse-couche de 4 mois et 3 provoqués ; enfants vivants, 1 à 7 mois et 1/2, pesait 2,450 grammes ; 1 autre à la Clinique en 1877 à 8 mois, enfant pesant 2,800 grammes ; longueur du fœtus, 0m47 ; du cordon, 0m49 ; 2 à terme, forceps.
Dernière grossesse ; D. R. le 17 février 1885.
A 8 mois 1/2.
Accouchement provoqué par la sonde.
Premières douleurs le 13 novembre, à 6 heures du soir.

Terminaison artificielle le 14 dans la soirée.
Application de forceps par Stapfer.

Sommet O I D T.	Diamètres de la tête fœtale.	
Poids 3,000 grammes.	B P.	8 1/2
Longueur du fœtus, 0m48.	O F.	11 1/4
Longueur du cordon, 0m76.	O M.	13 3/4
Poids du placenta, 570 grammes.	S O B.	9 1/4

Sortie avec son enfant.

194. — M., f. B., blanchisseuse, 23 ans, entre le 16 novembre.
Lit n° 31.
Menstruée à 16 ans, R. 8 jours.
Rachitique.
Bassin vicié. — Diamètre promonto-pubien, minimum 0m7 1/4.
Multipare.
Deux accouchements à la Clinique: le premier à 7 mois et 1/2, detroncation, enfant pesant 1850 grammes, sans le sang; le second provoqué à 8 mois en 1883, enfant pesant 2,400 grammes; longueur du fœtus 0m46; du cordon, 0m35.
Dernière grossesse; D. R. le 18 mars 1885.
A 8 mois.
Accouchement provoqué par la sonde.
Premières douleurs le 21 novembre, à 7 heures du soir.
Terminaison naturelle le 22, à 8 heures du matin.

Siège décomplété, S J D.	Diamètres de la tête fœtale.	
Poids, 2,420 grammes.	B P.	8 1/2
Longueur du fœtus, 0m47.	O F	11 1/4
Longueur du cordon, 0m44.	O M.	12
Poids du placenta, 480 grammes.	S O B.	9

Sortie avec son enfant.

195. — L.-M., domestique, 33 ans, entre le 14 décembre.
Lit n° 6.
Menstruée à 14 ans, R. 3 jours.
Constitution bonne; traces de rachitisme; aurait marché à 4 ans.
Bassin vicié; — Diamètre promonto-pubien, minimum 0m8 1/2.
Multipare.
Deux accouchements à la Clinique: le premier à terme en 1880; céphalotripsie; enfant pesant 2,650 grammes sans cerveau ni sang; longueur du fœtus, 0m51; du cordon, 0m50. Le second en 1884, accouchement provoqué à 8 mois et 1/2 par la sonde: enfant pesant 2,530 grammes; longueur du fœtus, 0m47; du cordon, 0m66; poids du placenta, 430 grammes; sorti bien portant.
Dernière grossesse; D. R. le 8 mai 1885.
A 8 mois 1/2.
Accouchement provoqué le 28 janvier 1886 par la sonde. L'enfant se présentant de travers; j'ai fait moi-même la version par manœuvres externes en adaptant le fœtus, qui avait toujours été très mobile, en O I G T appliquant la ceinture Pinard, on introduisit la sonde dans la cavité utérine avec beaucoup de facilité.

Premières douleurs le 29, dans la soirée.

Terminaison artificielle le 30, à 6 heures du soir.

Application de forceps par Loviot. Extraction longue et difficile; fœtus passant à frottement dur. Enfant mort et macéré; pendant les tractions on sentait une odeur de putréfaction.

	Diamètres de la tête fœtale.	
Sommet O I G A.		
Poids, 3,470 grammes.	B P.	10
Longueur du fœtus, 0m 50.	O F.	11 3/4
Longueur du cordon, 0m63.	O M.	13 1/2
Poids, du placenta, 770 grammes.	S O B.	9 1/2

Sortie dans le mois de mars après une grave fièvre puerpérale, pour le Vésinet. Je viens de revoir aujourd'hui, 2 juillet, la dame L... et je la trouve admirablement bien portante.

Le père des deux derniers enfants est fort, âgé de 36 ans, et à épaules carrées.

196. — H. E., journalière, 32 ans, entre le 22 décembre, à 11 heures du soir.

Menstruée à 17 ans et 1/2, R. 6 jours.

Rachitique; cyphotique.

Bassin vicié au détroit inférieur. — *N'est pas indiqué le diamètre.*

Multipare.

Trois accouchements à terme spontanés; le dernier à la Clinique en 1883; enfant pesant 3,400 grammes; longueur du fœtus, 0m50; du cordon, 0m80; sorti vivant.

Dernière grossesse; D. R. le 10 mars 1885.

A terme.

Apportée en travail.

Premières douleurs le 22 décembre, à 8 heures du soir.

Terminaison artificielle le 23, à midi.

Application du forceps par Mme de Soyre; insuffisance des contractions utérines.

	Diamètres de la tête fœtale.	
Sommet O I G T.		
Poids, 3,700 grammes.	B P.	9
Longueur du fœtus, 0m52.	O F.	11 1/2
Longueur du cordon, 0m66.	O M.	13 1/2
Poids du placenta, 740 grammes.	S O B.	9 3/4

Sortie bien portante; enfant mort le 5me jour.

Père de 30 ans fort et bien portant.

1886

197. D. C., couturière, 24 ans, entre le 4 janvier.

Lit no 28.

Menstruée à 11 ans, R. 3 jours.

Constitution faible avec trace de rachitisme et arrêt de développement du système osseux. La malade serait venue au monde par le siège et on aurait exercé de très fortes tractions sur les membres inférieurs de façon à produire double luxation coxo-fémorale, déformation plus marquée à gauche; elle est boiteuse.

Bassin irrégulièrement vicié dans tous ses diamètres; sacrum plat sur un côté: bassin ovalaire.. — Diamètre promonto-pubien, minimum 0m3 1/2 bi-ischiatique 0m8.

Multipare.

Un accouchement spontané à terme à la Clinique en 1883; enfant pesant 3,280 grammes; longueur du fœtus, 0m49; du cordon, 0m71; sorti vivant.

Dernière grossesse; D. R. le 1er mai 1885.

A 8 mois et 1/2.

Premières douleurs spontanées le 21 janvier, à 8 heures du soir.

Terminaison naturelle le 22, à 5 heures du matin.

	Diamètres de la tête fœtale.	
Sommet O I D P.		
Poids, 2,150 grammes.	B P.	8 1/2
Longueur du fœtus, 0m44.	O F.	10 1/4
Longueur du cordon, 0m44.	O M.	12 1/4
Poids du placenta, 260 grammes.	S O B.	9 1/2

Sortie bien portante avec son enfant.

Le père du premier enfant, âgé de 37 ans, est fort et bien portant; celui du second, du même âge, mais de taille petite, faible et souffreteux.

198. — L. A., cuisinière, 29 ans, entre le 21 janvier.

Lit n° 18.

Menstruée à 13 ans, R. 4 jours.

Constitution bonne; traces de rachitisme, énorme voussure costo-vertébrale scoliotique de tout le côté droit.

Bassin vicié; — promontoire pas accessible, sacrum plat dans toute sa hauteur. Diamètre minimum 0m8 1/2.

Multipare.

Deux accouchements: le premier il y a 7 ans, à terme spontané: enfant mort au bout de 13 mois; le second, il y à 2 ans, à 6 mois, à la suite d'un traumatisme; l'enfant vécut 21 jours; enfants petits.

Fièvre typhoïde à 11 ans; ramollissement des os à 16; douleurs rhumatismales après la 2me grossesse jusqu'à la dernière. Après le second accouchement ayant quitté le lit trop tôt, cette dame eut un prolapsus de l'utérus, il sortait quelques fois presque tout entier hors de la vulve. Elle est devenue enceinte dans ces conditions de l'organe gestateur.

Dernière grossesse; D. R. le 20 mars 1885.

A terme.

Premières douleurs spontanées le 23 janvier dans la matinée.

Terminaison naturelle le même jour à 2 heures de l'après-midi.

	Diamètres de la tête fœtale.	
Sommet O I D P.		
Poids, 2,150 grammes.	B P.	8 3/4
Longueur du fœtus, 0m42.	O F.	11
Longueur du cordon, 0m55.	O M.	12
Poids du placenta, 3?0 grammes.	S O B.	8 1/4

Sortie avec son enfant.

Les deux premiers enfants sont du même père, et le dernier d'un autre. Tous deux, sont de taille petite; le premier chétif, le second alcoolique.

199. — B. A., caissière, 26 ans, entre le 26 janvier.

Lit n° 26.

Menstruée à 14 ans, R. 5 jours.

Constitution faible; traces de rachitisme; taille 1^m30.
Bassin vicié. — Diamètre promonto-pubien, minimum 0^m7 1/2.
Multipare.
Deux accouchements; le premier à terme à l'hôpital de Toulouse en 1882; céphalotripsie; le second à la Clinique de Paris, spontanément à 8 mois 1/2 enfant pesant 3,070 grammes; longueur du fœtus 52 du cordon 62 sorti vivant.
Dernière grossesse; D. R. le 5 avril 1885.
A terme.
Apportée en travail.
Premières douleurs le 27 janvier, à 8 heures du soir.
Terminaison artificielle le 29 janvier à 5 heures de l'après-midi.
Application de forceps.
Extraction longue et difficile. Enfant mort pendant l'extraction.

	Diamètres de la tête fœtale.	
Sommet O I D P réduite.	B P.	9 1/2
Poids, 3,660 grammes.	O F.	11 1/2
Longueur du fœtus, 0^m51.	O M.	13 1/2
Longueur du cordon, 0^m50.	S O B.	9 1/2

Sortie en bonne santé.
Le mari de cette femme, père de tous les enfants, est de taille moyenne, mais fort: il est gros, à épaules larges et carrées.

200. — C., f. C., couturière, 34 ans, entre le 26 janvier.
Salle Dubois, lit n° 8.
Menstruée à 14 ans, R. 4 jours.
Constitution bonne; traces de rachitisme; a marché à 2 ans.
Bassin vicié. — Diamètre promonto-pubien, minimum 0^m8 3/4.
Multipare.
Cinq accouchements: le premier à 8 mois 1/2 à la suite d'une frayeur; enfant mort et macéré depuis 3 semaines. Les autres à terme très laborieux; enfants, au dire de la femme, gros, le dernier plus que les premiers.
Dernière grossesse, D. R. le 20 avril 1885.
A terme.
Apportée en travail.
Premières douleurs le 26 janvier, dans l'après-midi.
Terminaison naturelle le 27, à 5 heures du matin.

	Diamètres de la tête fœtale.	
Sommet O I G A.		
Poids, 3.500 grammes.	B P.	10
Longueur du fœtus, 0^m40.	O F.	11 3/4
Longueur du cordon. 0^m70.	O M.	13 1/2
Poids du placenta, 700 grammes.	S O B.	10

Sortie avec son enfant.
Les 6 enfants sont tous du même père qui est très fort et toujours bien portant.

201 (1). — M. D., journalière, 40 ans, entre le 2 février à 6 heures du soir.
Salle Depaul, lit n° 14.

(1) Observation écourtée, recueillie par mon ami M. le Dr de Grahla.

Menstruée à 9 ans, R. 8 jours.
Constitution faible; traces de rachitisme; marcha à trois ans.
Bassin vicié. — Diamètre promonto-pubien, minimum 0^m8.
Multipare.
Onze accouchements: 4 fausses-couches de 3 mois, dont deux, dit la malade, dues à fatigues excessives, et deux parce que grossesses gémellaires; 7 à terme laborieux; une seule application de forceps; plusieurs des enfants sont actuellement vivants.
Dernière grossesse; D. R. époque ignorée.
A terme d'après l'apparence de l'enfant.
Apportée en travail.
Premières douleurs le 1er février, à 10 heures du soir.
Terminaison naturelle le 3, à 8 heures du matin.
Sommet O I D P réduite.

	Diamètres de la tête fœtale.	
Poids, 3,220 grammes.	B P	9 1/4
Longueur du fœtus, 0^m50.	O F	11 1/2
Longueur du cordon, 0^m78.	O M	13 1/4
Poids du placenta, 430 grammes.	S O B	9

Sortie avec son enfant.
Tous les enfants, excepté le second, sont du même père, qui est le mari, individu fort, alcoolique, âgé de 40 ans.

202. — D., f. T., blanchisseuse, 40 ans, entre le 18 janvier.
Salle Depaul, lit n° 14.
Menstruée à 13 ans, R. 4 jours.
Constitution forte; taille petite; traces de rachitisme; marcha à 5 ans.
Bassin vicié. — Diamètre promonto-pubien minimum 0^m9 1/4.
Multipare.
Six accouchements à terme, laborieux mais spontanés, excepté le dernier à la Clinique en 1883, pour qui fut faite une application de forceps par Mme de Soyre; insuffisance des contractions utérines; enfant vivant, pesant 4,450 grammes; longueur du fœtus 50; du cordon 59.
Dernière grossesse; D. R. le 10 mai 1885.
A terme.
Premières douleurs le 23 février à 2 heures du matin.
Terminaison artificielle le 24 dans l'après-midi.
Insuffisance des contractions utérines; application de forceps.

	Diamètres de la tête fœtale.	
Sommet O I D P.	B P	10
Poids, 3,650 grammes.	B T	7 1/2
Longueur du fœtus, 0^m51.	O F	11 1/2
Longueur du cordon, 0^m56.	O M	13
Poids du placenta, 660 grammes.	S O B	9 1/2

Sortie avec son enfant.
Enfants toujours gros, les 6 derniers du même père qui est de taille petite mais gros, carré, pas trop âgé.

203. — B., journalière, 33 ans, entre le 14 mars.
Lit n° 25.
Menstruée à 14 ans, R. 3 jours.
Rachitique; de taille petite, 1^m25; marcha à 7 ans.

Bassin vicié. — Diamètre promonto-pubien, minimum $0^m9\ 1/4$.

Multipare.

Six accouchements à terme, dont le premier peut-être artificiellement car la malade fut chloroformisée; enfant pesant 2,070 grammes; les autres spontanés; le second, pesant 2,500 grammes, le troisième, 2,500 grammes, le quatrième, 3,600 grammes, le sixième, 3,550 grammes. Tous les enfants vivants.

Dernière grossesse; D. R. le 10 juin 1885.

A terme.

Premières douleurs le 16 mars, dans l'après-midi.

Terminaison naturelle le 17, dans la matinée.

	Diamètres de la tête fœtale.	
Sommet O I G A.	B P.	9 1/4
Poids, 3,070 grammes.	B T.	7
Longueur du fœtus, 0^m46.	O F.	11
Longueur du cordon, 0^m54.	O M.	13
Poids du placenta, 480 grammes.	S O B.	10

Sortie avec son enfant.

Les enfants sont tous du même père âgé actuellement de 64 ans, fort et bien portant.

204. — C. J., f. C., journalière, 23 ans, entre le 9 avril.

Lit n° 31.

Menstruée à 17 ans, irrégulièrement.

Rachitique, marcha à 4 ans.

Bassin vicié. — Diamètre promonto-pubien, minimum $0^m9\ 1/4$.

Multipare.

Deux accouchements à terme, spontanés; enfants vivants et, au dire de la malade, petits.

Dernière grossesse; D. R. le 4 juillet 1885.

A terme.

Premières douleurs le 15 juin, à 2 heures du soir.

Terminaison naturelle le même jour, à minuit.

	Diamètres de la tête fœtale.	
Sommet O I G A.	B P.	9
Poids, 3,180 grammes.	B T.	7
Longueur du fœtus, 0^m48.	O F.	11 1/2
Longueur du cordon, 0^m70.	O M.	13
Poids du placenta, 470 grammes.	S O B.	9 1/4

Sortie avec son enfant.

Les enfants sont tous du même père qui est grand, fort et bien portant.

205. — R. M., f. L., journalière, 27 ans, entre le 4 mai.

Salle Dubois, lit n° 2.

Menstruée à 12 ans 1/2, R. 8 jours.

Constitution bonne; traces de rachitisme.

Bassin vicié. — Diamètre promonto-pubien, minimum $0^m8\ 1/2$.

Multipare.

Deux accouchements: le premier à terme, forceps enfant mort et gros; le second provoqué à 8 mois 1/2; enfant pesant 2,880 grammes, sorti vivant.

Dernière grossesse; D. R. le 22 septembre 1885.
A 8 mois
Accouchement provoqué par Loviot le 27 mai, à 5 heures du soir avec la sonde.
Premières douleurs le soir, à 11 heures.
Terminaison naturelle le 28 dans l'après-midi.

	Diamètres de la tête fœtale.	
Sommet O I G A.	B P	8 1/2
Poids, 2,970 grammes.	B T	7
Longueur du fœtus, 0^m47.	O F	11 1/2
Longueur du cordon, 0^m48.	O M.	12 1/2
Poids du placenta, 560 grammes.	S O B.	9

Sortie avec son enfant. Mari, taille ordinaire, fort, bien portant.

206. — D., f. M., femme de ménage, 29 ans, entre le 4 mai, à 9 heures du matin.
Menstruée à 16 ans.
Rachitique.
Bassin vicié. — Diamètre promonto-pubien, minimum 0^m8.
Multipare.
Deux accouchements à la Clinique: le premier en 1880 à 8 mois 1/2, spontané: enfant pesant 2,380 grammes; longueur du fœtus, 0^m49; du cordon 0^m49; sorti vivant; le second en 1884 à terme, cephalotripsie par Pajot; enfant pesant 3,300 grammes, sans cerveau ni sang.
Dernière grossesse; D. R. le 2 août 1885.
A terme.
Apportée en travail. Enfant vivant.
Premières douleurs le 9 mai, à 2 heures du matin.
Terminaison artificielle le 10 à 11 heures 1/2 du matin.
Application de forceps sans succès et céphalotripsie par Loviot.
Sommet O I D P non réduite.
Poids, 3,425 grammes, sans cerveau ni sang.
Longueur du fœtus, 0^m53.
Poids du placenta, 5?0 grammes.
Sortie bien portante.
Le père de l'enfant est grand, mince, bien portant.

207. — T. E., journalière, 42 ans, entre le 12 mai.
Salle Depaul, lit n° 15.
Menstruée à 12 ans, R. 2 jours.
Constitution bonne; traces de rachitisme.
Bassin vicié. — Diamètre promonto-pubien, minimum 0^m9.
Multipare.
Quatre accouchements à terme: trois spontanés mais très laborieux à cause de l'énorme volume des fœtus; le quatrième à la Clinique en 1882: céphalotripsie; enfant pesant 3,800 grammes, sans cerveau ni sang
Dernière grossesse; D. R. le 28 septembre 1885.
A terme.
Premières douleurs le 13 juin à 5 heures du matin.
Terminaison artificielle le même jour à 5 heures de l'après-midi.
Application du forceps par Loviot; insuffisance des contractions utérines; enfant mort pendant les longues et énergiques tractions.

Sommet O I D P.	Diamètres de la tête fœtale.	
Poids, 3,720 grammes.	B P	9
Longueur du fœtus, 0m52.	B T	7 1/2
Longueur du cordon, 0m78.	O F	12 1/2
Poids du placenta, 690 grammes.	O M.	13 1/2
	S O B	9 1/2

Sortie bien portante.

Le père des enfants est de très petite taille, maigre, mais bien portant.

208. — D., f. S., typographe, 25 ans, entre le 28 mai.

Lit n° 34.

Menstruée à 15 ans, R. 5 jours.

Rachitique; de très petite taille, 1m34; arrêt de développement du squelette; constitution faible, profondément anémique.

Bassin vicié. — Diamètre promonto-pubien minimum, 0m8 3/4.

Multipare.

Un accouchement à 7 mois 1/2 à la Charité en 1883; enfant pesant 1,500 grammes, vécut 3 mois.

Dernière grossesse; D. R. le 26 août 1885.

A 8 mois 1/2.

Cette femme travaillant dans une imprimerie avec des caractères en plomb a été plusieurs fois malade de coliques saturnines qui l'ont obligéede s'aliter et d'entrer à l'hôpital. Une de ses sœurs qui travaille dans la même imprimerie et qui a aussi souffert des coliques saturnines, a eu un accouchement avant terme

Premières douleurs le 29 mai, à 8 heures du soir.

Terminaison naturelle le 30, à 6 heures du matin.

	Diamètres de la tête fœtale.	
Sommet O I G A.	B P	8
Poids, 1,920 grammes.	B T	6
Longueur du fœtus, 0m42.	O F	10 1/2
Longueur du cordon, 0m40.	O M	11
Poids du placenta, 250 grammes.	S O B	8 3/4

Sortie avec son enfant.

Le père des enfants qui travaille dans la même imprimerie, est grand, mais faible et souffreteux.

209. — M., f. T., couturière, 25 ans, entre le 22 juin.

Lit n° 14.

Menstruée à 13 ans, R. 3 jours.

Constitution bonne; luxation coxo-fémerole droite et ankylose incomplète de la hanche.

Bassin vicié; — Diamètre oblique gauche rétréci, diamètre minimum 0m8 3/4.

Multipare.

Quatre accouchements à terme spontanés; le dernier à la Clinique, en 1885, enfant pesant 3,500 grammes; longueur du fœtus, 0m51; du cordon, 0m72; poids du placenta, 710 grammes; enfant sorti vivant.

Dernière grossesse; D. R. le 20 septembre 1885.

A terme.

Premières douleurs le 27 juin, à 4 heures du matin.
Terminaison naturelle le même jour, à 11 heures du soir.

	Diamètres de la tête fœtale.	
Sommet O I D P.	B P	9 1/2
Poids, 3,820 grammes.	B T	7 1/2
Longueur du fœtus, $0^{m}51$.	O F	11 1/2
Longueur du cordon, $0^{m}87$.	O M	13 1/2
Poids du placenta, 600grammes.	S O B	9 1/4

Sortie avec son enfant.
Le père des enfants, âgé de30 ans, est gros, fort et bien portant.

HOPITAL DE LA CHARITÉ. — MULTIPARES.

1883

210. — C. M., lingère, 33 ans, entre le 21 juillet.
Lit n° 15
Menstruée à 20 ans, R.
Constitution bonne.
Bassin vicié. — Diamètre promonto-pubien, minimum 0m9 1/2.
Multipare.
Trois accouchements à terme; le dernier très laborieux; version.
Dernière grossesse; D. R. fin d'octobre 1882.
Grossesse gémellaire. A terme.
Apportée en travail.
Premières douleurs le 20 juillet dans la soirée.
Terminaison artificielle le 22, à 9 heures du matin.

A l'examen, Budin trouve deux fœtus l'un sur l'autre. La poche des eaux du premier œuf s'était rompue spontanément le 21, à 9 heures du matin; le 22 dans la matinée le fœtus se présentait par le dos, Budin fit la version et le retira vivant malgré que le liquide amniotique s'était écoulé depuis 24 heures. La vie du fœtus est due à la présence de l'autre œuf intact qui empêcha la contraction de l'utérus. Rupture artificielle des membranes par Budin et expulsion naturelle du second fœtus.

Premier enfant, présentation du dos.

Second enfant, au supérieur, se présentait de telle sorte que la tête était dans le flanc gauche au niveau de l'ombilic, mais vint au monde en OIGA.

1er enfant, poids, 3,530.	2e enfant, poids, 2640.
Longueur du fœtus, 0m49.	Longueur du fœtus, 0m47.

Diamètres des têtes fœtales.

1er enfant	B P. . . .	9	2e enfant	B P. . . .	8 1/2
	B T. . . .	8		B T. . . .	8
	O F. . . .	9 1/2		O F . . .	9 1/2
	O M. . . .	11		O M. . . .	11 1/2
	S O B. . .	9		S O B. . .	9

Sortie bien portante avec ses deux enfants.

211. — C. M., cuisinière, 37 ans, entre le 3 octobre, à 9 heures du matin.
Lit n° 15.
Bien réglée.
Constitution bonne; traces de rachitisme.
Bassin vicié. — Diamètre promonto-pubien, minimum 0m9 1/4.

Multipare.
Un accouchement à terme en 1882.
Dernière grossesse; D. R. le 15 décembre 1882.
A terme.
Apportée en travail.
Premières douleurs le 3 octobre, à 5 heures du matin.
Terminaison naturelle le même jour, à 10 heures du matin.

	Diamètres de la tête fœtale.	
Face M I D P.	B P	9 1/2
Poids, 3,900 grammes.	B T	8
Longueur du fœtus, 0^m50.	O F	13
Longueur du cordon, 0^m50.	O M	14
Poids du placenta, 700 grammes.	S O B	10

Sortie avec son enfant.

212. — R. A., lingère, 38 ans, entre le 15 octobre, à 6 heures du matin.
Lit n° 12.
Bien réglée.
Constitution faible; rachitique.
Bassin vicié. — Diamètre promonto-pubien, minimum 0^m9 1/2
Multipare.
Cinq accouchements : 1 avant terme; 4 à terme.
Dernière grossesse. D. R. le 14 janvier 1883.
A terme.
Apportée en travail.
Premières douleurs le 15 octobre, à 3 heures du matin.
Terminaison naturelle le même jour, à midi.

	Diamètres de la tête fœtale.	
Sommet O I D P. réduite.	B P	10
Poids, 3,365 grammes	B T	9
Longueur du fœtus, 0^m47.	O F	12 1/2
Longueur du cordon, 0^m47.	O M	12
Poids du placenta, 655 grammes.	S O B	10

Sortie avec son enfant.

213. — R. P., domestique, 23 ans, entre le 25 octobre, à 6 heures du soir.
Lit n° 11.
Bien réglée.
Constitution bonne.
Bassin vicié. — Diamètre promonto-pubien, minimum 0^m9 1/2.
Multipare.
Quatre accouchements à terme.
Dernière grossesse. D. R. le 12 décembre 1882.
A terme.
Apportée en travail.
Premières douleurs le 24 octobre, à 5 heures du soir.
Terminaison naturelle le 25, à 5 heures de l'après-midi.

Sommet O I D P.
Poids, 3,580 grammes.
Longueur du fœtus, 0m51.
Longueur du cordon, 0m76.
Poids du placenta, 355 grammes.

Diamètres de la tête fœtale.	
B P.	9
B T.	7 1/2
O F.	11 1/2
O M.	13
S O B.	9 1/2

Sortie avec son enfant.

214. — G M., ménagère, 33 ans, entre le 31 octobre, à 2 heures du soir.
Lit nº 13.
Bien réglée.
Constitution faible.
Bassin vicié. — Diamètre promonto-pubien, minimum 0m9.
Multipare.
Trois accouchements à terme dont le dernier par le forceps.
Dernière grossesse; D. R. le 13 janvier 1883.
A terme.
Apportée en travail.
Premières douleurs le 31 octobre, à 6 heures du matin.
Terminaison naturelle le même jour, à 5 heures du soir.

Sommet avec procidence de la main droite que l'on parvient à repousser, O I D P réduite.
Poids, 3.960 grammes.
Longueur du fœtus, 0m52.
Longueur du cordon, 0m48.
Poids du placenta, 600 grammes.

Diamètres de la tête fœtale.	
B P.	10
B T.	8 1/2
O F.	13
O M.	12
S O B.	10

Sortie avec son enfant.

215. — G. E., f. B., entre le 2 décembre, à 3 heures du soir.
Lit nº 6.
Bien réglée.
Constitution bonne.
Bassin vicié. — Diamètre promonto-pubien, minimum 0m9 1/2.
Multipare.
Deux accouchements : 1 à 7 mois; 1 à terme.
Dernière grossesse; D. R. le 25 février 1883.
A terme.
Apportée en travail.
Premières douleurs le 2 décembre, à 1 heure de l'après-midi.
Terminaison naturelle le même jour, à 6 heures 20.

Sommet O I D P réduite.
Poids, 3,250 grammes.
Longueur du fœtus, 0,50.
Longueur du cordon, 0m60 (trois circulaires.
Poids du placenta, 540 grammes.

Diamètres de la tête fœtale.	
B P.	9
B T.	7 1/2
O F.	11
O M.	13
S O B.	9 1/2

Sortie avec son enfant.

1884

216. — M., f. R., ménagère, 31 ans, entre le 24 février, à 7 heures 1/2 du matin.
Lit n° 2.
Bien réglée.
Constitution bonne; traces de rachitisme.
Bassin vicié. — Diamètre promonto-pubien, minimum 0m 10.
Multipare.
Un accouchement à terme.
Dernière grossesse; D. R. à la fin de mai 1883.
A terme.
Apportée en travail.
Premières douleurs le 24 février, à 1 heure du matin.
Terminaison naturelle le même jour vers 10 heures, dans la matinée.

	Diamètres de la tête fœtale.	
Sommet O I G A.	B P.	9 1/2
Poids, 3,400 grammes	B T.	8
Longueur du fœtus, 0m50.	O F.	12
Longueur du cordon, 0m45.	O M.	15
Poids du placenta, 540 grammes.	S O B.	10

Sortie avec son enfant.

217. — S., domestique, 21 ans, entre le 15 avril, à 11 heures du matin.
Chambre B.
Lit n° 3.
Bien réglée.
Constitution faible; rachitique.
Bassin vicié. — Diamètre promonto-pubien, minimum 0m9.
Multipare.
Un accouchement à terme.
Dernière grossesse; D. R. le 20 juin 1883.
A terme.
Apportée en travail.
Premières douleurs le 14 avril, à 5 heures du soir.
Terminaison artificielle le 15, à 1 heure de l'après-midi
Crâniotomie par Bar.
Face. M I D T.
Poids, 3.320 grammes. sans cerveau ni sang.
Longueur du fœtus, 0m45.
Longueur du cordon, 0m45.
Poids du placenta, 500 grammes.
Sortie bien portante.

218. — P., domestique, 26 ans, entre le 3 juin, à 9 heures du soir.
Lit n° 1.
Bien réglée.
Constitution bonne.

Bassin vicié. — Diamètre promonto-pubien, minimum 0m9 3/4.
Multipare.
Un accouchement à terme.
Dernière grossesse; D. R. le 15 août 1883.
A terme.
Premières douleurs le 5 juin, à 5 heures du soir.
Terminaison naturelle le même jour, dans la soirée.

	Diamètres de la tête fœtale.	
Sommet O I G A.	B P	9 1/2
Poids, 3,730 grammes.	B T	8
Longueur du fœtus, 0m50.	O F	11
Longueur du cordon, 0m70.	O M	13
Poids du placenta, 700 grammes.	S O B	9 1/2

Sortie avec son enfant.

219. — **M.**, ménagère, 41 ans, entre le 23 juin, à 9 heures du matin.
Lit n° 2.
Bien réglée.
Rachitique.
Bassin vicié. — Diamètre promonto-pubien, minimum, 0m8 3/4.
Multipare.
Cinq accouchements: 4 avant terme, dont trois laborieux; 1 à terme à la Clinique en 1882; épaule embryotomie par Budin.
Dernière grossesse; D. R. époque ignorée.
A terme d'après le volume de l'enfant.
Apportée en travail.
Premières douleurs le 23, à 8 heures du matin; on constate à son entrée une présentation du tronc. Champetier de Ribes fait la version céphalique par manœuvres externes.
Terminaison artificielle le 23 juin, à 5 heures du soir.
Application de forceps par défaut de rotation de la tête fœtale qui tourna complètement entre les cuilliers du forceps.

	Diamètres de la tête fœtale.	
Sommet O I D P.	B P	9 1/2
Poids, 3,800 grammes.	B T	8
Longueur du fœtus, 0m54	O F	11 1/2
Longueur du cordon, 0m75.	O M	13 1/2
Poids du placenta, 680 grammes.	S O B	9 1/2

Sortie avec son enfant.

220. — G. M., domestique, 27 ans, entre le 27 juin.
Lit n° 7.
Mentruée irrégulièrement.
Constitution bonne.
Bassin vicié. — Angle sacro-vertébral accessible.
Multipare.
Un ccouchement à terme.
Dernière grossesse; D. R. le 6 septembre 1883.
A terme.
Apportée en travail.

Premières douleurs le 27 juin, à 3 heures du soir.
Terminaison le même jour, à 9 heures.

	Diamètres de la tête fœtale.	
Sommet O I G A.	B P	9
Poids, 2,880 grammes.	B T	7
Longueur du fœtus, 0^m49.	O F	11
Longueur du cordon, 0^m64.	O M	12
Poids du placenta, 510 grammes.	S O B	9

Sortie avec son enfant.

221. — A. J., lingère, 25 ans, entre le 8 juillet.
Lit nº 2.
Menstruée irrégulièrement.
Constitution faible.
Bassin vicié. — Diamètre promonto-pubien, minimum 0^m9.
Multipare.
Un accouchement à terme.
Dernière grossesse; D. R. le 27 septembre 1883.
A terme.
Premières douleurs le 15 juillet, à 5 heures du soir.
Terminaison naturelle 1 heure plus tard.

	Diamètres de la tête fœtale.	
Sommet O I D P réduite.	B P	9
Poids du fœtus 3,600 grammes.	B T	8 1/2
Longueur du fœtus, 0^m54.	O F	11 1/2
Longueur du cordon, 0^m64.	O M	13 1/2
Poids du placenta, 530 grammes.	S O B	9

Sortie avec son enfant.

222. — L., plumassière, 28 ans, entre le 13 août, à 11 heures du soir.
Chambre B.
Bien réglée.
Constitution bonne.
Bassin vicié. — Diamètre promonto-pubien, minimum 0^m8 1/2.
Multipare.
Un accouchement à terme.
Dernière grossesse; D. R. le 15 septembre 1883.
A terme.
Apportée en travail.
Premières douleurs le 13 août, à 5 heures du soir.
Terminaison artificielle le 14, à 6 heures du matin.
Application de forceps par Champetier de Ribes.

	Diamètres de la tête fœtale.	
Sommet avec procidence d'un pied et d'un bras; O I G P réduite.	B P	8 3/4
Poids du fœtus, 3,100 grammes.	B T	8
Longueur du fœtus, 0^m49.	O F	11
Longueur du cordon, 0^m67.	O M	13
Poids du placenta, 470 grammes.	S O B	9

Sortie avec son enfant.

223. — A., couturière, 24 ans, entre le 29 août, dans l'après-midi.
Lit n° 2.
Bien réglée.
Constitution bonne; traces de rachitisme.
Bassin vicié. — Diamètre promonto pubien, minimum 0m9.
Multipare.
Un accouchement à 8 mois.
Dernière grossesse; D. R. le 29 janvier 1884.
A 7 mois.
Apportée en travail.
Premières douleurs le 29 août, à midi.
Terminaison naturelle dans la soirée, à 11 heures.

	Diamètres de la tête fœtale.	
Sommet O I G A.	B P.	8
Poids, 1,700 grammes.	B T.	7
Longueur du fœtus, 0m38.	O F.	10
Longueur du cordon, 0m35.	O M.	11
Poids du placenta, 450 grammes.	S O B.	8 1/2

Sortie avec son enfant.

224. — L. G., domestique, 24 ans, entre le 29 septembre.
Lit n° 8.
Bien réglée.
Bassin vicié. — Diamètre promonto-pubien, minimum 0m9 1/2.
Multipare.
Un accouchement à terme.
Dernière grossesse; D. R. le 15 décembre 1883.
A terme.
Apportée en travail.
Premières douleurs le 29 septembre, à 4 heures du matin.
Terminaison naturelle dans la matinée.

	Diamètres de la tête fœtale.	
Sommet O I G A.	B P.	9 1/2
Poids 3,900 grammes.	B T.	8
Longueur du fœtus, 0m52.	O F.	12
Longueur du cordon, 0m68.	O M.	14
Poids du placenta, 620 grammes.	S O B.	10

Sortie avec son enfant.

225. — D. B., blanchisseuse, 25 ans, entre le 24 octobre.
Lit n° 17.
Bien réglée.
Constitution faible; traces de rachitisme.
Bassin vicié. — Diamètre promonto-pubien, minimum 0m8 1/2.
Multipare.
Un accouchement à 8 mois 1/2.
Dernière grossesse; D. R. *époque ignorée.*
On présume grossesse de 8 mois.
Accouchement provoqué.
Premières douleurs le 24 octobre, à 7 heures du soir.
Terminaison naturelle le 25, dans l'après-midi.

	Diamètres de la tête fœtale.	
Sommet O I G A.	B P.	8 1/2
Poids, 2,670 grammes.	B T.	7
Longueur du fœtus, 0m47.	O F.	11 1/2
Longueur du cordon, 0m68.	O M	12 1/2
Poids du placenta, 560 grammes.	S O B.	9

Sortie avec son enfant.

226. — R., 29 ans, entre le 24 décembre, à 6 heures du soir.
Chambre C.
Bien réglée.
Constitution bonne.
Bassin vicié. — Diamètre promonto-pubien, minimum 0m9.
Multipare
Un accouchement à terme.
Dernière grossesse; D. R. au mois de mars 1884.
A terme.
Apportée en travail.
Premières douleurs le 21 décembre, à 6 heures du matin, immédiatement après la rupture des membranes.
Terminaison artificielle le 25, dans la matinée.
Basiotripsie par Bar.
Sommet O I G A.
Poids, 2,208 grammes, sans cerveau ni sang.
Poids du placenta, 450 grammes.
Décédée au 7me jour.

227. — M., f. B., chemisière, 24 ans, entre le 26 décembre, à 8 heures du matin.
Lit n° 5.
Bien réglée.
Constitution bonne.
Bassin vicié. — Diamètre promonto-pubien, minimum 0m9.
Multipare.
Deux accouchements : 1 à 6 mois; 1 à 7, grossesse gémellaire.
Dernière grossesse; D. R. le 21 mars 1884.
A terme.
Apportée en travail.
Premières douleurs le 26 décembre, à 7 heures du matin.
Terminaison naturelle le même jour dans l'après-midi.
Sommet O I G A.

	Diamètres de la tête fœtale.	
Poids, 2,850 grammes.	B P.	9
Longueur du fœtus, 0m49.	B T.	7
Longueur du cordon, 0m58.	O F.	11
Poids du placenta, 460 grammes.	O M.	13
	S O B.	8 1/2

Femme passée en médecine pour hémiplégie droite et aphasie au troisième jour des suites de couches. Enfant bien portant.

1885

228. — V., domestique, 26 ans, entre le 15 janvier, à 4 heures du matin.
Bien réglée.
Constitution bonne.
Bassin vicié. — Diamètre promonto-pubien, minimum $0^{m}9$.
Multipare.
Un accouchement à terme.
Dernière grossesse; D. R. au mois de juin 1884.
A 7 mois.
Apportée en travail.
Premières douleurs le 15 janvier, à minuit 1/2.
Terminaison naturelle le même jour, à 5 heures du matin. Enfant mort.

	Diamètres de la tête fœtale.	
Sommet.	B P.	8
Poids, 1,870 grammes.	B T.	7 1/4
Longueur du fœtus, $0^{m}35$.	O F.	10
Longueur du cordon, $0^{m}60$.	O M.	11 1/2
Poids du placenta, 590 grammes.	S O B.	8 1/2

Sortie en bonne santé.

229. — C., f. V., domestique, 28 ans, entre le 21 février, à 5 heures du matin.
Bien réglée.
Constitution bonne.
Bassin vicié. — Diamètre promonto-pubien, minimum 9 1/2.
Multipare.
Dernière grossesse; D. R. le 9 mai 1884.
A terme.
Apportée en travail.
Premières douleurs le 21 février, à 1 heure du matin.
Terminaison naturelle le même jour, dans l'après-midi.

	Diamètres de la tête fœtale.	
Sommet OIDP.	B P.	9
Poids 3,220 grammes.	B T.	8 1/2
Longueur du fœtus, $0^{m}49$.	O F.	11
Longueur du cordon, $0^{m}60$.	O M.	13
Poids du placenta, 370 grammes.	S O B.	9

Tableau contenant 1420 accouchements sur 646 femmes à bassin normal.

Clinique d'accouchements. — Service de M. le professeur Depaul. — Année 1870.

Numéros d'ordre.	Avant terme.	Avortements.	6 mois.	6 mois 1/2.	7 mois.	7 mois 1/2.	8 mois.	8 mois 1/2.	Terme.	Annotations.
1									5	
2					2					
3									4	
4									1	
5									1	
6									2	
7									3	
8									4	
9		1							1	
10		1							1	
11			1						2	Grossesse gémellaire.
12								1	3	
13							1			
14									2	
15									1	
16									1	
17							1			Syphilis.
18									4	
19							1			
20									1	
21									2	
22	2								1	
23							1			
24		1							1	
25									3	
26									1	
27									5	
28									1	
29									3	
30									1	
31							1			
32									2	
33									1	
34									1	
35									1	
36						1		1		
37									2	
38									1	
39		1			1					
40									2	

Numéros d'ordre.	Avant terme.	Avortements.	6 mois.	6 mois 1/2.	7 mois.	7 mois 1/2.	8 mois.	8 mois 1/2.	Terme.	Annotations.
41									1	
42							1			
43									1	
44									2	
45		1							1	
46	3								1	
47									1	
48							1			Bronchite.
49							2		1	
50					1				1	
51									2	
51					1					
53									2	
54									1	
55									1	
56									2	
57									1	
58			1		1				3	
59									1	
60									4	
61									1	
62									4	
63									1	
64									2	
65									1	
66									1	
67									2	
68							1			
69									3	
70									1	
71									7	
72									1	
73							1		2	
74									3	
75					1					Rhumatisme.
76									1	
77									1	
78							1		3	
79									9	
80									1	
81									2	
82									2	
83									5	
84									3	
85							2			
86									2	
87									3	
88									1	
89									2	
90									1	
91									1	
92								1		

Numéros d'ordre.	Avant terme.	Avortements.	6 mois.	6 mois 1/2.	7 mois.	7 mois 1/2.	8 mois.	8 mois 1/2.	Terme.	Annotations.
93									1	
94	2									
95									1	
96		1					1	1	5	
97	1								1	
98									2	
99									1	
100									1	
101		1							2	
102			1					1	6	
103							1		2	
104		1							1	
105									1	
106									2	
107									1	
108	1									Eclampsie.
109							1		2	
110									1	
111									2	
112									1	
113									4	
114							1			
115									2	
116									1	
117							2			
118									2	
119					1				1	
120	1								1	
121							2		1	
122									2	
123									1	
124									2	
125		3							6	
126								1	2	
127									2	Chute et rupture des membranes.
128		1						1		
129							1		3	
130							1			
131									1	
132									2	
133									2	Grossesse gémel.
134		1								
135									4	
136									4	
137					1					
138									1	
139					1				1	
140						1	1		3	
141									2	
142								1		
143									2	
144									1	

Numéros d'ordre.	Avant terme.	Avortements.	6 mois.	6 mois 1/2.	7 mois.	7 mois 1/2.	8 mois.	8 mois 1/2.	Terme.	Annotations.
145									1	
146									2	
147									1	
148		1							1	
149							1			Grossesse gémel.
150									2	
151							1			
152								1	2	1 Grossesse gémel.
153									1	
154		1							2	Hémorrhagie.
156									4	
156	5								1	
157							1		1	
158									2	
159									1	
160									3	
161									2	
162			1						3	
163									2	
164		1								
165									2	
166								1	4	Grossesse gém.
167									1	
168									2	
169									6	
170									1	
171									1	
172									2	
173									1	
174									1	
175									1	
176									13	
177			1						1	
178									1	
179								1	2	
180									2	
181									3	
182									1	
183									2	
184									4	
185									1	
186									1	
187									2	
188									1	
189									1	
190			1		1				2	
191			1		1		1		4	
192									1	
153							1			Vomissements pendant toute la grossesse.
194			1							Hémorr. chaque époque.
195							1		3	
196									1	

Numéros d'ordre.	Avant terme.	Avortements.	6 mois.	6 mois 1/2.	7 mois.	7 mois 1/2.	8 mois.	8 mois 1/2.	Terme.	Annotations.
197									1	
198									1	
199									1	
200		1							1	
201									1	
202		2							5	
203									1	
201									3	
205									1	
206		1							3	
207									2	
208							1			
209		1							1	
210		2					1		6	
211								1		
212									1	
212								1		
214									4	
215									4	
216							1			
217									2	
218					1				1	
219							1		2	
220								1	4	
221			1						1	
221									1	
223									1	
224									4	
225									2	
226									1	
227									9	
228									1	
229			1							
230									4	
231									1	
232			2		1				1	Eclamps. pour l'accouch. à 7 mois.
233									1	
234									1	
235									2	
236									4	
237		1					1		10	5 Grossesses gémel. Hémorr. pour l'accouchement à 8 mois.
238					1	1			3	Gross. gémel. pour l'accouch. à 7 mois 1/2.
239									3	
240									1	
241									5	
242									1	
243	1								1	
244			1							
245									1	
246									1	
247									1	

Numéros d'ordre.	Avant terme.	Avortements.	6 mois.	6 mois 1/2.	7 mois.	7 mois 1/2.	8 mois.	8 mois 1/2.	Terme.	Annotations.
248							1		2	
249	2								7	
250									2	
251									3	
252									1	
353									3	
254									1	
255		1					1			
256									3	
257									1	
258		1							2	Grossesse triple pour l'avortement.
259						1			1	
260									2	
261		1							2	
262							1			
263		2				1			8	Hémorrh. pour l'accouch. à 7 mois 1/2.
264							1		1	Albuminurie.
265								1		
266	1								1	
267									1	
268									2	
269					1					Chute à 6 mois.
270			1				1			
271									1	
272									1	
273									2	
274									2	
275									3	
276								1		
277							1		4	
278									1	
279									2	
280									2	
281									3	
282									1	
283									2	
284					1				3	
285									1	
286							1		2	
287				1					4	
288									1	
289									2	
290									2	
291									2	
292									1	
293									1	
294									1	
295								1		
296									1	
297									1	
298									2	
299									1	

Numéros d'ordre.	Avant terme.	Avortements.	6 mois.	6 mois 1/2.	7 mois.	7 mois 1/2.	8 mois.	8 mois 1/2.	Terme.	Annotations.
300					1					
301						1			1	
302					1				1	
303	1								1	
304							1		2	
305					1					
306									2	
307									2	
308									1	
309									2	
310					1		1		1	
311						1				
312									1	
313									1	
314									2	
315									2	
316									1	
317									1	
318					1	1				Hémorrhag. pour tous les deux.
319									2	
320			1							
321							1			
322									8	
323					1		1		1	
324	1									
325									6	
326		1							2	
327									1	
328								1	2	
329									2	
330									4	
331									1	
332									2	
333							1			
334								1		
335									1	
336									1	
337									1	
338									2	
339									2	
340									2	
341								1		
342									2	
343									2	
344									1	
345									1	
346								1	1	
347									2	
348									2	
349									3	
350									1	
351									1	

Numéros d'ordre.	Avant terme.	Avortements.	6 mois.	6 mois 1/2.	7 mois.	7 mois 1/2.	8 mois.	8 mois 1/2.	Terme.	Annotations.
352							1		1	Hydropascite de l'enfant.
353							1		2	
354					1				1	Vomissem. en les 3 derniers mois.
355									1	
356							1			
357									3	
358									2	
359									3	
360									1	
361									2	
362			1						1	
363		1							1	
364									2	
365								1	1	
366							1			
367									5	
368									1	
369									1	
370									2	
371									2	
372									2	
373									1	
374									1	
375									1	
376									1	
377									3	
378									2	
379									1	
280									1	
381			1						1	
382									3	
383									1	
384			1				1			
385									2	
386									7	
387									1	
388									2	
389									1	
390									2	
391									1	
392							1		1	
343		1								
394								1		
395									2	
396							1			
397									3	
398									1	
399									2	
400									1	
401							1			
402									1	
403							1			

Numéros d'ordre.	Avant terme.	Avortements.	6 mois.	6 mois 1/2.	7 mois.	7 mois 1/2.	8 mois.	8 mois 1/2.	Terme.	Annotations.
404									1	
405								1		
406									3	
407									1	
408								1		
409									1	
410							1			
411								1		
412									1	
413									2	
414									1	
415									8	
416									1	
417									2	
418									2	
419									2	
420									1	
421			1		1		2			
422									2	
423					1		1		2	
424									1	Albumin. Bronch.
425							1			
426									3	
427		1							1	
428									2	
429									4	
430					1				1	
431									1	
432									1	
433									2	
434								1		
435									1	
436									2	
437									1	
438								1		
439									2	
440									1	
441	1								1	
442									1	
443									2	
444		1							5	
445									2	
446		3			1				3	
447									2	
448							1			
449							1			
450									1	
451					1				1	
452									2	
453		1							6	
454	1								1	
455									2	

Numéros d'ordre.	Avant terme.	Avortements.	6 mois.	6 mois 1/2.	7 mois.	7 mois 1/2.	8 mois.	8 mois 1/2.	Terme.	Annotations.
456									5	
457									2	
458									2	
459									2	
460									2	
461									1	
462									2	
463								1	1	
464									1	
465									2	
466									1	
467									1	
468									1	
469					1				1	
470									2	
471									6	
472									2	
473							1		3	
474									2	
475							1	1		
476		1							1	
477					1		1		1	
478								1	1	
479									2	
480									1	
481						1				Syphilis.
482									1	
483									1	
484									2	
485									1	
486			1						1	
487									1	
488		2						1		
489									1	
490									1	
491									2	
492								1	1	
493									2	
494									1	
495							2		8	
496									1	
497							1		2	
498									2	
499									2	
500									1	
501					1					
502		2					2		2	
503						1				
504									2	
505		1							1	Grossesse gémel.
506									1	
507									1	

Numéros d'ordre.	Avant terme	Avortements.	6 mois.	6 mois 1/2.	7 mois.	7 mois 1/2.	8 mois.	8 mois 1/2.	Terme.	Annotations.
508							1			
509									3	
510									2	
511							1			
512									2	
513					1			1		
514									1	
515	1								1	
516									3	
517									1	
518									1	
519			1						1	
520						1			1	
521									1	
522									2	
523									1	
524		1							1	
525		1							1	
526					1				1	
527									1	
528									1	
529			1		1				3	
530								1		
531									6	
532									1	
533					1				1	
534									1	
535									2	
536									3	
537									1	
538					1				1	
539					1		2		1	
540									1	
541							1			Variole confl.
542							1			
543									1	
544									1	
545									4	
546							1		7	
547									1	
518									1	
549								1		
550							1			
551									1	
552					1				3	
553									2	
554									4	
555									1	
556		1					1		2	Hémorrh. pour l'avortement.
557									2	
558									2	
559									1	

Numéros d'ordre.	Avant terme.	Avortements.	6 mois.	6 mois 1/2.	7 mois.	7 mois 1/2	8 mois.	8 mois 1/2.	Terme.	Annotations.
560	1								1	
561									1	
562									4	
563								1	3	
564									5	
565								1		Variole à 6 mois.
566									3	
567								1	1	
568									7	
569									2	
570								1		
471									4	
572									8	
573									1	
574									2	
575		1					1		1	
576						1			2	Grossesse gémellaire.
577									1	
578						1				
579								1		
580									1	
581						1				Pulmonie.
582									2	
583									2	
584								1		Eclampsie.
585								1		
586									2	
587									1	
588									4	
589								1		Vomissements.
590									3	
591									4	
592									1	
593									1	
594	5								4	
595									2	
596									3	
597									1	
598								1		
599						1		1		Gross. gémel. pour l'accouch. à 7 mois 1/2.
600									4	
601		1							1	
602									1	
603									3	
604						1				
605									6	
606									1	
607		1		1	1				1	
608					1				2	
609							1		2	
610									1	
611									2	

Numéros d'ordre.	Avant terme.	Avortements.	6 mois	6 mois 1/2.	7 mois.	7 mois 1/2.	8 mois.	8 mois 1/2.	Terme.	Annotations.
612									3	
613									2	
614									2	
615				1						Pertes blanches.
616									1	
617								1	1	
618									1	
619			1						2	
620					1				1	
621									1	
622							1			Vomissements.
623									2	
624									2	
625	4								1	
626									1	
627									2	
628			1						1	
629									4	
630					1					
631							1			
632									2	
633					1			1		Pertes blanches pour tous les deux.
634									1	
635								1	2	
636			1						8	
637								1	1	
638									9	
639	2								1	
640									3	
641			1					1	1	
642									4	
643			1		1				1	
644								1		
645								1	1	
646			1						6	

Tableau contenant 840 accouchements sur 356 femmes à bassin normal.

Hôpital de la Charité. — Service de M. le Dr Budin. — Année 1885.

Numéros d'ordre.	Avant terme.	Avortements.	6 mois.	6 mois 1/2.	7 mois.	7 mois 1/2.	8 mois.	8 mois 1/2.	Terme.	Annotations.
1									1	
2									2	
3							1		1	
4									2	
5									2	
6			1						5	
7						1				Enfant macéré.
8									1	
9									3	
10					1					
11					1			1		Insertion vicieuse du placenta.
12									1	
13									1	
14									1	
15									2	
16									4	
17			1							Enfant macéré.
18							1			
19									1	
20							1		1	
21									2	
22									1	
23									6	
24							1		1	
25									1	
26									1	
27	2								1	
28			1			1				Grossesse gémel.
29									1	
30							3		6	
31	3				1					
32									3	
33		1								Hémorrhagie.
34									1	
35									2	
36									1	
37									1	
38									1	
39		1							1	
40									6	
41		1					1			
42									1	
43									4	
44					1				1	

Numéros d'ordre.	Avant terme.	Avortements.	6 mois.	6 mois 1/2.	7 mois.	7 mois 1/2.	8 mois.	8 mois 1/2.	Terme.	Annotations.
45							1		1	
46									2	
47									8	
48	1	1				1				Eclampsie.
49	1			1						Enfant macéré.
50						1				
51									4	
52					1				1	Eclampsie.
53					1					Insertion vicieuse du placenta.
54									3	
55									2	
56									3	
57							1		6	
58									1	
59									2	
60	2	1								
61									2	
62									6	
63	3	1							6	
64									1	
65							1			
66									2	
67					1				2	Eclampsie.
68									2	
69									1	
70									3	
71					1					Insertion vicieuse du placenta.
72									2	
73									2	
74								1	1	
75									4	
76									3	
77					1				2	
78								1		Vomissements.
79									2	
80							1			
81				1					1	
82									1	
83							1		2	
84									1	
85									1	
86									1	
87					1				2	
88	2							1	2	
89									1	
90								1		
91							1			
92									1	
93									1	
94							1		5	
95									2	
96									2	

Numéros d'ordre.	Avant terme.	Avortements.	6 mois.	6 mois 1/2.	7 mois.	7 mois 1/2.	8 mois.	8 mois 1/2.	Terme.	Annotations.
97	1								1	
98		1								
99								1		
100									3	
101								1	1	
102									3	
103								1	2	
104									1	
105									2	
106									2	
107									1	
108									1	
109								1		
110				1		1				
111									1	
112	3								1	
113									1	
114									1	
115								1		
116									1	
117			1						10	Enfant macéré.
118									1	
119							1		1	
120								1		Hémorrhagie.
121									2	
122					2				2	Grossesse gémel.
123					1					
124				1					1	Syphilis.
125									1	
126									5	
127							1		2	
128									2	
129									3	
130									2	
131									6	
132									2	
133									2	
134							1		6	
135					1				1	
136					1				1	
137		2								
138									1	
139									1	
140			1				1			
141									1	
142									2	
143									3	
144						1			1	
145									3	
146								1		
147									1	
148									3	

Numéros d'ordre.	Avant terme.	Avortements.	6 mois.	6 mois 1/2.	7 mois.	7 mois 1/2.	8 mois.	8 mois 1/2.	Terme.	Annotations.
149									3	
150							1		2	
151									5	
152									4	
153									1	
154	1								5	
155								1		
156									1	
157									1	
158									4	
159			1				1			
160									3	
161									1	
162									6	
163								1	2	
164									1	
165							1	1	1	
166		2								
167						1				
168									1	
169							1		4	
170								1	1	
171									2	
172									3	
173									1	
174		1							1	
175									1	
176									3	
177									5	
178									2	
179									1	
180									1	
181									3	
182								1	1	
183									2	
184								1	1	
185									1	
186								1	1	
187									2	
188	2			1						
189							2		3	
190								1	1	
191									3	
192							1		2	
193									3	
194								1		
195									2	
196									1	
197		1					1		1	
198						1			2	
199							1		1	
200									3	

Numéros d'ordre.	Avant terme.	Avortements.	6 mois.	6 mois 1/2.	7 mois.	7 mois 1/2.	8 mois.	8 mois 1/2.	Terme.	Annotations.
201									1	
202									1	
203									2	
204									1	
205									2	
206							1		2	
207		1								Syphilis.
208									3	
209							1		2	
210									1	
211									1	
212									1	
213		2								
214		1							1	
215					1				2	
216		1							2	
217									2	
218		1								
219								1		
220									2	
221									2	
222									3	
223									7	
224								1		
225									1	
226				1					2	
227									1	
228								1	1	
229									2	
230									1	
231						1				Enfant macéré.
232					1				1	
233									1	
234									1	
235		1						1		Gro:sesse gémell.ire.
236									2	
237									3	
238									3	
239		1							3	
240									1	
241									1	
242			1			1				
243									2	
244							1		3	
245									1	
246									1	
247									2	
248		1						1	2	
249									2	
250	2	1							1	
251		1							2	
252								1		

Numéros d'ordre.	Avant terme.	Avortements.	6 mois.	6 mois 1/2.	7 mois.	7 mois 1/2.	8 mois.	8 mois 1/2.	Terme.	Annotations.
253									2	
254									1	
255									3	
256									8	
257			1				1		5	
258									1	
259			1							Eclampsie.
260									2	
261									1	
262					1				1	
263									1	
264		2							1	
265		1								
266									5	
267								1	1	
268									4	
269									7	
270							1		3	
271							1		6	
272									5	
273									3	
274					1				6	
275									1	
276								1	1	
277								1		
278									3	
279									5	
280									3	
281								1	1	
282		1							1	
283		1								
284	1	1								
285					1					
286								1	1	
287	5								7	
288		1								
289									1	
290					1				2	
291									7	
292									2	
293									2	
294									2	
295							1	1	3	
296	3		1						1	
297									1	Enfants macérés.
298			2							
299									1	
300									1	
301		1						1		
302		1								
303									3	
304									4	

Numéros d'ordre.	Avant terme.	Avortements.	6 mois.	6 mois 1/2.	7 mois.	7 mois 1/2.	8 mois.	8 mois 1/2.	Terme.	Annotations.
305									1	
306									1	
307						1			3	Rupt. prémat. de la poche des eaux.
308									1	
309									1	
310							1		1	
311								1		
312	1	1								
313		1							2	
314									1	
315						1				
316							1		1	
317					1					
318					1					
319									2	
320					1					Albuminerie.
321					1					
322									6	
323									1	
324									3	
325		1							1	
326							1		2	
327									1	
328									1	
329									2	
330									3	
331		1							1	
332	1									
333								1	2	
334		1				1				
335									2	
336									2	
337			1							
338									3	
339		1			1					
340		3							1	
341									1	
342									2	
343									1	
344							1			
345		1							2	
346								1		
347									1	
348					1					
349									8	
350		1				1				
351		1			2				1	
352									1	
353									1	
354									1	
355									2	
356									1	

TABLE

PAGES.

SECONDE PARTIE.

TROISIÈME PARTIE.

Paris — Imprimerie G. Rougier et Cie, 1, rue Cassette.

STATISTIQUE DES HOPITAUX DE PARIS — SERVICE DES ACCOUCHEMENTS

Vices de conformation du bassin depuis 1867 jusqu'en 1886

PRIMIPARES — MULTIPARES

CLINIQUE D'ACCOUCHEMENTS. — SERVICE DE MM. LES PROFESSEURS DEPAUL ET PAJOT — (1er janvier 1867 au 30 juin 1886)

Année 1867.

Année 1868.

Année 1869.

Année 1870.

Année 1871.

Année 1872.

Année 1873.

Année 1874.

Année 1875.

Année 1876.

Année 1877.

PRIMIPARES			MULTIPARES			
Femme	Grossesse		Femme	Grossesses antérieures	Dernière grossesse	
[illegible]	[illegible]	[illegible]	[illegible]	[illegible]	[illegible]	[illegible]

Année 1880.

[illegible]

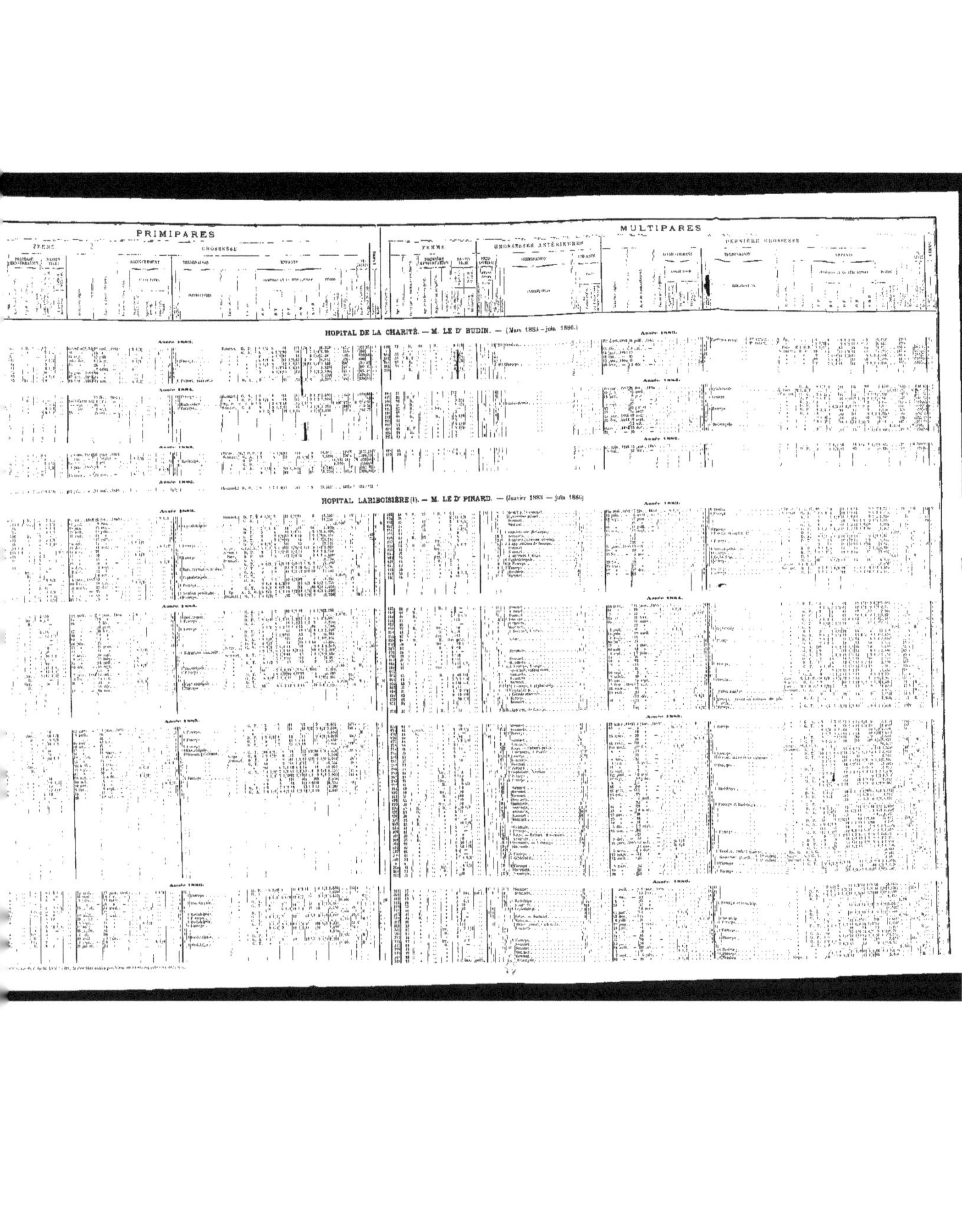

PRIMIPARES — MULTIPARES

HOPITAL DE LA CHARITÉ. — M. LE Dr BUDIN. — (Mars 1883 — juin 1886.)

HOPITAL LARIBOISIÈRE (1). — M. LE Dr PINARD. — (Janvier 1883 — juin 1886)

PRIMIPARES	MULTIPARES
FEMME — GROSSESSE — ENFANTS	FEMME — GROSSESSES ANTÉRIEURES — DERNIÈRE GROSSESSE — ENFANTS

HOPITAL SAINT-LOUIS. — M. LE Dʳ PORAK. — (1883-1886.)

Année 1883.

[illegible]

Année 1884.

[illegible]

Année 1885.

[illegible]

Année 1886.

[illegible]

MATERNITÉ — M. LE Pʳ TARNIER. — Janvier 1870 — juin 1880 (1).

Année 1870.

[illegible]

Année 1871.

[illegible]

Année 1872.

[illegible]

Année 1873.

[illegible]

Année 1874.

[illegible]

Année 1875.

[illegible]

(1) [illegible]

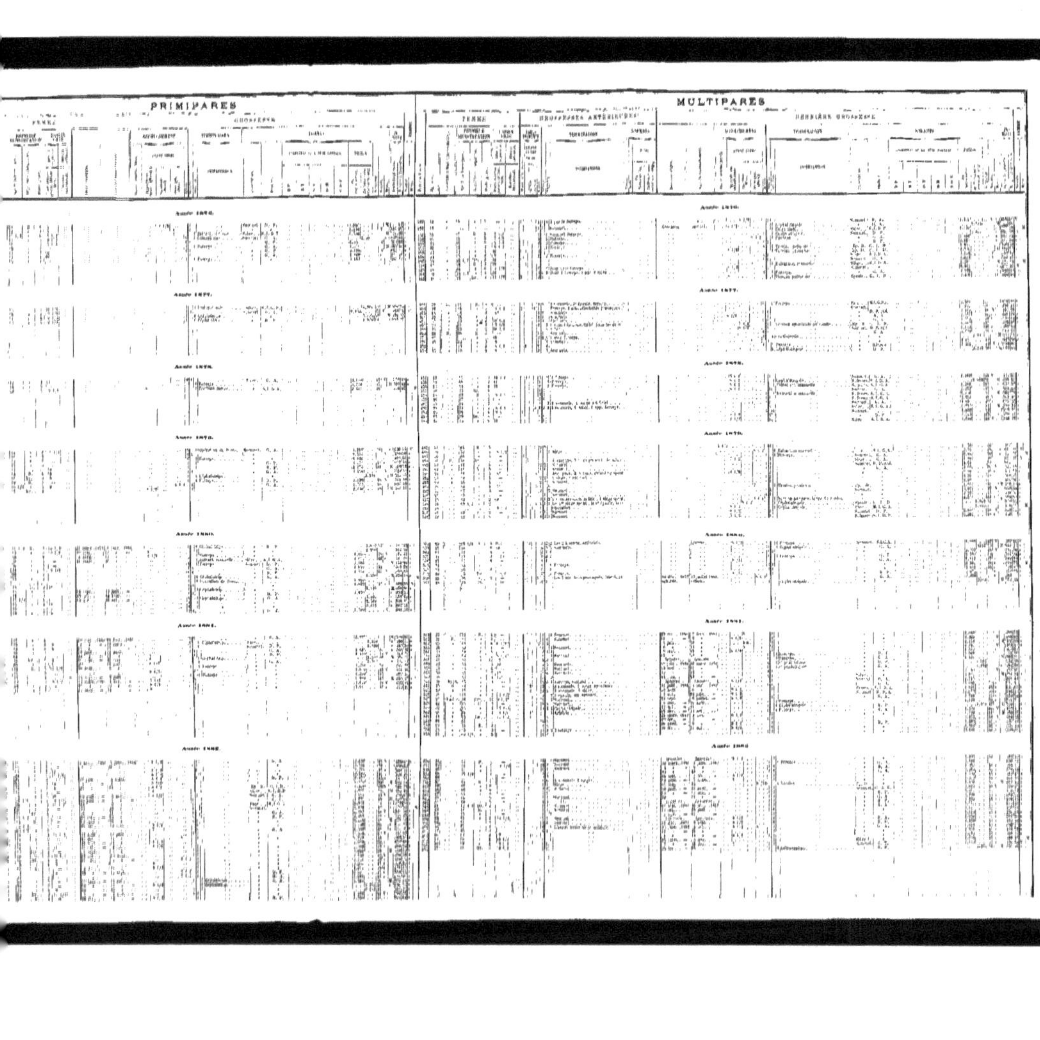

PRIMIPARES

MULTIPARES

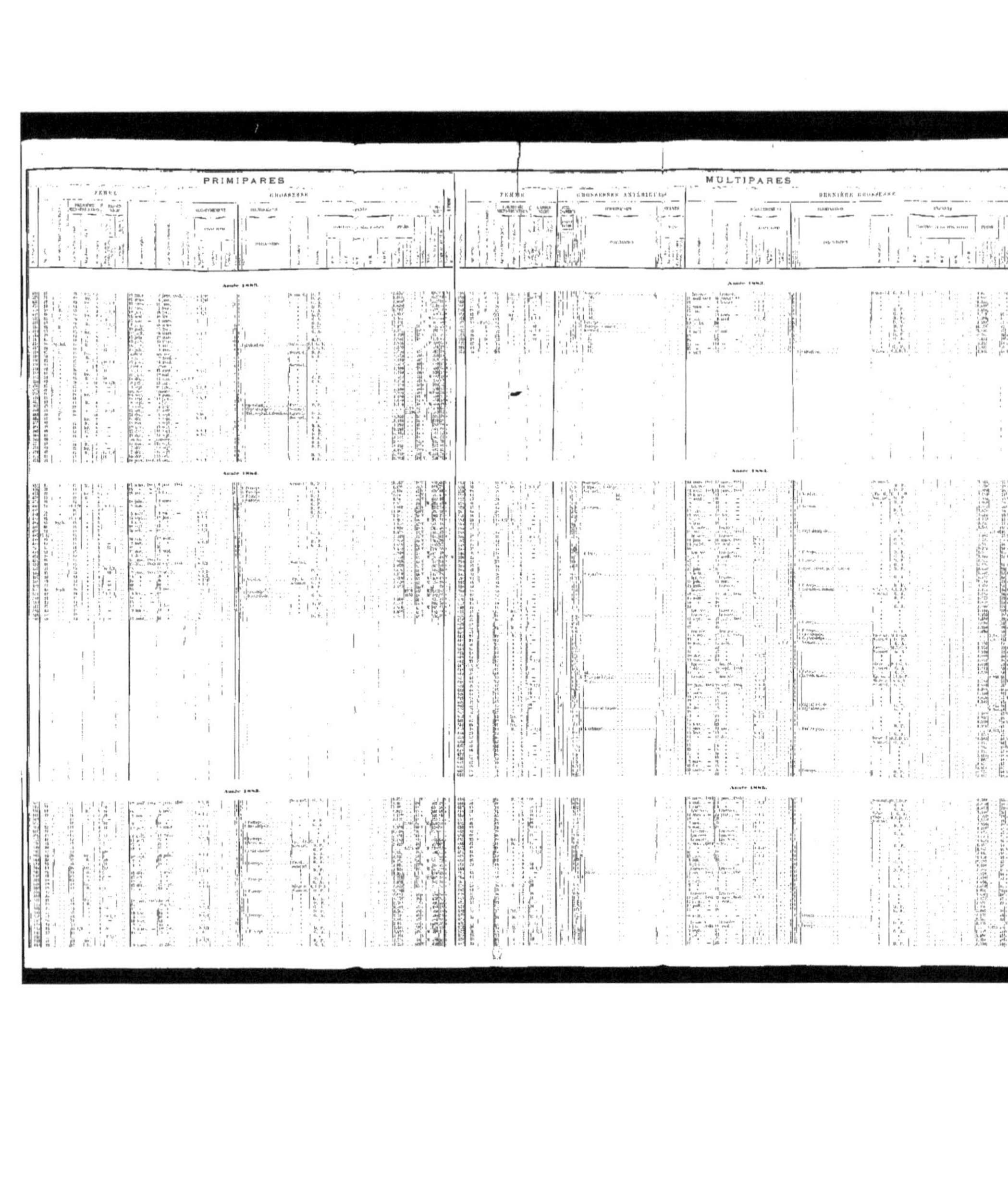

PRIMIPARES

FEMME — GROSSESSE

Année 1883.

Année 1884.

Année 1885.

MULTIPARES

FEMME — GROSSESSES ANTÉRIEURES — DERNIÈRE GROSSESSE

Année 1883.

Année 1884.

Année 1885.

PRIMIPARES		MULTIPARES		
FEMME	GROSSESSE	FEMME	GROSSESSES ANTÉRIEURES	DERNIÈRE GROSSESSE

Année 1885 (suite).

Année 1886.

A LA MÊME LIBRAIRIE

PARIS. — IMP. G. ROUGIER ET Cie, 1, RUE CASSETTE.

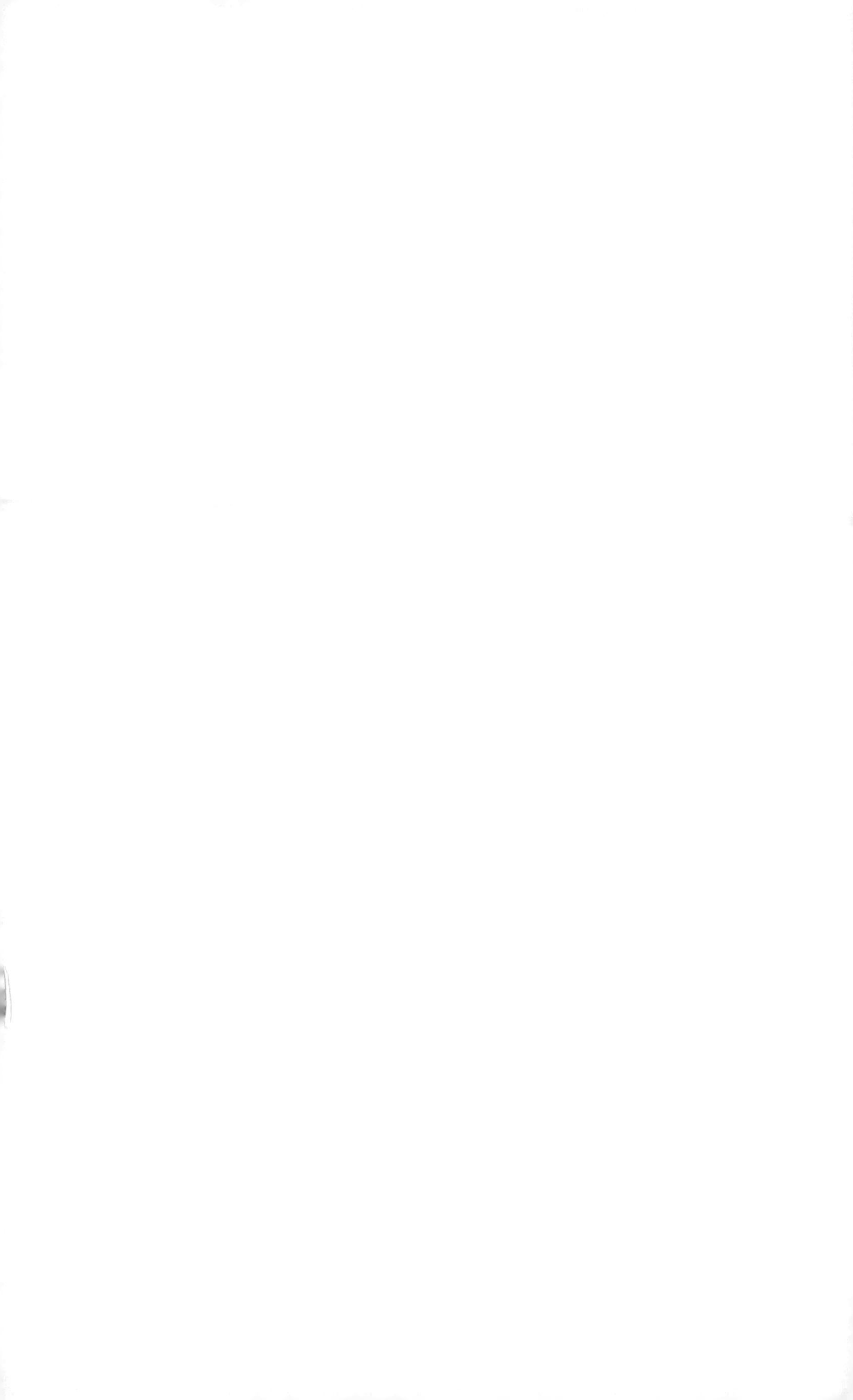

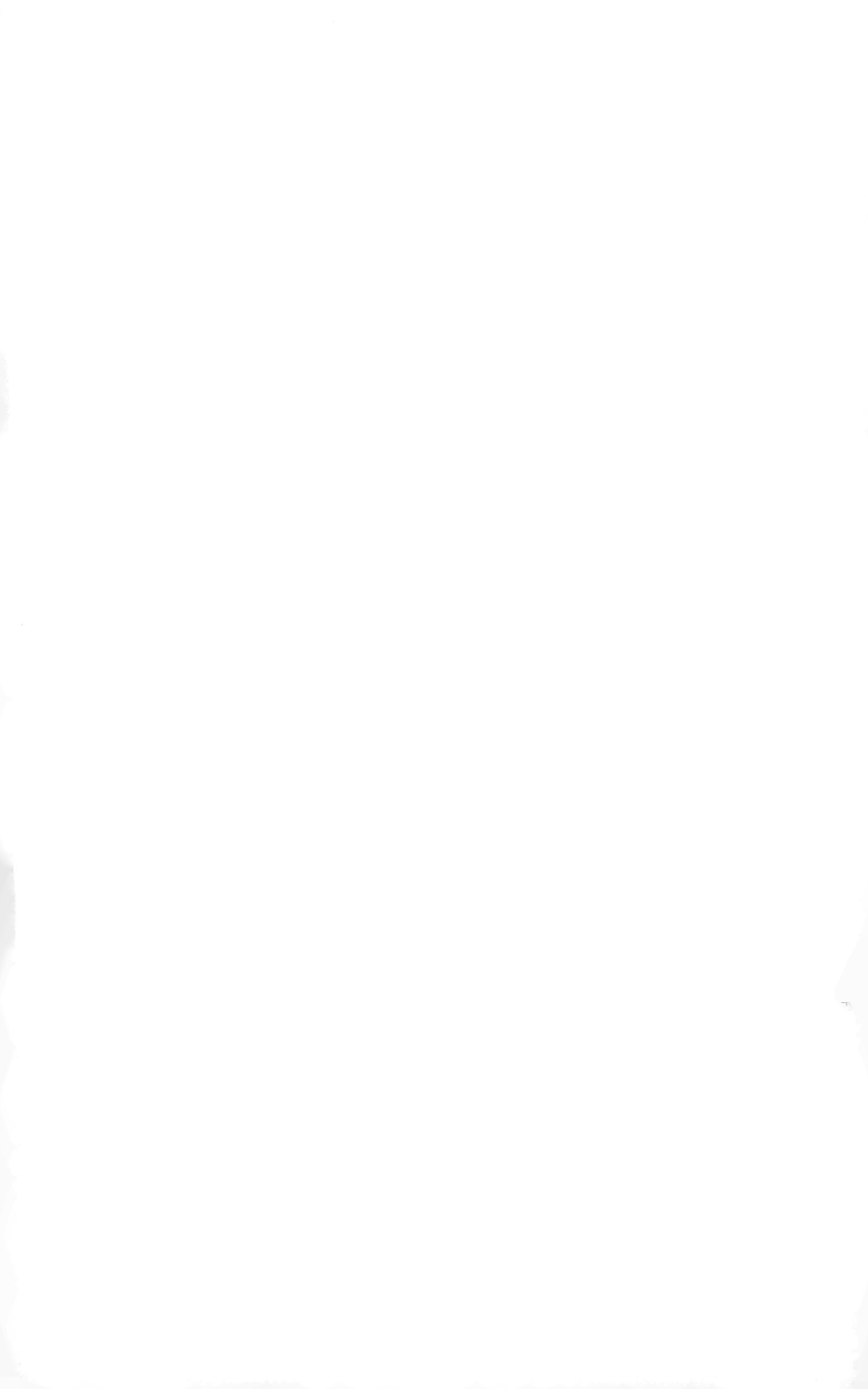

www.ingramcontent.com/pod-product-compliance
Ingram Content Group UK Ltd.
Pitfield, Milton Keynes, MK11 3LW, UK
UKHW020949230726
13923UKWH00007B/39

9 782019 229580